DIE TOXISCHE GESAMTSITUATION AUF DEM GEBIET DER MENSCHLICHEN ERNÄHRUNG

UMRISSE EINER UNBEKANNTEN WISSENSCHAFT

VON

FRITZ EICHHOLTZ

DR. MED., PROFESSOR DER PHARMAKOLOGIE,
DIREKTOR DES PHARMAKOLOGISCHEN INSTITUTS
DER UNIVERSITÄT HEIDELBERG

MIT 5 TEXTABBILDUNGEN

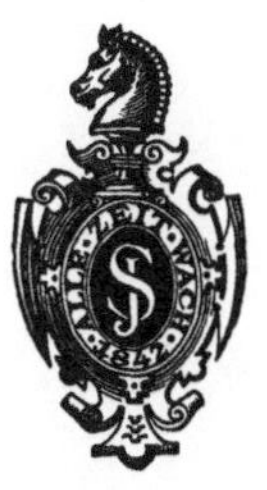

SPRINGER-VERLAG
BERLIN · GÖTTINGEN · HEIDELBERG
1956

ISBN 978-3-540-02007-3   ISBN 978-3-642-86384-4 (eBook)
DOI 10.1007/978-3-642-86384-4

Vorwort

Dieses Buch ist ein Dokument der Abwehr und richtet sich gegen fragwürdige oder gar bedrohliche Leistungen des Menschengeistes auf dem Gebiet der Ernährung. Den verwegenen Schritten gewisser Kreise der heutigen Lebensmitteltechnik muß mit kraftvollen, nachhaltigen Argumenten entgegengetreten werden, die sich herleiten aus der elementaren Gewißheit ewiger Naturkräfte.

Es ist für den Autor kein Zweifel, daß die breiten Schichten der Lebensmittel-Industrie in gutem Glauben handeln, wenn sie chemische Stoffe in Lebensmitteln anwenden und dabei annehmen, daß kein besonderes gesundheitliches Risiko damit verknüpft sei, daß dies vielmehr zum Wohle des Konsumenten geschehe. Aber alle wohlmeinenden Kräfte unserer Volkswirtschaft können nicht tatenlos zusehen, wenn sie hören, daß schon mit den einfachsten und meistverwendeten chemischen Stoffen wie etwa Schweflige Säure, Benzoesäure, Citronensäure und einigen anderen gänzlich unbedenklich scheinenden Stoffen Probleme gesundheitlicher Natur verbunden sind, daß das Heer der chemischen Zusatzstoffe im Hinblick auf mögliche Giftwirkungen unbekannte Größe und die Auswirkung irgend eines einzelnen chemischen Stoffes in der nun einmal gegebenen toxischen Gesamtsituation unbekannte Wissenschaft ist.

Der Autor ist sich bewußt, daß — bereits in vorgeschichtlicher Zeit — zusammen mit der Notwendigkeit der Vorratswirtschaft Methoden der Konservierung in weitestem Sinne zu einem brennenden Bedürfnis wurden; daß weiterhin die moderne Welt — mit ihrer Zusammenballung der Massen, der Entwicklung der Masseninstinkte und mit ihrem größten Laster, der ewigen Zeitnot des Einzelnen — neue Methoden der Vorratswirtschaft, der Erleichterung des Kochvorgangs und damit der technischen Bearbeitung der Lebensmittel fordert. Er verkennt nicht, daß die Erfindung des Straßburgers APPELT, der als Erster Lebensmittel in Blechdosen verpackte, später die Methoden der Sterilisierung in Glastöpfen und der zweckmäßigen Verpackung in Leichtmetallen und Kunststoffen aus der heutigen Welt ebensowenig wegzudenken sind wie die Kühlhaltung und Tiefkühlung. Die Verarbeitung der Milch- und Mehlprodukte, auch der Hülsenfrüchte, hat große und begrüßenswerte technische Fortschritte gezeitigt; die diätetische Lebensmittel-Industrie hat sich entwickelt; es sei nur erwähnt, daß die Verminderung der Kindersterblichkeit großenteils auf eine solche zweckmäßige Verarbeitung der Naturprodukte zurückzuführen ist. Die Margarine-Industrie hat sich mit Recht ihren Platz erobert. Der Weinbau hat moderne Methoden der Kellerbehandlung eingeführt, durch die manche, vordem unzweckmäßige Manipulation überflüssig wurde. Hier wie in vielen anderen Lebensmittelbetrieben wird der Gebrauch von Chemikalien gewöhnlich als Last empfunden, nicht als Freude, worin bereits ein großer Fortschritt liegt. Das Gebiet der Volksgetränke ist im Sinne der Hygiene vervollkommnet worden. Um die deutschen Städte haben sich Gürtel von Schrebergärten gelegt; Handelsorganisationen sind geschaffen worden, um das Bedürfnis nach naturgemäßen Lebensmitteln zu befriedigen. — Die segensreiche Tätigkeit der Lebensmittel-Untersuchungsämter sei hier dankbar erwähnt.

Gegenüber diesen eindrucksvollen Verbesserungen der Ernährungssituation ist nicht zu verkennen, daß technischer Fortschritt gewöhnlich erkauft wird mit Einbuße an Sicherheit und Stabilität der menschlichen Existenz. Der Maschine, die es gestattete, den Reis zu schälen und dadurch handelsfähiger aber gleichzeitig vitaminarm zu machen, sind ungezählte Menschen, wohl Zehntausende, zum Opfer gefallen; es ist allgemein bekannt, daß technische Eingriffe sehr häufig den Nährwert der Lebensmittel verschlechtern; hier eilt die Technik gewöhnlich weit voraus, ehe der Menschengeist und das wissenschaftliche Begreifen ihr nachkommen. Solche technische Fortschritte aber sind häufig erzielt worden durch Anwendung chemischer Stoffe. Für einen Sachkenner kann zwar keine Rede davon sein, daß chemische Stoffe an sich schädlich sein müßten, und dieses ist der wichtigste Ausgangspunkt für die vielen Versuche, die Wirkung solcher Stoffe auf den menschlichen Körper zu bagatellisieren. In Wirklichkeit aber finden sich unter den chemischen Stoffen, mit denen unsere Lebensmittel behandelt werden, einige mit heimtückischer Wirkung, wahre Erzbösewichte; andere sind darunter, die bis heute nicht oder ungenügend erforscht wurden; man wird erst in Jahrzehnten oder Jahrhunderten ihre gesundheitlichen Eigenschaften einigermaßen übersehen können. Alle diese unbekannten Stoffe aber mögen schaden, ja sogar töten. Es sind nur wenige darunter, gegen die keine wesentlichen Bedenken zu erheben sind. Das Problem ist längst der wissenschaftlichen Kontrolle entglitten.

Betreten wir gar das Gebiet der möglichen Mischungen von Dutzenden und Hunderten chemischer Stoffe in unseren Lebensmitteln, so stehen wir vor einer Wissenschaft, die noch gar nicht existiert. Der weitverbreiteten Methode, gesundheitlich unbekannte Stoffe auf gut Glück zu probieren, um durch irgendwelche kosmetischen Veränderungen der Lebensmittel auf die Masseninstinkte und damit auf die Kauflust der Massen einzuwirken, muß daher entgegengetreten, und das Gebiet der unerlaubten Machenschaften abgesteckt werden im Interesse der öffentlichen Sicherheit und Wohlfahrt. „Wir würden" — wie der Pharmakologe D. G. STEYN, ein Vorkämpfer der rationellen Behandlung der Lebensmittel, es ausgedrückt hat — „pflichtvergessen handeln, wenn wir nicht alles, was in unserer Kraft liegt, tun würden, um die Gesundheit unserer Kinder durch richtige Ernährung zu unterbauen, zu schützen und zu erhalten."

Das Buch wird für wenige ein Vergnügen, für viele ein Ärgernis sein; die ersteren werden darin handfeste Argumente finden, mit denen sie sich wehren können, um die Gesundheit der ihnen anvertrauten Menschen zu schützen. Den Wohlmeinenden soll es bestärken in seiner Gesinnung, dem Unentschiedenen die Richtung weisen. Es ist notwendig, den Schleier vor diesem großen Experiment unserer Zeit zu zerreißen. Dem das Buch Ärgernis bedeutet, ist für den Autor der wichtigere Leser; es werden ihm hier gewichtige Dinge vorgesetzt, die sich kaum abschütteln lassen, mit denen er sich irgendwie abfinden muß. Zwar ist dieses Buch wie die meisten wissenschaftlichen Werke, aus der Situation der Zeit geschrieben und leidet insofern an der Kurzlebigkeit aller zeitlichen Dinge; es enthält aber — darauf vertraut der Autor — biologische Wahrheiten, die unvergänglich sind.

Da eine solche elementare Gewißheit der ewigen Naturkräfte für jede Einwirkung chemischer Stoffe auf den lebenden Organismus Geltung haben muß, enthält das Buch gleichzeitig Beiträge zu einer „Allgemeinen Pharmakologie" und bildet damit eine Ergänzung zu dem mir von A. FLECKENSTEIN gewidmeten Werk, welches u. a. die Allgemeine Elektro-Pharmakologie darstellt.

Heidelberg, 1. Mai 1956 FRITZ EICHHOLTZ

Inhaltsverzeichnis

Berichtigung zu Seite 26

Unter 1. Antigenwirkungen, 5. Zeile: statt „heute fast die Regel bildet" lies: „heute häufiger gesehen wird".

A. Geschichte der Lebensmittel-Zusätze

Die meisten chemischen Zusätze zu Lebensmitteln, ob sie *absichtlich* erfolgen (Konservierungsmittel, Antioxydantien, Stabilisierer, Farbstoffe, Bleichmittel, Füllstoffe, Weichmacher, Emulgatoren, Schmelzmittel, chemische Geschmacks- und Geruchsstoffe, konservierende Überzüge, Antibiotica, Umsetzungsprodukte von radioaktiven Strahlungen u. a.) oder ob sie *unabsichtlich* in das Lebensmittel hineingeraten (Insecticide-, Acaricide-, Fungicide Mittel, wachstumsfördernde Stoffe für Pflanze und Tier, Reifungs- und Keimungsstoffe, Unkrautvertilger, Rückstände von Vergasungen und Extraktionen, radioaktive Stoffe) — womit keineswegs die Liste der chemischen Stoffe im heutigen Lebensmittelkonsum erschöpft ist —, sind in der großen Mehrzahl Produkte der letzten überhastenden Entwicklung und gewöhnlich anonym entstanden aus der geistigen und materiellen Situation der Zeit; nur sehr wenige finden sich darunter, die aus früheren Epochen durch die Folge der Generationen an uns weitergereicht worden sind. Diese letzteren aber verdienen vorzugsweise unsere Aufmerksamkeit, da sich mit ihnen sehr ernste Probleme der menschlichen Existenz verbinden können. Das gilt vor allem für das Phänomen der Konservierungsmittel. Als deren Geburtsstunde schlug, bedeuteten sie nichts weniger als einen Akt der Selbsterhaltung und der Abwehr gegen reale und eingebildete Drohungen des Lebens; es wird sich zeigen, daß eine historische Betrachtung auf diesem engeren Gebiet zu Einsichten führen kann, die aufschlußreich sind für die übrigen Zusätze zu Lebensmitteln; sie wird uns erlauben, den gewaltigen Abstand zu erkennen, der zwischen solchen Stoffen und anderen besteht, die mehr die kosmetischen Eigenschaften der Lebensmittel verbessern sollen.

1. Konservierungsmittel

„Mit Dichteraugen" — sagt der Nibelungenforscher WILHELM HERTZ — „schaut der erwachende Geist in die Welt und glaubt in allem, was er sieht, nur sich selber wiederzufinden." Unter jugendlichen Völkern ist der Glaube allgemein verbreitet, daß Schicksalsschläge, die den Menschen oder seinen Besitz treffen, irgendwie mit dem Spiele fremder, dem Menschen übelgesinnter Wesen zusammenhängen; man vermutete dabei Rachsucht oder Neid der Götter oder mehr allgemein die Tätigkeit von Dämonen, Zauberern oder Hexen. Eine ganze Hierarchie solcher, dem Menschen feindlicher Wesen ist im Volksglauben häufig am Werk — vielleicht die älteste Hierarchie der Welt —, von den allmächtigen Göttern bis hinunter zu den jämmerlichen Wesen, die das brütende Huhn vom Nest treiben, das Euter der Kuh zur Entzündung bringen oder Nahrungsmittel zersetzen.

Andererseits wurden diese dem Menschen feindlich gesinnten Gewalten durchaus menschlich und leibhaftig gedacht und ließen sich wie Feinde mit geeigneten Mitteln versöhnen oder abschrecken oder bekämpfen, und hierin liegt ein überaus fruchtbarer Gedanke, wie die Geschichte lehrt. Dadurch wird auch verständlich, weshalb ursprünglich jedes Arzneimittel, wozu auch die Konservierungsmittel gehören, ein Zaubermittel (Pharmakon) ist, weil es nämlich geeignet scheint, solche finsteren Mächte abzuschrecken oder zu vertreiben, welche die alleinige und ausschließliche Ursache der Schicksalsschläge sind. Entsprechend dem Volksglauben in Palästina stammen von hundert Krankheiten 99 vom bösen Blick (DALMAN). Diese naive Grundhaltung, wodurch die sogenannte mythische Epoche der Medizin hauptsächlich gekennzeichnet ist, läßt kaum eine Naturerscheinung unberührt; auch die Zersetzung von Lebensmitteln durch Gärung, Fäulnis und Schimmelbildung wird nicht etwa mit der Tätigkeit der uns bekannten Kleinlebewesen in Zusammenhang gebracht, sondern mit dem Spiel solcher dem Menschen feindlich gesinnter Gewalten; noch gegen Ende des vorigen Jahrhunderts glaubten die Bewohner des Harzgebirges, daß, wenn die Kuhmilch blau wird, dies nicht etwa dem Bacterium cyanogenes zuzuschreiben ist, sondern dem Verhextsein (H. PETERS).

Mit dem Aufsteigen der Völker in der Kultur wird dann der Kreis der Zaubermittel immer mehr eingeschränkt; durch die Jahrtausende aber bleiben die dämonischen Gewalten trotzdem noch im Volksglauben verbunden mit Parasiten, Gärung, Fäulnis und Schimmelbildung. Hier liegt — so scheint es den Menschen jener weiter fortgeschrittenen Zeiten — das eigentliche Tätigkeitsfeld der Dämonen und gleichzeitig die wichtigste Indikation für antidämonische Mittel bis in unsere Tage; ihre Zahl ist Legion, ein Beweis für die unbegreifliche Fruchtbarkeit jener mythischen Denkart, die den Menschen zur Suche geradezu aufstachelte. „Aberglauben" — sagt Goethe — „ergreift nur die falschen Mittel, um ein wahres Bedürfnis zu befriedigen", und er fügt hinzu: „Wieviel falsche Formeln zur Erklärung wahrer und unleugbarer Phänomene finden sich durch alle Jahrhunderte bis zu uns hinauf!" „Ein Irrtum sowohl wie ein Wahres" — so sagt er an anderer Stelle —, „kann zur Tätigkeit bewegen und antreiben; die Tat ist überall entscheidend." Das Bedürfnis aber, Vorräte anzusammeln für Zeiten der Not, diese Vorräte haltbar zu machen, sie gegen Gärung, Fäulnis und Schimmelbildung zu schützen, war zu allen Zeiten vordringlich.

Die alten Griechen lehrten, daß Athene aus dem Haupte des Zeus geboren wurde; als der kunstreiche Vulkan den Kopf des Gottes mit einem Beil spaltete, sprang sie im vollen Schmuck der Waffen und mit schrecklichem Kriegsgeschrei hervor.

Dies will wohl besagen, daß es große Gedanken gibt, die einmal ausgesprochen, sofort in ihrer ganzen Tragweite zu fassen sind. So der fluchabwehrende *Schwefel* Homers, denn mit diesem Beiwort wird ausgesagt, daß überall dort, wo dem Menschen feindlich gesinnte Mächte am Werke sind, wo diese Menschen von den Pfeilen der Götter getroffen zusammenbrechen, mit Schwefeln ein Erfolg zu erzielen ist. Homer selber führt das Schwefeln der Wohnhäuser an; man denke aber auch an das Schwefeln des Weins seit Cato dem Älteren. Auch heute noch ist Schwefel das einzige Konservierungsmittel, welches unterschiedslos bei allen Kulturvölkern der Welt z. B. zur Haltbarmachung des Weins gesetzlich zugelassen ist. So bedeutet der fluchabwehrende Schwefel Homers die Morgenröte einer geistigen Entwicklung, da die beginnende Naturbeobachtung den Menschen immer mehr befreite von der Furcht vor den echten und den magischen Kräften der Natur.

Die älteste Angabe über *antidämonische Pflanzen* finden wir im 2. Buch Moses, 12. Vers 22/23: „und nehmet ein Büschel Ysop und tunket es in das Blut in dem Becken und berühret damit die Überschwelle und die zween Posten. Und gehe kein Mensch zu seiner Haustür heraus bis an den Morgen. Denn der Herr wird umgehen und die Ägypter plagen, und wenn er das Blut sehen wird an der Überschwelle und den zween Posten, wird er an der Tür vorbeigehen und den Verderber nicht in eure Häuser kommen lassen zu plagen."

Noch heute herrscht diese Sitte beim Passahfest der Samaritaner in Palästina, die das Blut der geschlachteten Passahlämmer mit Wasser gemengt an den Eingang der Festzelte streichen unter Benützung eines Bündels wilden Majorans (DALMAN).

Was ist Ysop? Nach unseren heutigen Kenntnissen wohl nichts anderes als Origanum Maru; nur diese in Palästina wildwachsende Pflanze wird von den Samaritanern, den Trägern der uralten Sitten durch die Jahrtausende, zu rituellen Zwecken verwendet (DALMAN). Es ist indessen die Frage aufgeworfen worden, ob außer Origanum Maru noch Origanum Majorana, -Dayi, Thymus capitatus, Satureja Thymbra, die alle in Palästina wild wachsen, ebenfalls als Ysop zu gelten haben (CROWFOOT — From Cedar to Hyssop P.J.B. 1912 S. 124). Wenn das späthebräische Ysop identisch ist mit dem arabischen Satar oder Zatar (DALMAN), so würde man darüber hinaus auch Thymus Serpyllum, späthebräisch Cornit und Satureja hortensis späthebr. „Sea" als Ysop deuten können. Vom Majoran, der im heutigen Palästina in Kulturen vorkommt, sagt man dort: „Wo er gepflanzt wird, geht der Satan nicht vorüber", was beinahe wörtlich an die alten Ysopgebräuche erinnert. „Eine der Welt des Bösen widerwärtige Kraft scheint von ihm auszugehen", sagt zusammenfassend DALMAN.

Und wie wirkt Ysop? Im Volksglauben der Samaritaner wird angegeben, er solle das Gerinnen des Blutes verhindern; eine Nachuntersuchung an der hebräischen Universität in Jerusalem konnte das nicht bestätigen (CROWFOOT). Es liegt hier aber wohl eine sprachliche Verwechslung von Gerinnen mit Verderben oder Zersetzen vor, denn es läßt sich leicht nachweisen, daß geringe Mengen des ätherischen Öls von Origanumarten, aber auch der erwähnten andern, möglicherweise mit Ysop identischen Pflanzen, das Verderben bzw. das Faulwerden des Blutes verhindern, was nach der Theorie, durch die wir geleitet wurden, vorauszusagen war. Im Milchtest nach KOBERT genügen 4—8 Tropfen Dostöl, um in 10 cm³ Milch alle Zersetzungsvorgänge zu unterdrücken. Daß das arabische Zatar eine so große Reihe der verschiedensten Pflanzen umfaßt, deutet ebenfalls darauf hin, daß die alles verbindende Eigenschaft, nämlich ihre starke antiseptische Wirkung infolge hohen Carvacrol-, Cineol- oder Thymolgehalts genau bekannt war. Ähnlich wie es den Naturvölkern gelungen ist, nahezu restlos alle coffeinhaltigen Anregungsmittel, die meisten anthrachinonhaltigen Abführmittel, die meisten phloroglucinhaltigen Wurmmittel zu entdecken, und zwar ausschließlich auf Grund ihrer gemeinsamen pharmakologischen Wirkung, ebenso faßten die Araber umgekehrt die beobachtete antidämonische Wirkung der verschiedensten Pflanzen zusammen in dem Pflanzennamen Zatar, so scheint es.

Im alten Testament wird die antidämonische Kraft des Ysop noch mehrmals erwähnt, so 3. Moses 14. Vers 4, 6, 51, weiter im Psalm 51, Vers 9 und im 1. Korinther 5 Vers 13. Es ist die einzige alttestamentliche antidämonische Pflanze bzw.

Pflanzengruppe. Daneben wird noch der Gebrauch von Rauchwerk erwähnt. „Die bösen Geister fliehen vor Rauchwerk." Tob. 8 Vers 2.

Im Laufe der Zeit hat sich dann anscheinend auch in Palästina die Erfahrung auf diesem Gebiete, auf dem Mystik und scharfe Naturbeobachtung in so sonderbarer Weise zusammentreffen, beträchtlich verbreitert. Heute werden dort (zit. nach DALMAN) auch folgende Pflanzen zu antidämonischen Zwecken verwendet: Außer Ysop wird auch Knoblauch im Türbogen aufgehängt zur Verscheuchung der bösen Geister; Schwarzkümmel und Knoblauch wirken gegen den bösen Blick; die Raute dient als Amulett; Lauch wird als Dämonenzwiebel, Minze als Satansscheide bezeichnet; Salbei hat apotropäische Wirkungen und wird zur Jungfrau Maria in Beziehung gebracht; Styraxharz dient zum Räuchern. Genau wie neuzeitliche Wissenschaftler sind auch diese Primitiven gelegentlich durch den trügerischen Augenschein getäuscht worden; so soll auch eine anorganische Substanz, Alaun nämlich, gegen den bösen Blick wirken, obwohl sie keine konservierenden Eigenschaften besitzt, vielmehr allein bewirkt, daß Fleisch wie frisch aussieht, obwohl die Fäulnis weiterschreitet.

Auch im Schrifttum unseres eigenen Volkes werden neben dem Schwefel viele Heilpflanzen aufgeführt, die seit ältesten Zeiten gegen Verzauberung und Verhexung empfohlen werden. Das Volk pflegte das in der Prägung merkwürdiger Pflanzennamen auszudrücken: Berufskraut, Allermannsharnisch u. a. Die Gelehrten sprachen dann von einem Apotropaion. Andere solcher Arzneipflanzen sollten wie die Gundelrebe als Sitz guter Hausgeister mit geheimnisvollen Kräften ausgestattet sein; auch diese konnte man gegen die bösen Geister ins Treffen führen. Als wichtigsten Anhalt für den deutschen Volksglauben auf diesem Gebiete besitzen wir die schönen Bücher von MARZELL, der wohl am tiefsten eingedrungen ist in die sonderbaren Träumereien, in die so breite Schichten des Volkes sich eingesponnen haben. Noch sind an vielen Stellen des Landes die alten Gebräuche lebendig und zeigen der Welt, wie stark eine Tradition sein kann, die allein von Mund zu Mund sich weiter fortpflanzt. Bei der Beurteilung der mantischen Wertschätzung der einzelnen Pflanzen halten wir uns im folgenden an die Angaben von MARZELL, und es wird sich zeigen, daß jene Pflanzen, die besonders stark konservierende Wirkung entfalten, gleichzeitig zur Spitzengruppe der Apotropaia gehören.

Origanum Maru ist der nächste Verwandte unseres Dostes (Origanum vulgare), der im deutschen Volksglauben neben dem Quendel (Thymus serpyllum) als wichtigste antidämonische Pflanze gilt, beide weit darüber hinaus auch im Volksglauben anderer Völker das gleiche Ansehen genießend. Beifuß und Raute im römisch-germanischen Kulturkreis, Lorbeer und Myrte in der griechischen Gedankenwelt genießen eine ähnlich hohe mantische Wertschätzung. Der Lorbeer war dem Apoll, die Myrte der Aphrodite geheiligt, und es wurden ihnen entsühnende Kräfte zugesprochen. Es ist, als ob die Priesterkaste, um die jugendlichen Adepten durch Demonstration zu überzeugen von der Wahrheit dieser entsühnenden Wirkung, einen Fäulnis- oder Schimmeltest besessen hätten. Zwar scheint ein weiter Weg zu sein von jener Leistung der jungen Völker bis etwa zum heutigen Florey-Test für Penicillin; im letzten Grunde indessen handelt es sich damals wie heute um die exakte Beobachtung einer antiseptischen Wirkung mit dem wichtigsten Stigma des Experiments, nämlich der Reproduzierbarkeit. Sie

bedeutet in chemischer Hinsicht die Zusammenfassung der Carvacrol-, Thymol-
und Cineol-haltigen Pflanzen auf Grund einer gemeinsamen pharmakologischen
Eigenschaft.

Zur Spitzengruppe der antidämonischen Pflanzen gehören auch Wacholder und
Knoblauch, beide mit starken antiseptischen Wirkungen begabt. Dienten doch
Wachholderbeeren lange Zeit zur Konservierung von Fleisch, Wacholderöl bis in
neueste Zeit sogar zur Sterilisierung von Catgut. Die Konservierung der Wurst mit
Knoblauch wie mit Origanumarten ist weit verbreitet. Letzthin ist noch von
MOSER festgestellt worden, daß Knoblauch auf eine Kotaufschwemmung so ein-
wirkt, daß an Stelle der Fäulnis aromatische saure Vergärungsprodukte entstehen.
Die Konservierung von Blut, Milch, Obst oder das Einwickeln von Fischen,
Krabben — wozu man früher auch die Brennessel benutzte —, das Umschlagen
von Bier und Wein, die Trübung des Urins, waren weitere einfache Testmethoden
für die antidämonische Wirkung dieser Pflanzen.

So scheint die nähere Analyse darauf hinzudeuten, daß der geheimnisvolle Ruf
der Apotropaia der sachlichen Grundlage nicht entbehrt. Vieles deutet darauf hin,
daß man sie ursprünglich zur Konservierung der Nahrung benötigte. Denken wir
zurück an die Zeit, als die heute gebräuchlichen Kulturpflanzen noch fehlten, als
die Wintervorräte hauptsächlich durch Einsäuern beschafft wurden (Bothroiperiode), so gehörte dazu der Schutz dieser Vorräte gegen Fäulnis. Noch heute ist
dieses Problem durchaus ungelöst, und in den Fässern und Steintöpfen unserer
Hausfrauen, in denen sie ihr Eingesäuertes aufbewahren, noch mehr in den Gär-
futterbehältern unserer Landwirte pflegen die obersten Schichten regelmäßig zu
verderben und es können ernste Verluste dadurch entstehen. Waren unsere Vor-
fahren, die an ihre Apotropaia glaubten, vielleicht weiter als wir? Gehört, wenn
man die Gebräuche der Bothroiperiode rekonstruieren will, zum Gärgemüse das
Apotropaion als Oberflächenschutz? In jenen Jugendtagen der Völker hat offensichtlich das Apotropaion auch seine Rolle gespielt bei der Konservierung von
Fleisch und Fleischprodukten, von Milch und Milchprodukten.

Für die Geschichte der Apotropaia ist dann eine spätere Periode aufschlußreich,
nämlich ihre Anwendung in der alten Apothekerkunst. Hier hatte man reichlich
Gelegenheit, die überlieferten Erfahrungen nutzbringend anzuwenden. Nimmt man
ein Buch zur Hand wie das des Straßburger Arztes BRUNSCHWYCK (Das Buch zu
Destillieren, Straßburg 1519), das seit 1504 in vielen Auflagen erschienen ist, so
findet sich darin die ganze Reihe der Apotropaia wieder. Das ist verständlich, da
man mit den damaligen Aufarbeitungsverfahren, insbesonders mit dem Digerieren
in der Wärme, das Verschimmeln und Verfaulen der Drogen geradezu provozierte.
So findet sich in dem obigen Lehrbuch der Destillationskunst kaum ein einziges
Rezept ohne Apotropaion. Besonders oft findet man die Rautenblätter verwendet,
an die man noch heute — neben Dost und Quendel — in erster Linie denken wird,
wenn man mit frischen Blättern eine antiseptische Wirkung erzielen will. Gewöhnlich benutzt BRUNSCHWYCK eine Mischung der verschiedensten Apotropaia, wie
wir auch heute noch bei bestimmten Mischungen ätherischer Öle eine besonders
starke antiseptische Wirkung beobachten können (RIGLER).

Die Arbeitsweise von BRUNSCHWYCK scheint uns ganz rationell zu sein und von
großer praktischer Erfahrung zu zeugen, da er auf diese Weise zu einer antiseptischen Autolyse des Pflanzengewebes gelangt, und die anschließende Destillation

leichter vonstatten geht. Als dann Paracelsus, dieser geniale Umstürzler, den Versuch unternahm, sich freizumachen von den überkommenen Erfahrungen, warf er mit den erprobten Rezepten auch die chemische Sicherung des Extraktionsvorgangs von sich. Er setzte dafür — wenigstens in Gedanken — eine Prozedur, zu deren Gelingen sehr viel Glück gehört, die milchsaure Gärung nämlich, die selbst wir Heutigen noch nicht sicher beherrschen, im Gegenteil für jede Pflanze zunächst gesondert bearbeiten müßten.

Unsere Liste der Apotropaia findet sich dann wieder in der Geschichte desjenigen Genußmittels das, besonders stark zu Zersetzungen neigend, in den zurückliegenden 2500 Jahren mehr chemischen Prozeduren unterworfen ist als irgend etwas anderes, nämlich in der Geschichte des Weines. Die uralte Plage aller Weinbauern, die Nachgärung des Weins nämlich sowie die zahlreichen anderen Zersetzungen, die ein Umschlagen des Weins zur Folge haben: Zäh- und Schleimigwerden, Essiggärung, Schimmlig- und Kamigwerden, Verlust der Süße und sonstige auffallende Geschmacksverschlechterungen boten ja ein sich von selbst aufdrängendes Testobjekt für die Untersuchung antiseptischer Stoffe auf Wirksamkeit. So kennt man — abgesehen vom Schwefeln — schon in der römischen Kultur den Gebrauch von Origanum, Ruta, Artemisia, Salvia, später auch den von Beifuß, Rosmarin, Melisse, Majoran, Senfmehl, sogar von Brennessel und Farnwurzel bei der Weinbereitung; die geharzten Weine Griechenlands gehören hierher. In der Gegend von S. Martin, Rheinpfalz, wurde der Dost noch seit Menschengedenken zum Ausbrühen grauer Weinfässer benutzt (I. WILDE). Später haben ausländische, ebenfalls zum Teil antiseptische Gewürze, diese einheimischen Mittel weitgehend verdrängt. Auch bei der Bereitung des Bieres sind die angeführten Stoffe vielfach verwendet worden. Viele von ihnen finden sich auch in Rezepten zur Konservierung der Tabakblätter; ein Zusatz von Origanum ist hierbei heute noch hier und da gebräuchlich.

Zusammenfassend wird damit den *carvacrol*haltigen Pflanzen eine besonders stark antiseptische Wirkung nachgesagt, in unserem Lande vor allem dem *Dost* (Origanum vulgare), dessen ätherisches Öl fast ausschließlich aus Carvacrol besteht, sowie dem *Quendel* (Thymus serpyllum), der neben Carvacrol noch Thymol, p-Cyneol, Terpene und Sesquiterpene enthält. Größter Beliebtheit erfreuen sich weiterhin die nächst wirksamen *cineol*haltigen Pflanzen, die im Beifuß (Artemisia vulgaris), der Raute (Ruta graveolens), der Schafgarbe (Achillea millefolia), der Salbei (Salvia officinalis), dem Lorbeer (Laurus nobilis) vertreten sind. *Thymol* im *Thymian* (Thymus officinalis) und *Eugenol* in der Gewürznelke (Caryophylli) stehen dem wenig nach. Es folgt das Heer der Gewürze mit wirksamen Stoffen der verschiedensten Art. Schon hier muß erwähnt werden, daß die aus solchen Pflanzen isolierten chemischen Bestandteile aus vielen Gründen sich vielfach anders verhalten als die Gesamtdrogen.

Über die vielseitigen Anwendungsmöglichkeiten kann man z. B. aus der Ökonomischen Enzyklopädie von J. G. KRÜNITZ, aus den alten Patentschriften, aus Bauernkalendern, Keltereibüchern u. a. ein Bild gewinnen. Die Zahl der Rezepte, z. B. für Gewürzweine, belief sich in die tausend (REICH). Auch auf die in südlichen Ländern weitverbreitete Konservierung von Fleischwaren mit Hilfe von Knoblauch und senfölhaltigen Gewürzen, wie an die sogenannten „Senffrüchte" sei erinnert.

Mit der Zeit ist der tiefere Sinn, der der Anwendung der Apotropaia zugrunde liegt, fast völlig vergessen worden. Der Geschmack der Menschheit hat sich — wie zu allen Zeiten — dem ursprünglich-sachlichen und wirtschaftlichen Bedürfnis angepaßt; sogar die konservierende Eigenschaft von Dost und Majoran bei der

Bereitung von Leberwurst schien dem allgemeinen Wissen entfallen zu sein; aus dem Apotropaion wurde das Gewürz. Als Nachklang der alten Erfahrungen aber stoßen wir im Jahre 1862 auf das deutsche Patent Nr. 55238, in dem ein Aufguß der verschiedensten, nun als Gewürze bezeichneten Apotropaia zur Konservierung des Fleisches empfohlen wurde, was wohl seit prähistorischer Zeit allgemein bekannt ist, sowie neuerdings auf das deutsche Patent 697980 vom 30. Juni 1939, in dem der Gebrauch von Thymianöl in Mischung mit Essig unter anderem zur Frischhaltung von Räucherwaren empfohlen wird. In die gleiche Kategorie gehört auch das französische Patent 860210 vom 19. VI. 1939, nach welchem Pistazien- und Mastix-Harz bei Milch und Milchprodukten angewandt wird.

Auch auf anderen Gebieten lassen sich Spuren der alten Sitten bis in die neueste Zeit verfolgen; so werden vielerorts noch die sogenannten *Neunerlei Kräuter* gesammelt, zu denen fast regelmäßig Dost, Quendel und Raute gehören. In katholisch ländlichen Gegenden finden sich die wichtigsten Apotropaia vereinigt in den sogenannten *Kräuterbüscheln* oder *Würzwischen*, die alljährlich zu Maria Himmelfahrt, d. h. bei etwa höchstem Gehalt an ätherischem Öl, gesammelt und kirchlich geweiht werden und mit denen z. B. das Euter der Kühe gewaschen oder Milchgefäße gesäubert werden. In solchen Mischungen ist das Spektrum der Wirkung breiter als bei der einzelnen Pflanze, die vielleicht nur gegen Fäulnis wirkt, während sich mit der Mischung vielleicht gleichzeitig Gärung, Schimmelbildung und auch Parasiten bekämpfen lassen. Auch die Kenntnis solcher *antiparasitärer* Wirkungen ist offenbar uralt; im Papyrus Ebers, dieser Fundgrube solider ärztlicher Erfahrungen, werden nach neuerer Interpretation Thymusarten zur Bekämpfung von Magenwürmern empfohlen. Von Origanos heracleotike berichtet Dioscurides, daß es als Lagerstreu untergelegt, die „Schlangen" — womit wohl Ungeziefer gemeint ist — fernhält. Auf eine ähnliche antiparasitäre Wirkung deutet der volkstümliche Name von Dost (Origanum vulgare) als Jungfraubettstroh. Bei den Angelsachsen trägt der Quendel die gleiche Bezeichnung „our ladies bedstraw". Die antiparasitäre Wirkung der Stoffe zeigt sich auch in der alten deutschen Sitte, wenn man der brütenden Henne oder Gans, die durch Ungeziefer leicht im Brutgeschäft gestört werden, Raute, Wermuth, Farnkraut, Neunerlei Kräuter, Würzwische als Neststroh unterlegt. Auch der Wacholder soll Mücken und Fliegen, auch „Schlangen" vertreiben. Die „Neunerlei Kräuter" dienen z. B. zum Räuchern junger Gänse gegen Ungeziefer. Die antiparasitäre Wirkung der zugehörigen ätherischen Öle, z. B. von Terpentin, besser von Quendelöl, ist ja seit langem bekannt. Zuerst beobachtete WILLIAM GIBSON, als er ein offenes, mit Terpentin gefülltes Gefäß in einer zoologischen Sammlung aufstellte, daß alle Insekten verschwanden und jede weitere Zerstörung aufhörte.

Dieses ursprüngliche und schicksalhafte Bedürfnis nach Vorratshaltung, welches sich zwangsläufig entwickelte aus dem Rhythmus von Sommer und Winter, von Saat und Ernte, von Gunst und Ungunst des Klimas, von guten Zeiten und bösen Zeiten, reicht hinauf bis zu den Uranfängen der Menschheit. Die hier beschriebenen historischen Relikte aus der Zeit des mythischen Menschen sind erwiesenermaßen vereinbar mit der Existenz des Menschengeschlechts. Im Gegensatz dazu berührt uns das Bedürfnis nach Färben der Lebensmittel, nach Bleichen, Würzen, Aromatisieren und anderen Formen der Verfeinerung häufig als Ausdruck eines überzüchteten Geschmacks; dieser erfuhr früher seine Befriedigung etwa nur an hohen Festtagen; das Unnötigste kann dann — besonders für den Elenden — das Nötigste werden; heute hingegen ist daraus künstlich ein alltägliches Bedürfnis gemacht worden. Kein Mehr an Nahrung entsteht dadurch für den Hungrigen und Elenden; äußerst selten entsteht ein Vorteil für Kranke und gewöhnlich muß mit diesen Verfahren ein gesundheitliches Risiko in Kauf genommen werden. Entscheidend sind vielmehr die wirtschaftlichen Vorteile mit ihrem bekannten Doppelgesicht. Auf keinem Gebiete ist die Aufgabe des Staates, den Egoismus zu bändigen, so vordringlich wie in solchen Fragen der Volksgesundheit; ob der jetzige Zustand mit der Existenz des Menschengeschlechtes vereinbar ist, muß sich erst noch erweisen.

II. Lebensmittelfarben

Es ist allgemein bekannt, und man kann sich in den Museen davon überzeugen, daß das Aussehen der Speisen in den alten Kulturen eine große Rolle gespielt hat. Schon im Jahre 400 v. Chr. war das blütenweiße Mehl von Lesbos so berühmt, daß die griechischen Götter ihren Boten HERMES aussandten, um von diesem Mehl für den Olymp einzukaufen (Archestratus). Die Hersteller solchen Mehles haben es also schon damals verstanden, die Phantasie und das Selbstgefühl des Käufers anzuregen; von da ab spukt das blütenweiße Mehl in den Köpfen der Hausfrauen herum, und auch die Müllerei-Industrie scheint ganz besessen, seitdem der ungarische Graf SZÉCHÉNYI (1791—1860) mit solchem verführerischen, aber vieler wertvoller Bestandteile beraubten Mehl auch noch den Weltmarkt erobert hatte. Zu guter Letzt werden außer den Gesundheitsbehörden auch noch die sachverständigen Wissenschaftler herangezogen, die wahrlich andere, bessere Aufgaben in Hülle und Fülle hätten und die sich nun an der Debatte über dieses rührend kindliche Problem beteiligen müssen.

Stellt man die prinzipielle Frage, die der zuständige Minister in USA gemäß der O'Hara Bill (1954) zu beantworten hätte, nämlich die, welche Vorteile die Zulassung eines Lebensmittel-Zusatzes für den Konsumenten mit sich bringt, so lautet die Antwort im Falle der Mehl-Bleichung: dieser Vorteil ist gleich Null. Da dem Käufer die etwaige, durch chemische Behandlung des Mehls verursachte Verminderung des Nährwerts und die etwaige künstliche Erzeugung von Giftstoffen im Mehl verschwiegen wird, unterliegt er schutzlos der Verführung der Sinne. Von dieser Darlegung wird die Frage einer verbesserten Backfähigkeit des Mehles nur zum Teil betroffen.

Beschreiten wir nun das Gebiet des Färbens von Lebensmitteln, so wissen wir seit Aristoteles Näheres über den Besitz des Altertums an Farben der verschiedensten Art; es ist schon damals mit Blumen, Wurzeln, Rinden, Hölzern, Blättern, Früchten und mit vielen anderen Dingen gefärbt worden; das Rot in den Kernen der Granatäpfel, das Blaurot der Purpurschnecken werden besonders häufig erwähnt. Aber vergebens wird man in diesen Schriften oder im Alten Testament oder in Kochrezepten der damaligen Zeit danach forschen, daß Lebensmittel gefärbt worden wären. Noch GOETHE, der die „Materialien zur Geschichte der Farbenlehre" mit der Hellsichtigkeit des Genies zusammengetragen und ausgewertet hat, spricht nie vom Färben der Lebensmittel. Der Mensch nahm damals die Gaben der Natur noch mit Ehrfurcht entgegen, und es kam ihm nicht in den Sinn, daß man sie durch Färben verschönern könnte. „Gebildete Völker aber müssen" — sagt Goethe selber — „auf schnelle und augenblickliche Wirkung rechnen, um Beifall und Geld zu verdienen." Und so ist wohl die heutige Lage entstanden.

Schon vor der Goethe-Zeit indessen hört man gelegentlich vom Färben der Lebensmittel. Man sollte eigentlich erwarten, daß man sehr frühzeitig damit begonnen hätte, z. B. im alten Rom, wo man ja viele Farben zur Verfügung hatte und wo zudem die Lebewelt anderen kulinarischen Verirrungen fleißig sich hingab. H. FINCKE findet aber aus jener Zeit nur eine einzige Angabe; sie betrifft das Grünen der Gemüse mit „Nitrium" um das Jahr 300 n. Chr. Nach dem gleichen Autor hängt die eigentliche Einführung der Lebensmittelfarben zusammen mit der Herstellung des Zuckers; während nämlich alle Farben mit dem bis dahin zum Süßen verwendeten Honig unansehnlich wurden, erhielt man im Zucker leuchtende Farbeffekte.

Es scheint, daß diese Beobachtung zuerst in der Apothekerkunst gemacht worden ist; dort hatte sich nämlich der Zucker als überaus geeignet erwiesen zur Konservierung von Frischdrogen; solche Zuckerkonserven haben sich z. B. in der schweizerischen Pharmakopoe bis in die neueste Zeit gehalten, und zwar wegen ihrer großen Vorzüge gegenüber anderen Konservierungsverfahren; aus jener Zeit stammt z. B. das Marzipan. Was lag näher, als solchem in der Apotheke hergestellten Konfekt Farben zuzumischen und damit kindliche Gemüter anzulocken. Nun ist die Feststellung sehr wichtig, daß diese Apotheker vielfach gleichzeitig Ärzte waren, auf jeden Fall sehr viel von gesundheitlichen Dingen verstanden; man benutzte daher ursprünglich Farben aus dem Pflanzenreich, so im Jahre 1537 gelben Safran, grünen Petersiliensaft, blauen Kornblumen- oder Veilchensaft; Ende des 17. Jahrhunderts werden angeführt das Grün von Traubensaft, Aprikosen und Kreuzdornbeeren, das Gelb der Sonnenblumen, das Blau von Boratsch, das Hell- und Dunkelrot der getrockneten Heidelbeeren (siehe S. 153). Wieder ein Jahrhundert später benutzt man auch das Gelb der gelben Rüben, das Rot der roten Rüben, der Berberitzen und des Klatschmohns. Von einem Jahrhundert zum anderen wird das Spektrum der in Lebensmitteln benutzten Farben mannigfaltiger. Diese Entwicklung fand ihren Höhepunkt in einer französischen Verordnung des Jahres 1742, wonach zum Färben von Backwaren und anderen Lebensmitteln nur *Säfte von als ungiftig erkannten Pflanzenteilen* erlaubt sind; es entspringt diese weise Verordnung — ein Fanal für die heutige Welt! — dem gesunden Menschenverstand des französischen Volkes in allen Ernährungsfragen.

Als nun allmählich das Färben der Lebensmittel den Händen der Apotheker entglitt und in die Hände der Handwerker, der Pfefferküchler, Konditoren u. a. überging, gab man damit automatisch alle gesundheitlichen Sicherungen auf; diese Laien waren zunächst nur noch am richtigen Farbton, nicht mehr an ärztlichen Fragen interessiert, und in kürzester Zeit fanden sich in den Lebensmitteln Stoffe wie Grünspan, Mennige, Zinnober, Bleichromat, arsenigsaures Kupfer, Stoffe also, deren Giftwirkungen schon damals hinreichend bekannt waren; dies war dann natürlich Anlaß für die vielen entsprechenden Verbote der Gesundheitsverwaltungen (MERRES u. TURNAU). Nachdem man einmal so weit gekommen war, zogen diese Praktiken immer weitere Kreise, und so hören wir im Jahre 1820 von einem makabren Reigen der Vergifter und Vergifteten:

„So unentrinnbar sind wir alle verflochten in dem mächtigen Labyrinth des Betruges, daß auch der Verkäufer in einer Art von ausgleichender Gerechtigkeit dazu gezwungen wird, sein eigenes Gift herunterzuschlucken. Nehmen wir den Apotheker, der giftige Ingredientien an den Brauer verkauft — indem er zu dieser

Schurkerei die Achsel zuckt —, und der dann seine eigene Ware in dem reichlich konsumierten braunen Bier zu sich nimmt. Der Brauer seinerseits wird dann vergiftet vom Bäcker, dem Weinhändler, dem Kolonialwarenhändler. Und wenn der Magen des Bäckers dann nicht mehr mittut, dann erhält er seinen Gnadenstoß in Form der verfälschten Arzneimittel seines Freundes, des Apothekers, dessen Gesundheit er selber fortlaufend mit untergraben hat, indem er ihn jeden Morgen mit Kalk und Alaun in Gestalt von warmen Brötchen fütterte.''

Für Deutschland gipfelte diese Entwicklung in dem Farbengesetz vom 5. Juli 1887, wonach gesundheitsschädliche Farben zur Herstellung von Nahrungs- und Genußmitteln, die zum Verkauf bestimmt sind, nicht verwendet werden dürfen. ,,Gesundheitsschädliche Farben im Sinne dieses Gesetzes sind diejenigen Farbstoffe und Farbzubereitungen, welche Antimon, Arsen, Barium, Blei, Cadmium, Chrom, Kupfer, Quecksilber, Uran, Zink, Zinn, Gummigutti, Koralin, Pikrinsäure enthalten.''

Dieses an sich wohlgemeinte Farbgesetz ist mit die wichtigste Ursache für das Chaos auf dem Lebensmittelgebiet geworden; es verzichtete nämlich darauf, eine positive Liste von Lebensmittelfarben zu erlassen, wie das in dem weisen französischen Gesetz von 1742 geschehen war. Es beschränkte vielmehr die gesundheitsschädlichen Farben im Sinne des Gesetzes auf einen ganz engen Kreis von Farbstoffen, verglichen mit dem hundertfältigen Spektrum der Farben, die dann von der Teerfarben-Industrie hergestellt wurden und die in gesundheitlicher Hinsicht unbekannt waren. Diese fielen nämlich nicht unter das Gesetz von 1887, und diese Lücke diente dazu, um Dutzende und Dutzende dieser Teerfarben nunmehr in die Lebensmittel hineinzuschleusen. Nachdem dieses Geschäftsprinzip sich erst einmal bei den Teerfarben bewährt hatte, ließ es sich ohne Schwierigkeiten auf alle anderen Lebensmittel-Zusätze anwenden.

Indessen äußerte sich W. KERP, einer der hervorragendensten Lebensmittel-Kenner jener Zeit, noch im Jahre 1914 wie folgt: ,,In der Mehrzahl der Fälle kann das Färben der Lebensmittel als entbehrlich gelten; es stützt sich mit wenig Ausnahmen auf kein altes Herkommen; es ist vielmehr erst bei der gewerblichen Herstellung der Lebensmittel in eigentliche Aufnahme gekommen.'' W. KERP führt an anderer Stelle auch die Gründe an, weshalb herkömmliche Färbeverfahren damals durch Teerfarben ersetzt wurden: ,,Kupfersulfat zum Grünen von Gemüse hat vom Standpunkt des Verbrauchers den Vorteil, vom Standpunkt des Herstellers den Nachteil, daß gelbgewordenes, welkes, überreifes, gefrorenes Gemüse damit nicht grün gefärbt werden kann; es wurde daher verlassen und durch andere grüne Farbstoffe ersetzt, mit denen man auch minderstwertige Ware auffärben konnte.''

Schon an dieser Stelle ist ein Wort nötig über die Prüfung solcher Farbstoffe im Tier-Versuch, denn nur so erhält der Leser den richtigen Eindruck vom Ernste der Situation. EUGEN ROST, einer der ersten, die sich mit diesen Problemen befaßt haben, der, durch seine Übersicht der Dinge, seine Gewissenhaftigkeit, seine Aufrichtigkeit unvergessen bleibt, führte noch im Jahre 1933 eine Liste von 27 Farbstoffen als ungiftig an; von dieser Liste entspricht kein einziger mehr den heutigen Minimalforderungen für Lebensmittel-Farben, und über die Unbedenklichkeit eines einzigen dieser Farbstoffe, nämlich von Amaranth, wird wenigstens noch debattiert. Wir sind heute im Besitz von 7 Teerfarben, welche den Minimalforderungen wenigstens der heutigen Wissenschaft entsprechen, nämlich von Echtgelb extra, Tartrazin, Cochenillerot A, Erythrosin extra, Scharlach GN, Brillantschwarz BN, Gelborange S; bedingt in diese Liste aufgenommen wurden weiterhin die Farbstoffe Chinolingelb, Chrysoin S, Chromotrop FB, Echtrot E, Amaranth, Ponceau 6R, Indigotin IA; für diese letzteren Farben sind die Untersuchungen noch nicht ganz abgeschlossen. Zusätzlich werden zur Zeit noch 5 verschiedene natürliche Farbstoffe bzw. Farbstoffgruppen als unbedenklich angesehen, nämlich Carotin und Carotinoide, Chlorophyll und Chlorophyllin-Kupferkomplex, natürlicher Cochenillefarbstoff, Lactoflavin, Anthocyane aus gebräuchlichen Lebensmitteln. Die Zahl der wirklich in Lebensmitteln verwendeten Teerfarben beträgt gemäß Mitteilung der zuständigen Abteilung der Weltgesundheitsorganisation etwa 80, in Schweden waren es 110; die große Mehrzahl von ihnen ist also in toxikologischer Hinsicht unbekannt oder nicht genügend bekannt.

Der Farbstoff FD & C Orange Nr. 1 stand bis vor kurzem in den USA auf der Liste der staatlich zugelassenen Lebensmittelfarben; der Verbrauch für diesen Zweck betrug im Jahre 1950 235813 englische Pfund (= etwa 0,4 kg); er wurde verwendet zum Färben von Bonbons, Kuchen, kohlensäurehaltigen Getränken, gewissen Fleischwaren wie Kochwürsten, daneben auch für pharmazeutische und kosmetische Zwecke. Nach Genuß solcher Bonbons bekam ein Junge am Weihnachtsabend Bauchschmerzen; diese waren allerdings so auffällig, daß die Gesundheitsämter sich mit diesem Fall beschäftigen mußten; es erwies sich, daß dieser Farbstoff wie auch die verwandten Farbstoffe FD & C Orange Nr. 2 und FD & C Red 32 toxisch waren; sie wurden von der Liste der Lebensmittelfarben gestrichen.

So rasch wechselt unter den Sachverständigen das Urteil über die gesundheitliche Unbedenklichkeit eines chemischen Stoffes. Mit keinem heutigen Untersuchungsverfahren nämlich läßt sich diese Unbedenklichkeit mit absoluter Sicherheit garantieren; ein gewisses Risiko bleibt auch bei gewissenhaftester Untersuchung immer zurück. Dieses Restrisiko muß in jedem Falle abgewogen werden gegen den möglicherweise dadurch für den Konsumenten entstehenden Vorteil. Es ist verständlich, daß hochgestellte Wissenschaftler wie VIRTANEN unter solchen Umständen für ein völliges Verbot der künstlichen Färbung an Lebensmitteln eingetreten sind.

Da man zur Goethe-Zeit eigentlich nur Zuckerwaren färbte, um damit die Kinder anzulocken, existierte die psychologische Frage noch nicht, warum man Lebensmittel färbt. Erst der allerletzten Zeit ist es vorbehalten gewesen, die Feststellung zu machen, daß es „physiologisch wohl begründet sei, wenn eine Nahrung in einer möglichst anziehenden Form dargereicht wird, daß aber viele Nahrungsmittel ohne Zusatz von Farbe einen unansehnlichen Eindruck machen" (Bericht des Food Standard Committee vom 29. 11. 1954). Es wird dabei vergessen, daß es sich hier fast allein um eine Frage der Erziehung handelt; in Wirklichkeit nämlich ist es mit den heutigen Werbemethoden der Wirtschaft außerordentlich leicht, immer neue und immer wechselnde Bedürfnisse in die psychisch anfälligen Massen hineinzuimpfen; wenn diese Impfung dann angegangen ist, wird umgekehrt die Psychologie und das Bedürfnis des Konsumenten für diese Entwicklung verantwortlich gemacht.

Es ist nicht Sache des Referierenden, auf seine erwachsenen Mitmenschen einzuwirken, die aus lieber Gewohnheit oder aus Sensationslust nach gefärbten Lebensmitteln verlangen oder die gar erwarten, daß aus jeder Mahlzeit eine Art von Farbenspiel gemacht wird. Vielleicht ist es wirklich so, daß die Farbe bei derart erzogenen Menschen „eine heitere festliche Stimmung zu erzeugen vermag, daß sie sich reich fühlen, während das Mißfarbene sie melancholisch macht" (Goethe). Aber genügt es nicht, daß das Zimmer, der Tischschmuck, das Eßgeschirr oder gar die Tischgäste eine fröhliche Farbe anlegen? Warum müssen auch noch die Lebensmittel gefärbt werden? Genügt nicht ein farbiges Etikett?

Obwohl ein überzeugender Grund für das Färben von Lebensmitteln niemals vorgetragen worden ist, es sei denn die kleine psychologische Schwäche des Konsumenten und der große wirtschaftliche Vorteil für den Hersteller, so liegt doch in der jetzigen Situation ein Fortschritt darin, daß in allen Kulturländern Listen von Lebensmittel-Farben bearbeitet werden, durch die wenigstens die schlimmsten buntgefärbten Bösewichter in Zukunft aus den Lebensmitteln verdrängt werden sollen. Bis vor wenigen Jahren hatte man nur sehr unklare Begriffe von der möglichen gesundheitsschädlichen Wirkung dieser Dinge; man wußte noch gar nicht, daß man leichtfertig handelte, wenn man Lebensmittelfarben nach nur oberflächlicher Toxicitätsprüfung im Handel zuließ; noch vor 2 Jahren enthielt eine bekannte ausländische Farbstoffliste 3 Farbstoffe mit krebserregenden Eigenschaften und 3 weitere, die verdächtig waren.

Der Autor ist allerdings der Ansicht, daß die Jugenderziehung auch in dieser Hinsicht der Reform bedarf; denn gerade bei Kindern, die noch das Leben vor sich haben, ist die Gefahr möglicher Summationswirkungen des einzelnen Stoffes besonders zu befürchten. Vielleicht wird man so in Zukunft — wenn es niemanden mehr wehe tut — ein automatisches Verschwinden der Farbstoffe aus der Nahrung erreichen. Bis dahin aber sollte ein weiser Gesetzgeber das Färben nur für eine bestimmte positive Liste von Lebensmitteln erlauben unter gleichzeitigem Hinweis auf das gesundheitliche Risiko, das sich nicht völlig beseitigen läßt; eine solche ernste Maßnahme könnte auch den Hersteller gefärbter Lebensmittel, der die Zeichen der Zeit versteht, veranlassen, nur geringstmögliche Mengen von Farbstoffen zuzusetzen oder sich — wenn irgend durchführbar — der natürlichen Farbstoffe aus als ungiftig erkannten Pflanzenteilen zu bedienen, von denen z. B. das Rot aus roten Rüben und das Carotin aus gelben Rüben heute schon technisch zugänglich sind.

III. Der Beginn der heutigen Situation

Man sollte sich dankbar jener Männer erinnern, die am 16. und 17. Juni 1914 im Reichsgesundheitsamt zusammentrafen, um unter dem Vorsitz des Präsidenten des Reichsgesundheitsamtes Dr. BUMM Beschluß zu fassen über die gesundheitliche Beurteilung gewisser zur Konservierung von Lebensmitteln verwendeter Stoffe.

Selten in der Geschichte ist eine so sachkundige Versammlung, sind Männer von so hohem wissenschaftlichem Rang zusammengetreten, um über Fragen der Volksgesundheit zu entscheiden. Um nur einige wenige Namen zu nennen, so gehörten diesem Rate an: Exzellenz EMIL FISCHER, der weltberühmte Chemiker, der uns das Gebiet der Eiweißkörper und Kohlenhydrate erschlossen hat; der physiologische Chemiker und Nobelpreisträger A. KOSSEL, dessen Arbeitsgebiet die Purinkörper in der Nahrung waren; der Hygieniker RUBNER, der als erster lehrte, daß das Gesetz von der Erhaltung der Energie auch für den menschlichen Körper zutrifft und der die Wissenschaft veranlaßte, die Lebensmittel von ihrer calorischen Seite

her zu betrachten; erst durch diese Lehre ist eine Verständigung der Kulturnationen in Fragen der Volksernährung überhaupt möglich geworden. Ihm zur
Seite standen die Hygieniker VON GRUBER/München und K. B. LEHMANN/Würz-
burg, deren Namen noch heute in erster Linie genannt werden müssen, wenn über
die gesundheitliche Wirkung von Chemikalien in der Nahrung gesprochen wird.
Ein Mann von höchster Sachkunde war der Pharmakologe SCHMIEDEBERG, der
eigentliche Begründer der heutigen deutschen Pharmakologie, dessen Straßburger
Institut gleichzeitig die Wiege war für die Pharmakologie in der Welt; ihm
sekundierte der unvergeßliche A. HEFTER, der Vertreter dieses Faches an der
Universität Berlin und Herausgeber des Handbuchs für Pharmakologie. FRIED-
RICH VON MÜLLER/München erschien als Vertreter der Inneren Medizin, jene
gewaltige Persönlichkeit, welche das gesamte naturwissenschaftliche Wissen der
Zeit beherrschte und der Klinik nutzbar machte. Die Nahrungsmittelchemie war
vertreten durch KERB/Berlin und PAUL/München, deren Schriften heute noch
grundlegend sind. Die chemische Industrie konnte keinen besseren Vertreter ent-
senden als Geheimrat DUISBERG, die höchste geistige Kapazität nämlich, die sie
damals besaß; daneben waren viele bedeutende Männer aus den Gesundheitsämtern, den Lebensmittel-Untersuchungsanstalten, den landwirtschaftlichen
Versuchsstationen zugegen, und niemand in diesem Gremium war sich darüber im
unklaren, daß es Entscheidungen von säkularer Bedeutung waren, die hier zur
Diskussion standen.

Diese Verhandlung bedeutete den Schlußstrich unter einer Epoche, in der
Fruchtsäfte, Marmelade, Eigelb, Bier und vieles andere, daneben auch der Wein,
mit einem ,,chemischen Antisepticum", nämlich mit dem hochgiftigen Fluorid
konserviert worden waren; in jener Versammlung trat zwar noch ein bedeutender
Wissenschaftler auf, um den Fluoridzusatz zum Kaviar zu verteidigen, obwohl,
wie ihm entgegengehalten wurde, der Kaviar in den damaligen glücklichen Zeiten
von Greisen, Kranken, Rekonvaleszenten unter Umständen in großen Mengen
genossen wurde. Bis dahin war auch Milch mit Formaldehyd oder mit 0,1%igem
Wasserstoffsuperoxyd versetzt worden, obwohl der Hund eine so behandelte Milch
nicht mehr annimmt. Schinken und Speck pflegte man mit Borsäure oder Borax zu
behandeln, obwohl längst genau bekannt war, daß bei Überempfindlichkeit nach
diesen Giften Magen-Darmstörungen und Hautausschläge auftreten. Fleisch
erhielt noch einen Zusatz von Aluminiumsalzen, obwohl deren Wirkung nur darin
besteht, daß das Fleisch wie frisch aussieht, obwohl die Fäulnis unbeeinflußt
weitergeht. Überzeugende Tier-Versuche waren es in erster Linie — hier muß vor
allem der ehrwürdige Namen von EUGEN ROST genannt werden —, durch welche
die Sachverständigen zu ihren Beschlüssen befähigt wurden; ohne sie würden wir
vielleicht heute noch die verschiedensten Gifte, die damals ausgemerzt wurden,
regelmäßig zu uns nehmen.

Jene Verhandlungen enthalten vieles, was auch für die heutige Situation als
wissensnotwendig zu gelten hat. Sie zeigt, wie aus Kleinigkeiten gewaltige
Probleme werden können. Damals wurde z. B. verhandelt über Zusatz von Hexamethylentetramin zu Kaviar. Man erzielte dadurch ein gehärtetes ,,rollendes
Korn", wodurch der übliche hohe Kochsalzzusatz sich erübrigte. In jener Verhandlung prägte eine hochgestellte Persönlichkeit zum ersten Mal das Wort von
der ,,Veredelung" des Naturproduktes; 50 Jahre später wurden unter dieser Fahne

ganze Kongresse abgehalten. Dieses Wort ist damals gefallen, obwohl bekannt war, daß die Keimvermehrung im Kaviar durch diesen Urotropinzusatz nicht so stark gehemmt wurde wie durch Kälte, obwohl weiterhin schwere gesundheitliche Bedenken angemeldet worden waren und die technische Notwendigkeit einer Härtung des Korns schon damals bestritten wurde.

In jener Sitzung trafen die Meinungen hart aufeinander. Ein sehr bekannter Hygieniker hatte seine Meinung dahin präzisiert, daß 0,1 g Urotropin, in 100 g Kaviar auf einmal genommen, unschädlich seien. Gegen diese Stellungnahme erhob sich damals der Münchener Hygieniker Prof. von Gruber mit den Worten: „Würde sich der Reichsgesundheitsrat diese Meinung zu eigen machen, so würde die Folge sein, daß schließlich kein Gericht mehr zur Verurteilung käme, wenn dieselben Mengen Urotropin, die man im Kaviar zulassen wolle, anderen Lebensmitteln, z. B. der Milch, zugesetzt würden. Er halte es für höchst bedenklich, solche Stoffe in geringen Mengen zuzulassen, wenn nachgewiesen sei, daß sie in größeren Mengen gesundheitsschädlich wirkten." Erst nach ausdrücklicher Stellungnahme des Präsidenten des Reichsgesundheitsamtes, welcher erklärte, „daß man nicht folgern dürfe, daß dieses Mittel nun auch bei anderen Lebensmitteln, die viel regelmäßiger und in unvergleichlich größerer Menge genossen zu werden pflegen, gestattet sein müsse" und unter dem Eindruck, daß dieses bißchen Urotropin in einem so raren und teuren Produkt wie Kaviar kein großes Problem darstelle, kam der Reichsgesundheitsrat mit 13:5 Stimmen zum Beschluß, daß Urotropin unter Deklarierungszwang für Kaviar zugelassen sei.

Es erwies sich in der Folgezeit, daß diejenigen Männer im Reichsgesundheitsrat richtig gesehen hatten, die diesen Beschluß als das Signal zur Anwendung in anderen Lebensmitteln betrachteten. Es erwies sich, daß das Versprechen des Präsidenten des Reichsgesundheitsamtes gegenüber dem stürmischen Vormarsch der Technik wertlos war und daß in kürzester Zeit in Deutschland auch Hauptlebensmittel mit Hexamethylentetramin behandelt wurden, im Gegensatz zum Verbot dieser Substanz in den meisten anderen Ländern; es kam auch kein eindeutiger Deklarierungszwang. Und dabei verblieb es, obwohl die toxische Seite des Hexamethylentetramins, insbesonders seine mutagene Wirkung, seit einigen Jahren genauer definiert werden kann und obwohl dem damaligen Beschluß des R.G.R. — denn wir sind nachträglich klüger geworden — eine zu harmlose Darstellung der toxischen Eigenschaften dieser Substanz zugrunde lag.

Der gleiche Vorgang wiederholte sich bei Benzoesäure; hier stand damals zur Debatte die Verwendung von Benzoesäure als Konservierungsmittel für Margarine; darin lag ein gewaltiger Fortschritt in gesundheitlicher Hinsicht, denn Benzoesäure sollte an die Stelle der bis dahin verwendeten als giftig bekannten Borsäure treten. Hier wurde zunächst die Frage der technischen Notwendigkeit diskutiert, denn verschiedene Margarine-Fabriken arbeiteten ohne derartige Zusätze. Das Reichsgesundheitsamt hatte 2 große technische Versuchsreihen mit und ohne Benzoesäure in Gang gesetzt; in der ersten Versuchsreihe verdarb die benzoesäurehaltige Margarine genau so schnell wie die Kontrolle; Benzoesäure wäre demnach technisch nicht notwendig. In der 2. Versuchsreihe hielt sich die konservierte Margarine länger; der Benzoesäure-Zusatz wäre hier technisch notwendig. Diese widersprechende Lage hat sich bis heute nicht wesentlich geändert; die Bedingungen für das Verderben der Margarine lassen sich noch immer nicht ganz beherrschen, so daß die meisten Margarine-Fabriken auch heute noch Benzoesäure gebrauchen, andere Fabriken sie verwerfen. Im damaligen Reichsgesundheitsrat trat eine kleine Mehrheit (8 von 15 Stimmen) dafür ein, daß eine Menge bis zu 0,2% für Margarine zuzulassen wäre. Die Versammlung erweiterte diese Erlaubnis für Fruchtrohsäfte mit der Begründung, daß diese späterhin üblicherweise mit Zucker zu Sirup verkocht und dann stark mit Wasser verdünnt genossen werden; weiterhin ließen diese Sachverständigen Benzoesäure für frischen Citronensaft und für Brauselimonaden zu, und zwar in der Annahme, „daß die Verwendung von Benzoesäure nur zur Erhaltung weniger bestimmter Lebensmittel in Frage käme". — Wiederum war das Signal gegeben, und in kürzester Zeit waren es in Deutschland 26 verschiedene Lebensmittel, die einen Zusatz von Benzoesäure erhielten; wie viele es heute sind, weiß niemand.

Illusorisch blieb auch der Vorstoß von RUBNER, dem sich der R. G. Rat anschloß, wonach es ein unhaltbarer Zustand sei, wenn jedermann Nahrungsmittel mit beliebigen chemischen Mitteln versetzen und in den Handel bringen dürfe, so daß nachträglich die Aufsichtsorgane gezwungen seien festzustellen, ob diese Mittel nicht gesundheitsschädlich seien; es sei zu verlangen, daß jedes Mittel unter Angabe seiner Zusammensetzung bei einer Behörde angemeldet werden müsse; vor der Anwendung aber müsse der experimentelle Beweis geführt sein, daß bei Anwendung dieses Mittels eine Gesundheitsschädigung nicht zu befürchten sei.

Schon auf dem 14. Internationalen Kongreß für Hygiene (Berlin 1907), für den Probleme wie Lebensmittelfarben und Bleichmittel noch nicht interessant waren, wurde in den „Schluß-Sätzen" erklärt, „daß für jedes von der Lebensmittel-Industrie geforderte Konservierungsmittel die Forderungen der Industrie in ernstester Weise gegen die Gebote der Volksgesundheit abzuwägen sind", und diese Schlußsätze, die dann auch auf andere Lebensmittel Zusätze angewandt wurden, haben bis zur Veröffentlichung der zusammenfassenden Arbeit von E. ROST im Jahre 1933 allgemeine Geltung gehabt. Dann ließ man auch diese primitivsten Gebote der Volksgesundheit fallen.

Wir werden im folgenden auf diese überaus wichtigen Verhandlungen des Jahres 1914 zurückkommen müssen, durch welche chemische Zusätze zu Lebensmitteln durch die Spitzen der damaligen Wissenschaft ausdrücklich sanktioniert wurden; in die so entstandene Bresche drang die Lebensmittel-Technik im Sturm ein, ohne noch wesentlich Widerstand zu finden, zuerst mit Konservierungsmitteln, dann mit Farben und chemischen Bleichmitteln, dann mit dem Heer der übrigen Verschönerer.

IV. Die heutige Situation

Die Zahl der im regelmäßigen Lebensmittelkonsum gefundenen chemischen Stoffe hat sich in neuerer Zeit in beängstigendem Tempo vermehrt. Das Delawney-Committee des US-Repräsentantenhauses, eingesetzt, um den Gebrauch von Chemikalien in Lebensmitteln zu untersuchen, geht davon aus, daß die Food and Drug Administration (1951) 704 Chemikalien registriert hat, die im regelmäßigen Lebensmittelkonsum gefunden werden können, während nur 428 dieser Stoffe von dieser Verwaltungsbehörde derzeit als nicht-gesundheitsschädlich betrachtet werden; 276 dieser Chemikalien waren nämlich im Hinblick auf Giftwirkungen verdächtig. Diese Diskussion bedeutete einen gewaltigen Schritt vorwärts; noch niemals hat es zu etwas Gutem geführt, wenn man gesundheitliche Dinge

totschwieg oder einen künstlichen Nebel darüber verbreitete. Nach dieser Pionier-
arbeit des amerikanischen Repräsentantenhauses wurden ähnliche Erhebungen
in anderen Staaten durchgeführt. Es erwies sich, daß das gleiche Problem all-
gegenwärtig war. Zunächst hat Schweden nach Einführung der Meldepflicht etwa
500 chemische Stoffe registriert, und darunter fanden sich hochbedenkliche Stoffe
wie Persulfate in Brot, Stickstofftrichlorid im Mehl, von denen man annahm, daß
sie auf Grund ihrer allgemein bekannten gesundheitsschädlichen Wirkung längst
aus dem Gebrauch gekommen wären (ABRAMSON). Kurz darauf stellte KUFFERATH
eine ausgedehnte belgische Liste zusammen, und dieser Autor darf das Verdienst
für sich in Anspruch nehmen, daß eine solche Liste erstmalig den Sachverständigen
vorgelegt wird. Die Kenntnis solcher technischen Verfahren macht vor den Welt-
meeren nicht halt und nicht vor Grenzpfählen; eine modifizierte belgische Liste,
die nicht sehr verschieden von der unsrigen sein kann, wird daher im Anhang
wiedergegeben (S. 171). Eine besondere deutsche Liste, die von SOUCI zusammengestellt wurde, enthält nach Mitteilung der Genfer Konferenz vom 19.—24. Septem-
ber 1955 über 1000 chemische Stoffe; sie wurde noch nicht veröffentlicht.

Es wird nicht die Behauptung aufgestellt, daß diese 1000 und mehr Stoffe ununterbrochen
im regelmäßigen Lebensmittelkonsum zu finden sind; vielleicht ist ein Teil dieser Stoffe nur
durch Patentanmeldungen u. a. bekannt geworden; aber gerade hier liegt die eigentliche Sorge;
niemand weiß nämlich, was angewandt wird und was nicht; jeder darf verschweigen, was er
tut. Diese heimtückische Drohung muß für jeden Einsichtigen unerträglich sein; denn eine
erwiesene Gefahr kann erst dann unter Kontrolle gebracht werden, wenn man sie kennt. Zur
Liste selber spricht der Autor die Hoffnung aus, daß es genug verständige Menschen in unserem
Lande gibt, die zur Vervollständigung dieser Liste beitragen werden.

Fragt man nach den tieferen Gründen dieser Entwicklung, — diese hat dahin
geführt, daß kaum noch ein Lebensmittel auf dem Markt ist, welches nicht
während der Erzeugung, der Verarbeitung, der Verpackung, des Transports, der
Vorratshaltung in Kontakt mit Chemikalien käme (A. L. MILLER) —, so sind diese
in den einzelnen Ländern nicht sehr verschieden, und es scheint zweckmäßig, der
lichtvollen Darstellung von CHARLES WESLEY DUNN zu folgen, in der dieser ein
Bild von der Wirtschaftsentwicklung der Vereinigten Staaten gibt:

„Die Entwicklung erreichte ihren Höhepunkt in der ersten Hälfte des 20. Jahrhunderts.
Es war dies die Zeit, als die Industrie organisiert wurde auf einer gesellschaftlichen Basis; als
epochemachende, wissenschaftliche Erfindungen sowie die Auffindung neuer Naturschätze
große und neue Industrien ins Leben riefen; als die alten Industrien sich gewaltig ausdehnten
dank wirtschaftlicher und technischer Verbesserungen; als auch die mit der menschlichen
Existenz unmittelbar zusammenhängenden Industriezweige sich stürmisch entwickelten, um
der raschen Vermehrung der Bevölkerung und ihrer Massierung in den Städten Genüge zu
leisten; als auf breitester Basis Transport- und Verkehrssysteme ausgebaut wurden, die einen
fast grenzenlosen Handel möglich machten, oder kurz gesagt: als unser Land sich aus dem
System kleiner, örtlich gebundener Wirtschaftsbetriebe freimachte und sich zu einer großen
nationalen und internationalen Wirtschaft fortentwickelte; als seine industriellen Begabungen
der Fesseln ledig wurden und alle ihre Kräfte sich üben ließen in einer dynamischen Ordnung
freien Unternehmungsgeistes und als dieses Volk seinen historischen Marsch antrat, den es seitdem verfolgt hat, um unserem Volk den höchsten überhaupt erreichbaren Lebensstandard zu
verschaffen. Die Lebensmittel-Industrien schlossen sich notgedrungen diesem Marsch an, weil
man sie dringend gebrauchte, und auch sie schritten vorwärts und erlebten ihre eigene historische Renaissance. Wenngleich diese industrielle Revolution in jener frühen Epoche tief-
greifende wirtschaftliche und soziale Verbesserungen brachte, war sie nebenher begleitet von sehr
ernsten öffentlichen Gefahren und Übeln; der Gefahr nämlich eines unerwünschten privaten
Handelsmonopols, unverträglich mit unseren freiheitlichen, staatlichen Einrichtungen und des
Übels bedenklicher, geschäftlicher Praktiken, verhängnisvoll für unsere nationale Wohlfahrt."

Ohne die Gefahr zu bedenken, die darin liegt, daß man technische Prinzipien, weil sie sich auf anderen technischen Gebieten bewährt haben, auf das wichtigste Fundament der Volksgesundheit, nämlich die Erzeugung von Lebensmitteln zu übertragen wagt, will man nicht allzuselten möglichst rasch und gründlich in den Genuß seiner „Erfindungen" kommen, um im Wettbewerb der Wirtschaft zu bestehen. Allein für Fleischprodukte sollen in einem der letzten Jahre in den USA 80 Lizenzen für bisher nicht verwendete chemische Zusätze erteilt worden sein (A. R. MILLER); bei uns darf das alles verschwiegen werden. Dem kommt zur Hilfe, daß es überaus leicht ist, mit den modernen Methoden der psychologischen Werbung immer neue Bedürfnisse oder wechselnde Geschmacksrichtungen in das psychisch anfällige Publikum hineinzuimpfen und dieses dann wirtschaftlich auszunutzen. Die allergrößte Gefahr aber besteht darin, daß auch der wohlmeinende und gewissenhafte Verarbeiter von Lebensmitteln derzeit nicht wissen kann, worin denn eigentlich diese gesundheitliche Drohung liegt. Intelligenz und gesunder Menschenverstand allein können nämlich niemanden belehren, daß es gefährlich ist, allzusehr an den Lebensmitteln zu manipulieren. Der Autor zweifelt keinen Augenblick, daß solche Männer der Industrie von sich aus entscheidende Schritte unternehmen würden, sobald ihnen der Ernst der Situation ins Bewußtsein kommt; und dieses wäre für unser Volk die rascheste und die sicherste Lösung, denn solche Männer könnten mit einem Federstrich Entwicklungen in Gang setzen, für die der Gesetzgeber ein Jahrzehnt und der Wissenschaftler unter Umständen ein Jahrhundert gebraucht. Weitblickende Männer werden es vielleicht auch aus wirtschaftlichen Gründen für ratsam finden, sich der Front zum Schutze der Volksgesundheit einzuordnen.

Sicherlich können solche Männer vor besonders schwierigen Entscheidungen stehen, wenn etwa unbestrittene technische Vorteile mit einem bestimmten Verfahren verknüpft sind oder wenn gar ein reelles Bedürfnis des Konsumenten damit befriedigt wird. Das gewissenhafteste Abwägen dieser technischen Vorteile und Bedürfnisse des Konsumenten gegenüber dem etwaigen gesundheitlichen Risiko hat einem solchen Entschluß vorauszugehen. Von seiten der Aufsichtsorgane wären an Faktoren zu erwägen: Bedürfnisse des Konsumenten, technische Notwendigkeit, gesundheitliche Unbedenklichkeit sowie die Frage der etwaigen Täuschung des Käufers über die wahren Eigenschaften des Lebensmittels.

B. Allgemeines über Chemie und Technik der Lebensmittel-Zusätze

I. Die verschiedenen Zusätze und ihre Begründung

Zu den altbewährten, durch lange Übung eingebürgerten und als weitgehend unschädlich erwiesenen Konservierungsverfahren mittels Kälte, Wärme, Wasserentziehung oder Einsäuern und zu den einfachen küchentechnischen Verfahren wie Salzen, Pökeln, Räuchern oder Zusatz von Zucker, Essig, Weingeist, Speisefetten und -ölen traten vor einem Halbjahrhundert die sogenannten chemischen Konservierungsmittel. Im Gegensatz zu den alten Konservierungsverfahren, durch die eine typische, für jedermann kenntliche Konserve erzeugt wird, sollen diese modernen Verfahren die ursprüngliche Beschaffenheit der Waren möglichst erhalten. Dieses kann aus lauteren und soliden Beweggründen erfolgen, und insofern bestehen bedeutende volkswirtschaftliche Interessen, denn in vielen Ländern hungern heute noch — gemäß Mitteilung der Weltgesundheitsorganisation — Millionen von Kindern. Die Verfahren können aber gleichzeitig zur Folge haben, daß sie den Nährwert der Lebensmittel vermindern, daß sie schädlich auf die Gesundheit einwirken oder daß sie eine bessere Beschaffenheit der so behandelten Lebensmittel vortäuschen; daher wurde es notwendig, daß der Gesetzgeber sich einschaltete.

Nach dem „Entwurf einer Verordnung über Konservierungsmittel" versteht man darunter chemische Stoffe, die bei der Gewinnung, Herstellung, Zubereitung und Aufbewahrung von Lebensmitteln dazu dienen, Kleinlebewesen in ihrer Entwicklung zu hemmen oder abzutöten, dadurch das Verderben der Lebensmittel zu verzögern oder zu verhindern und die Lebensmittel länger genußtauglich zu halten. In neuerer Zeit besteht die Tendenz, den Begriff „Konservierungsmittel" weiter zu fassen und darunter auch Stoffe zu verstehen, die gegen nicht-bakterielle Veränderungen in Lebensmitteln gerichtet sind wie Stoffe, die Luftoxydation und Auto-Oxydation verhindern (*Antioxydantien*), oder welche Farbstoffe, Geruchs- oder Geschmacksstoffe der Lebensmittel erhalten (*Stabilisatoren*) oder durch Anbringen von Glasuren auf der Oberfläche des Lebensmittels den Eintritt von Zersetzungsvorgängen verhindern. Von hier indessen ist nur ein kurzer Schritt bis zu den ausgesprochenen *Schönungsmitteln*, worunter zu verstehen sind alle Stoffe zum Färben (Lebensmittelfarbstoffe), zum Bleichen (Bleichmittel), zur Veränderung der Konsistenz (Weichmacher, Härtungsmittel, austrocknende Mittel, Emulgatoren, schaumverhütende Mittel, schaumbildende Mittel, Mittel zum Verhindern des Altwerdens, Mittel zum künstlichen Altmachen, Backhilfsmittel u. a.) oder zur Verbesserung von Geruch und Geschmack (Süßungsmittel, Bittermittel, Säuren, Aromastoffe u. a.). Dabei soll im Ausdruck „Schönung" nicht ohne weiteres eine abfällige Beurteilung liegen; das müßte erst von Fall zu Fall entschieden werden.

Nun könnte leicht der Eindruck entstehen, als ob solche technischen Eingriffe, die geeignet sind, Konsistenz, Schmackhaftigkeit und Aussehen der Lebensmittel zu verbessern, nur mit chemischen Mitteln zu erzielen wären. Aber die feine europäische Küche, die von je her auf solche Dinge größten Wert legte, hat sich nicht erst in diesem Jahrhundert entwickelt, ist daher unabhängig von den 1000 chemischen Stoffen, die hier zur Diskussion stehen. Was die Industrie zusätzlich leisten kann, ist größere Einheitlichkeit und größere Stabilität der Lebensmittel — was in erster Linie den Händler interessiert — und Bequemlichkeit und Zeitgewinn bei der Zubereitung der Mahlzeiten, womit dem Verbraucher gedient ist.

Im einzelnen betrachten die Lebensmittelchemiker die folgenden Aufgaben als in ihr Gebiet fallend: Die Kosten der Urproduktion und technischen Bearbeitung, das Verderben der Lebensmittel durch Insekten, Bakterien, Enzyme und durch chemische Veränderungen aller Art; die Methoden der Verteilung im Handel, die Anziehungskraft der im Handel befindlichen Lebensmittel für den Käufer, der Genußwert in Hinblick auf Geruch, Geschmack, Konsistenz u. a. (auch als organoleptische Wirkungen bezeichnet), zuletzt auch die Erhaltung oder Verbesserung des Nährwertes (R. C. NEWTON). Bei allen diesen Aufgaben spielen Chemikalien eine wichtige Rolle, weil sie nämlich für alle erwähnten Zwecke heute zur Verfügung stehen, leicht erhältlich, in jeder beliebigen Menge, von konstanter Wirkungsqualität, gewöhnlich haltbar und billig und daher in jeder Hinsicht überaus verführerisch.

Die Lebensmitteltechniker weisen darauf hin, „daß unbegründete Restriktionen im Gebrauch solcher chemischen Stoffe unter Umständen dazu führen, Neuentwicklungen aufzuhalten, die für den Konsumenten nützlich sein könnten, insofern, als neue Nahrungsmittel-Quellen erschlossen, die Mannigfaltigkeit und Anziehungskraft der Diät gefördert würden". Es wird zugegeben, daß die Bereitstellung neuerer und besser verdaulicher Lebensmittel, die möglichst vollständige Ausnützung der natürlichen Vorräte an brauchbarer Nahrungsenergie ein unbestrittenes Verdienst der Technik schon heute darstellt und hier wie auf den Gebieten der sanitären Sicherung, der Reinheit, der biologischen Qualität, auch des Preises liegen noch gewaltige Probleme, die die Forschung Jahrhunderte beschäftigen könnten. Mannigfaltigkeit und Anziehungskraft der Diät sind hingegen zweigesichtige Qualitäten: Hungernde wollen irgend etwas haben, um ihren Hunger zu stillen; sie sind gern bereit, auf Mannigfaltigkeit und Anziehungskraft zu verzichten; in reichen Völkern hingegen stehen wir vor dem großen ärztlichen Problem der allgemeinen Überernährung mit ihren schweren Folgen; nicht selten ist es weniger der Hunger, mehr die Gier, die gestillt werden soll.

Ist die Macht der Chemie über unser tägliches Brot und ist der Druck der öffentlichen Meinung heute schon so stark, daß man nicht mehr davon sprechen darf, daß man das Gerade, Schlichte, Unverkünstelte liebt, weil dieses der Gesundheit der meisten Menschen zuträglicher ist? Hat man so schnell die Freude vergessen, wenn die Mutter ein paar Pfund Kartoffeln gehamstert hatte? Was ist in den höher zivilisierten Staaten heute schlimmer für die Volksgesundheit, die Unterernährung der Armen oder die Überernährung oder die falsche Ernährung der breiten Massen? Ist das große Ernährungsexperiment des Krieges spurlos an uns vorübergegangen, welches uns lehrte, daß viele Krankheiten unter der damaligen Knappheit, Kargheit und Einförmigkeit der Nahrung und unter dem Vorwiegen vegetabiler Lebensmittel wie weggezaubert waren, daß mancher Arzt bestimmte Krankheiten, wie etwa schwere Tonsillenerkrankungen, überhaupt nicht mehr sah? Daß andere Krankheiten wie Hypertension, Apoplexie, Coronarsklerose, Myokardinfarkt, Blinddarmentzündung überaus mild verliefen, Delirium tremens verschwunden war und erst nach der Währungsreform wieder auftauchte? Ist der Mensch völlig unbelehrbar?

Für sehr wenige verwöhnte oder kranke Menschen besteht — vom gesundheitlichen Standpunkt aus betrachtet — ein vitales Bedürfnis nach Mannigfaltigkeit und Anziehungskraft der Nahrung, wie die Weltkriege gelehrt haben.

II. Allgemeines über Konservierungsmittel im engeren Sinne

Was nun die eigentlichen chemischen Konservierungsmittel im engeren Sinne angeht, so übersieht die heutige Gesetzgebung den grundsätzlichen Unterschied in der Anwendung solcher Konservierungsmittel, der darin liegt, daß diese entweder als *Oberflächenschutz* oder als *Massenschutz* verwendet werden. Es liegen Erfahrungen vor, daß nahezu homöopathische Mengen bestimmter Stoffe genügen können, um an der Oberfläche eines Nahrungsmittels die Entwicklung unerwünschter Kleinlebewesen zu verhindern. So kann z. B. die Paraaminobenzoesäure als bakterieller Wuchsstoff noch in einer Konzentration von 10^{-13} wirksam sein, d. h. in Verdünnungen, die schon in der Zimmerluft auftreten, wenn man die Vorratsflasche offen stehen läßt; daher lassen sich auch Konservierungsmittel voraussehen, die dadurch, daß sie sich mit solchen lebensnotwendigen Wuchsstoffen chemisch umsetzen, in ähnlicher Verdünnung zur Konservierung der Oberfläche führen, und hier liegen für unsere Chemiker noch große Aufgaben. Die bisher bekannten Konservierungsmittel müssen leider auch für den Oberflächenschutz in ziemlich erheblichen Mengen angewandt werden; indessen liegt auch darin noch ein Vorteil, da man nicht die ganze Masse des Lebensmittels zu konservieren hat. Ein weiser Gesetzgeber täte vielleicht gut daran, den Oberflächenschutz unter so günstige Ausnahmebedingungen zu stellen, daß eine vermehrte chemische Forschungsarbeit auf diesem Gebiete sich lohnt.

In der Schweizer Lebensmittelgesetzgebung werden Konservierungsmittel für den Oberflächenschutz ausdrücklich abgetrennt. Etwas ähnliches bedeutet wohl der einschränkende Zusatz von SABALITSCHKA, der unter Konservierungsmitteln nur solche Stoffe verstehen will, die als solche oder in Gestalt ihrer Umwandlungsprodukte in die gebrauchsfertigen Lebensmittel hineingelangen. Doch darf man nicht vergessen, daß in bestimmten Fällen im Innern der Nahrungsmittel bereits Zersetzungen eingetreten sein können, über die die Oberfläche in Folge ihrer Konservierung hinwegtäuscht; so kann z. B. eine oberflächliche Behandlung von Seefischen mit Wasserstoffsuperoxyd gerade gefährlich sein, da hier die gefährliche Zersetzung nicht von der Oberfläche, sondern gewöhnlich von den Eingeweiden ausgeht.

Insofern ist die Zurückhaltung des Gesetzgebers zu begreifen. In vielen anderen Fällen aber genügt ein Oberflächenschutz durchaus; wenn man z. B., wie das in Hausfrauenkreisen üblich ist, die Oberfläche einer Marmelade mit Cellophan abdeckt, auf dieses Cellophan eine dünne Lage von Calciumpropionat oder einer anderen schimmelverhütenden Substanz aufbringt und diese Cellophan-Auflage zusammen mit der chemischen Substanz vor dem Gebrauch vorsichtig entfernt, so ist das gesundheitlich völlig unbedenklich.

An dieser Stelle muß auch hingewiesen werden auf die *biologischen Konservierungsvorgänge*, die z. B. beim Einsäuern von Gemüse oder bei der Herstellung bestimmter Käsesorten in Gang gesetzt werden; im ersteren Fall übernimmt die harmlose Milchsäure, im zweiten Fall die fast ebenso harmlose Propionsäure die Konservierung. Auch die *Desinfektion durch die Luft* wäre zu erwähnen.

Was nun die einzelnen Stoffe angeht, die zur Konservierung von Lebensmitteln verwendet werden, so ist zunächst eine Gruppe hervorzuheben, bei der — außer für bestimmte Kranke — kein wesentliches gesundheitliches Problem ins Spiel kommt. Hierzu gehören: Kochsalz, Zucker, Alkohol und Spirituosen als Konservierungsmittel, Essig und Essigsäure, Milchsäure, Citronensäure, Propionsäure, Kohlensäure, Glycerin, bestimmte Gewürze und ätherische Öle sowie Stoffe, die beim Räuchern in den Lebensmitteln entstehen.

Mit diesen Stoffen indessen läßt sich die Konservierung von Lebensmitteln in der heutigen Welt nicht in genügender Weise durchführen. Seit mehr als einem halben Jahrhundert sind die Regierungen daher gezwungen gewesen, Substanzen zuzulassen, über deren gesundheitliche Unschädlichkeit keine einheitliche Meinung besteht. In Deutschland sollte im Augenblick, solange eine bessere Beurteilung der Giftwirkung dieser Stoffe noch nicht möglich ist, nach einer Liste der deutschen

Forschungsgemeinschaft gearbeitet werden, welche die folgenden Stoffe vorsieht: Benzoesäure und ihr Natriumsalz, P-Oxybenzoesäure-Äthyl-Ester und sein Natriumsalz, p-Oxybenzoesäure-Propyl-Ester und sein Natriumsalz, Hexamethylentetramin, sofern der Gehalt an freiem Formaldehyd nicht mehr als 1 mg pro 100 g Lebensmittel beträgt,Ameisensäure und ihr Natrium- und Calciumsalz, Schwefeldioxyd und Schweflige Säure und ihre Salze, Natrium- und Kaliumpyrosulfit sowie Sorbinsäure — wobei das größere oder kleinere Risiko dieser Stoffe in Rechnung zu stellen ist. Es läßt sich allerdings voraussagen, daß diese Liste in absehbarer Zeit erhebliche Streichungen erfahren muß allein schon aus Gründen der internationalen Verständigung und des Güteraustausches. In allen Kulturstaaten indessen und auch in Deutschland ist die Bestimmung in Kraft, daß solche Stoffe nicht etwa aus Bequemlichkeitsgründen, sondern nur dann verwendet werden dürfen, wenn aus gesundheitlichen, technischen oder wirtschaftlichen Gründen die Notwendigkeit der Zulassung für bestimmte Lebensmittel den Behörden nachgewiesen ist.

III. Allgemeine Eigenschaften der Konservierungsmittel

Zum Zweck der Konservierung der Lebensmittel genügt es meistens, das Wachstum der Kleinlebewesen nur zu hemmen (*antiseptische Wirkung*). Antisepsis ist der breiteste Begriff für die Bekämpfung aller durch Kleinlebewesen ausgelösten Zersetzungsvorgänge, an denen die verschiedensten Kleinlebewesen beteiligt sind; dabei heben sich drei Teilerscheinungen besonders hervor, nämlich die Wirkung gegen Schimmelpilze (*antimykotische oder fungicide Wirkung*), die gegen Gärungserreger (*antizymatische Wirkung*) und gegen die Fäulniserreger (*antiputride Wirkung*). Die antiseptische Wirkung im obigen umfassenden Sinne braucht nur wenig intensiv zu sein, ja sie mag sich unter Umständen an bestimmten Bakterien- und Pilzstämmen kaum nachweisen lassen und trotzdem kann das Verderben der Lebensmittel verhindert werden, wie z. B. der Fall der Borsäure es lehrt. Während im allgemeinen zur Konservierung der Nahrungsmittel die antiseptische Wirkung genügt, muß für bestimmte Fälle die Wirkung auf die Kleinlebewesen intensiver sein, so daß die Möglichkeit der Weiterinfektion nicht mehr besteht (*desinfizierende Wirkung*), oder das Nahrungsmittel muß sogar völlig keimfrei gemacht werden (*Sterilisation*).

Mit der Wirkung auf die Kleinlebewesen können einhergehen Wirkungen auf einzelne chemische Stoffe, wie z. B. auf die bakteriell gebildeten, durch unangenehmen Geruch ausgezeichneten Fäulnisstoffe, deren Bildung gehemmt oder die maskiert, zerstört oder absorbiert werden (*desodorierende Wirkung*), oder auf die abgesonderten Bakterientoxine (*antitoxische Wirkung*). Es kann nebenher eine *Stabilisierung* chemisch empfindlicher Stoffe (Vitamine, Fermente, Geruchsstoffe u. a.) oder auch eine Schönung des Lebensmittels (Farbe, Aussehen, Konsistenz, Geruch und Geschmack u. a.) bemerkbar werden. — Solche Nebenwirkungen der Konservierungsmittel lassen sich unter Umständen auch bei den anderen chemischen Zusatzstoffen erwarten, denn auch hier handelt es sich vielfach um Stoffe mit starker chemischer Reaktionsfähigkeit. Von unangenehmen Eigenschaften können zur Beobachtung kommen Wirkungen auf den Nährwert der damit behandelten Lebensmittel, weiterhin eine Beeinflussung der Verdauungssäfte (*antifermentative Wirkung*) und nicht zuletzt bedenkliche pharmakologische und toxikologische Eigenschaften, die eingehend zu studieren wären, und zwar unter Berücksichtigung einer Verwendung über die ganze Lebenszeit, ja über Generationen.

IV. Wirkungsweise der Konservierungsmittel im engeren Sinne

Nach einer früheren Theorie sollten alle Konservierungsmittel durch *Schädigung der Zellmembran* oder des Protoplasmas ihre Wirkung entfalten; sie sollten Zell- oder Protoplasmagifte sein. Dies mag für die erste Gruppe von Konservierungsmitteln zutreffen; solange keine gegenteiligen Erfahrungen vorliegen, kann man hierzu rechnen: die osmotisch wirkenden Stoffe wie Kochsalz, Zucker, Nitrate; die grob-chemisch wirkenden starken Säuren und Alkalien in hoher Konzentration; die narkotisch wirkenden Stoffe wie Alkohol u. a.; auch Formaldehyd, das mit Eiweißkörpern galalithähnliche Massen bildet, sowie das Formaldehyd-liefernde Hexamethylentetramin gehören möglicherweise hierher. Ein Teil der Stoffe lockert die Zellmembranen auf oder zerstört sie; hierzu gehören anscheinend die Oberflächen-aktiven organischen Kationen (wie quaternäre Ammonium-Verbindungen) und Anionen (wie Waschmittel und Netzmittel vom Typ der Fett-Alkohol-Sulfonate), durch welche gleichzeitig die sauren oder basischen Eiweißkörper denaturiert werden; hierzu sind weiter in gewissem Sinne zu zählen Stoffe wie Saponine, Phenole, Naphthol, Zimtsäure, die obendrein ebenfalls mit Eiweißkörpern reagieren; Fettsäuren, Alkohole und langkettige Aldehyde gehören hierher, wobei für bestimmte Fettsäuren wie Propionsäure und Malonsäure gleichzeitig ein Verdrängungsmechanismus nachgewiesen worden ist. Ein anderer Teil der Stoffe führt zur *Abdichtung der Zellmembranen*, wie Benzoesäure, Chlorbenzoate und die Ester der p-Oxybenzoesäure (v. BUBNOFF), bei dieser letzteren Gruppe läßt sich gleichzeitig eine kompetitive Verdrängung am Coenzym nachweisen (O. WYSS).

Wir kennen indessen Konservierungsmittel, die einen ganz anderen Mechanismus entfalten, die nämlich eine spezifische Beeinflussung des *Wuchsstoff-Systems der Bakterien* zur Folge haben. Eines der ältesten und vollständigsten Wuchsstoff-Systeme von Bakterien, die in Lebensmitteln vorkommen, ist 1939 aus dem Pharmakologischen Institut der Universität Heidelberg von Dr. E. F. MÖLLER veröffentlicht worden; hierbei hatten wir uns der Unterstützung durch RICHARD KUHN und einigen seiner Mitarbeiter zu erfreuen. Anlaß für diese Untersuchungen war die Isolierung einer besonderen Art von Milchsäure-Bakterien, welche sich in Sauerkraut, sauren Gurken und Futtersilagen findet und welche — wie WERNER KEIL vorher in unserem Laboratorium festgestellt hatte — die Eigenschaft hat, Acetylcholin zu bilden. Lücken in diesem System sind später im KUHNschen Laboratorium ausgefüllt worden (Tab. 1).

Nach einer Ansicht, die von FILDES, R. KUHN, WILLIAMS u. a. begründet worden ist, kann nun eine antiseptische Wirkung dadurch erfolgen, daß irgend einer dieser lebensnotwendigen Wuchsstoffe zerstört, verdrängt oder in eine inaktive Verbindung übergeführt wird. Eine chemische Zerstörung von Vitamin B_1 erfolgt z. B. durch Schweflige Säure oder Sulfite; ein auf diese Weise in der Entwicklung gehemmter Bakterienstamm kann durch Zusatz von Vitamin B_1 zum sofortigen Weiterwachstum gebracht werden. Der Wuchsstoff kann verdrängt werden, wie das Beispiel der Verdrängung der p-Aminobenzoesäure durch Sulfon-

Tabelle 1. *Lebensnotwendige Bestandteile der Nahrung* (nach E. F. MÖLLER).

Mensch	Streptobacterium Acetylcholini		
	Lebensnotwendig:	Nicht lebensnotwendig:	Noch unbekannt:
Lebensnotwendige Elemente: Na, K, Ca, Mg, C, O, H, N, S, P, Fe, Mn, Cu, Zn, Co, Cl, J	Na, K, Mg, C, O, H, N, S, P, Fe, Mn, Cl		Ca Cu, Zn, Co
Lebensnotwendige Kohlenhydrate: Traubenzucker Ribose Thyminose	Traubenzucker		Ribose Thyminose
Lebensnotwendige Aminosäuren: Valin Leucin Isoleucin Methionin Lysin Threonin Tryptophan Histidin Phenylalanin Arginin	Valin Leucin Isoleucin Methionin Arginin Glutaminsäure Asparaginsäure	Lysin Threonin Tryptophan Histidin Phenylalanin	
Lebensnotwendige Vitamine bzw. Wuchsstoffe: A B_1 B_2 B_6 Nicotinsäureamid Pantothensäure ? Biotin C D E F ? K	B_1 B_2 B_6 Nicotinsäureamid ? Pantothensäure Biotin p-Aminobenzoesäure	C D E F K	

amide lehrt; auch in diesem Fall wird dann durch neuen Zusatz des Wuchsstoffes das Wachstum wieder in Gang gesetzt. Es kann auch die Hemmung der biologischen Synthese eines Wuchsstoffes erfolgen; so ist wahrscheinlich gemacht worden, daß Salicylsäure die Bildung der Pantothensäure verhindert und dadurch antiseptisch wirkt. Es ist weiterhin eine Komplexbildung mit solchen Wuchsstoffen beschrieben worden wie z. B. die Reaktionen von Borsäure mit Vitamin B_6 und wahrscheinlich die Reaktionen von Benzoesäure mit lebenswichtigen Aminosäuren.

Abgesehen von solchen Veränderungen im Wuchsstoff-System der Bakterien kann ein Antisepticum auch bestimmte reaktionsfähige *Zwischenstufen im Stoffwechselgeschehen* dieser Kleinlebewesen spezifisch blockieren; so sei hingewiesen auf die Umsetzung von Formaldehyd mit den Amin- und Amino-Gruppen, von Hydroxylamin und Hydrazin mit Aldehyd- und Keto-Gruppen oder auf die Reaktionen der stark komplexbildenden SH-Gruppen mit Quecksilbersalzen, halogenierten Fettsäuren oder die Zerstörung dieser SH-Gruppen durch Chlor, Peroxyde, Nitrate oder andere Oxydationsmittel; hierher gehört auch die viel umstrittene Monochloressigsäure, die ebenfalls durch Reaktion mit solchen SH-Gruppen antiseptisch wirkt; auf diesem Umwege wird sie zu einem Dehydrasen-Gift, welches die Glykolyse spezifisch lähmt. — Alkylüberträger wie Dichloräthylsulfid u. a. wirken dadurch gegen Virusinfektionen, daß sie sich mit der Phosphat-Gruppe in den Nucleoproteinen umsetzen. — An dieser Stelle sei bereits auf Stickstofftrichlorid hingewiesen, welches sich mit Methionin zu dem hochgiftigen Methionin-Sulfoximin umsetzt, sowie auf Methylbromid, welches zur Begasung von Lebensmitteln verwendet wird und ebenfalls mit Methionin reagiert.

Der gewöhnliche chemische Angriffspunkt einer Substanz indessen ist in den hochempfindlichen *Ferment-Systemen* der Zellmembran oder des Zellinnern zu suchen; so ist Formaldehyd in hohen Verdünnungen ein Dehydrasen-Gift; Fluoride sind intensive Phosphatasen-Gifte und wirken nach O. WARBURG und CRISTIAN dadurch, daß sie sich mit der prosthetischen Gruppe dieser Phosphatasen, den Magnesium-Ionen nämlich, zu Magnesium-Fluoro-Phosphat umsetzen; dieser Effekt äußert sich vornehmlich in einer Hemmung der Gärungsvorgänge. In die Fermente des Citronensäure-Zyklus greifen u. a. die Ester der Chloressigsäure sowie Chlor und andere Oxydationsmittel ein. Spezifische Gifte der Bernsteinsäure-Dehydrase sind Malonsäure, Maleinsäure und Oxalessigsäure und zwar durch „*kompetitive Verdrängung*"; sie wirken dadurch auch auf die Atmungsvorgänge. — Die gelben Atmungsfermente bilden den Angriffspunkt für die narkotisch wirkenden Konservierungsmittel, das Oxydationsmittel Kaliumbromat wirkt spezifisch und irreversibel auf Proteasen.

Antibiotische Stoffe sind in ihrem Wirkungsmechanismus noch nicht endgültig aufgeklärt; für viele unter ihnen werden noch mehrere Angriffspunkte debattiert. Im großen aber gesehen führt *Penicillin* zu einer Anhäufung von Uridin-5-Pyrophosphat und dadurch zu einem Stop der Nucleinsäure-Synthese mit sekundären Folgen z. B. auf die Synthese der Proteine; *Streptomycin* verhindert die Bildung von 2-phospho-4-hydroxy-4-carboxy-Adipinsäure, die sich herleitet aus der Reaktion Oxalessigsäure—Brenztraubensäure; von *Aureomycin* und seinem nächsten Verwandten *Terramycin* wird vorzugsweise zur Zeit ein Effekt auf die aerobe Phosphorylierung angenommen, doch können hier noch große Überraschungen erfolgen. Der Wirkungsmechanismus von *Chloramphenicol* ist ein besonders unreifes Problem; es sei hier aber auf die Hemmung der bakteriellen Esterasen hingewiesen (UMBREIT). — Zum Schluß haben wir Grund anzunehmen, daß bestimmte antiseptische Stoffe wie Penicillin (s. S. 125) durch Angriff am genetischen System der Bakterienzellen ausgezeichnet sind.

Auf diesem Gebiete des Angriffspunktes der Lebensmittel-Zusätze im Bakterienstoffwechsel sind die meisten Dinge noch im Fluß. — Unsere Betrachtung wäre aber unvollständig, wenn man nicht darauf verweisen würde, daß die gleichen Reaktionen, die sich im Bakterienstoffwechsel abspielen, sehr häufig auch im Stoffwechsel der Tiere und des Menschen vor sich gehen. Diese ungeheure Mannigfaltigkeit der möglichen chemischen Umsetzungen sollte jedem bekannt sein, der sich mit Lebensmittel-Zusätzen beschäftigt. Niemand kann wissen, was sich alles an chemischen Reaktionen ereignet, wenn solche nicht selten überaus reaktionsfähigen Stoffe oder ihre im Stoffwechsel entstehenden Umsetzungsprodukte auf den Menschen einwirken.

Die bisherige Darstellung beschränkte sich auf Konservierungsmittel. Aber die bedenkliche Seite *aller* Lebensmittel-Zusätze besteht in erster Linie darin, daß gewöhnlich wenig oder nichts von ihren etwaigen Giftwirkungen bekannt ist; daneben sind sie in der Lage, durch Verschönerung des Aussehens, der Farbe, der Konsistenz, des Geruchs und Geschmacks über den eigentlichen Zustand des Lebensmittels zu täuschen, was besonders gefährlich wäre, wenn z. B. gleichzeitig bakterielle Zersetzungsvorgänge, durch den Augenschein nicht mehr feststellbar, in solchen Lebensmitteln vor sich gehen, wie z. B. beim Fleisch, wenn es mit Sulfiten, Nitriten oder Aluminiumsalzen behandelt wird, oder bei Früchten und Gemüsen, sofern man Antioxydantien wie Thioharnstoff oder Stabilisatoren wie Schweflige Säure anwendet.

C. Allgemeines über die Giftigkeit von Lebensmittel-Zusätzen

I. Die toxische Wirkung der einzelnen chemischen Substanz

Die Menschheit wäre längst ausgerottet, wenn der Organismus nicht die Fähigkeit besäße, auch mit den meisten Giften fertig zu werden. Unsere Literaten bringen das gern zusammen mit der vielgerühmten „Zähigkeit des Menschengeschlechts", worunter zu verstehen wäre, wenn etwa jemand besondere körperliche oder seelische Strapazen auf sich nehmen kann, ohne zu erkranken, oder wenn er wider Erwarten eine lebensgefährliche Krankheit übersteht. Diese Zähigkeit zeigt sich aber nicht darin, daß etwa ein berühmter Fußballspieler oder ein sonst notorisch zäher Mensch der Erkrankung entgehen würde, wenn man ihm das Virus der infektiösen Gelbsucht einimpft. Die Zähigkeit im besonderen Fall einer Vergiftung besteht nur darin, daß in einem größeren Kollektiv von Menschen der empfindliche Mensch — der nicht der schwächliche Mensch zu sein braucht — eine kleinere Dosis dieses Giftes, der unempfindliche Mensch — der im übrigen stark oder schwächlich sein kann — eine größere Dosis nötig hat, damit eine bestimmte Schädigung gesetzt wird; wird die Dosis genügend gesteigert, so kommen sie alle ums Leben, Zähe und Verweichlichte, Alte und Junge, Gesunde und Kranke, ebenso wie die Atomenergie sich um diese Zähigkeit des Menschengeschlechts nicht viel kümmert.

Herkömmlicherweise unterscheidet man bei einem bestimmten Gift zunächst die „total unwirksame Dosis"; in der Theorie muß eine solche Dosis für jedes Gift existieren. Es ist aber praktisch überaus schwer, ja fast unmöglich, sie festzulegen. Die meisten chemischen Stoffe zeigen nämlich bei ihrer Anwendung beim Menschen nicht nur die sogenannten toxischen Regelwirkungen, sondern darüber hinaus auch sogenannte Antigenwirkungen, die darauf beruhen, daß die Immunreaktionen des Körpers irgendwie in Mitleidenschaft gezogen werden. *Toxische Regelwirkungen* sind nach einer treffenden Definition von A. TZANK charakteristisch für jede Substanz; sie sind am Tier reproduzierbar, vorauszusagen und somit vermeidbar; die Zwischenfälle sind proportional der Dosis und bei bestimmter Dosierung ist der Tod unvermeidbar. Ein großer Fortschritt ist damit verbunden gewesen, daß man die toxischen Regelwirkungen in akute, semichronische und chronische Toxizität scharf unterteilt hat.

Wieviel komplexer und mysteriöser — so ruft der Autor aus — sind die *Antigenwirkungen*, die auch eintreten können, wenn die Dosierung aufs sorgfältigste beachtet worden ist; das Tierexperiment kann hier wenig helfen; die klinischen Symptome weisen eine verwirrende Polymorphie auf; im Gefolge dieser Antigenwirkungen können pathologische Veränderungen auftreten, wie man sie auch bei den sogenannten Spontanerkrankungen beobachtet. Sie können beim gleichen Kranken nach den verschiedensten chemischen Stoffen auftreten, aber unter völlig verschiedenen Formen bei den verschiedenen Menschen; sie können mit toxischen Regelwirkungen zusammen vorkommen; sie finden sich auch als Anwort auf eine physikalische Schädigung und können sogar auf psychischem Wege ausgelöst werden; sie sind schwer voraussehbar, oft nicht leicht erkennbar, häufig nicht vermeidbar, auch nicht dadurch, daß man auf unterschwellige Dosen herabgeht.

1. Antigenwirkungen

Allergische Überempfindlichkeiten gegen chemische Stoffe nehmen in allen modernen Zivilisationen rapide zu. Das liegt daran, daß der Mensch immer häufiger in Kontakt gebracht wird mit chemischen Stoffen, die eine notorisch starke Antigenwirkung besitzen. GOTTRON hat darauf hingewiesen, daß die Salicylsäure-Allergie, die früher bei Kleinkindern selten war, heute fast die Regel bildet. Wir wissen praktisch sehr wenig über die Antigenwirkung der 1000 chemischen Stoffe, die sich heute im regelmäßigen Lebensmittelkonsum finden können; nur ein Bruchteil davon ist bisher auf Antigenwirkungen systematisch geprüft worden; das Interesse für diese Dinge entwickelt sich erst sehr langsam. Ist aber erst einmal eine allergische Überempfindlichkeit gegen eine einzelne Substanz eingetreten, so wird gewöhnlich eine ganze Gruppe chemischer Verwandter mitbetroffen. Darüber hinaus kann die Sensibilisierung immer weitere Kreise ziehen; von Jahr zu Jahr kann dann der Verbraucher auf weitere chemische Stoffe mit allergischen Symptomen antworten. Dies sollte zur Folge haben, daß Angaben über Antigenwirkungen von Lebensmittel-Zusätzen etwa alle 10 Jahre nachkontrolliert werden, daß man auch die Allergiegefahr bei Kindern und bei Erwachsenen scharf unterscheiden sollte. Wir wissen aber aus der Erfahrung mit Arzneistoffen, daß die überwiegende Mehrzahl der chemischen Stoffe im heutigen Lebensmittelkonsum Antigenwirkungen haben muß, die dann bei empfindlichen Menschen Giftwirkungen auslösen.

Diese ernste Lage kann auch nicht bagatellisiert werden, indem man darauf hinweist, daß nicht wenige Lebensmittel im Naturzustand gleichfalls Antigenwirkungen besitzen. Bei allen Schadenersatzprozessen, die auf diesem Gebiete durchgeführt worden sind, ist die übliche Entschuldigung des Produzenten oder Verkäufers die, daß nicht die chemische Substanz, sondern das Lebensmittel selber es war, wodurch die Vergiftungssymptome entstanden. Dazu sei gesagt, daß ein Mensch, der überempfindlich ist gegen Erdbeeren oder ähnliches, dies nach einiger Zeit merkt und er kann sich schützen, indem er auf die Erdbeeren verzichtet. Ist dieser Mensch aber empfindlich gegen einen chemischen Stoff oder viele solcher Stoffe im regelmäßigen Lebensmittelkonsum, so ist er dem hilflos ausgeliefert, denn er weiß ja nicht einmal, was er zu sich nimmt.

Vor dem Delawney Committee sagte Dr. MAYER, der leitende Mikrobiologe der CIBA Pharmaceutical Products, u. a. aus:

„Eine große Anzahl von synthetischen Substanzen kann allergische Überempfindlichkeit auslösen. Besonders starke Sensibilisatoren sind die aromatischen Amine, eine Gruppe von Substanzen, die aus Kohlenteer hergestellt wird. Viele Substanzen dieser Reihe sind seit langem bekannt durch die Eigenschaft, berufliche oder nicht berufliche Allergien auszulösen. Viele Lebensmittelfarbstoffe, kosmetische und pharmazeutische Farbstoffe gehören hierher. Die aromatischen Amine nehmen diesen hervorragenden Platz als Ursache von Allergien und andern pathologischen Zuständen ein, weil sie in großen Mengen benutzt werden und weil sie chemisch sehr reaktionsfähig sind. Es ist bekannt, daß viele Substanzen von hoher chemischer Reaktionsfähigkeit sowohl starke Gifte wie starke Sensibilisatoren sind. Die reaktionsfähigsten Glieder dieser Gruppe und daher die stärksten Gifte und Antigene sind Anilin, Paraaminophenol, Paraphenylendiamin, gewisse Nitroverbindungen, gewisse aromatische Arznei-stoffe, die Aminogruppen enthalten, und gewisse Azofarbstoffe, wobei die letztere Gruppe viele Lebensmittelfarbstoffe und ähnliches umfaßt.

Antigene Substanzen von ähnlicher chemischer Konstitution bilden wohlcharakterisierte antigene Gruppen. Da ihre chemischen Reaktionen die gleichen sind, kann eine dieser Sub-stanzen die andere als antigenes Gift ersetzen. Sie sind als Antigene sozusagen auswechselbar. Eine Frau z. B., die ihr Haar gefärbt hatte mit einem Farbstoff, der Paraphenylendiamin ent-hielt, und die sensibilisiert wurde gegen diesen Farbstoff, erkrankte an Dermatitis, so oft dieser Farbstoff wieder verwendet wurde und sogar bei Berührung mit Pelzen, die mit diesem Farb-stoff gefärbt worden waren. Im Hauttest erwies diese Frau sich dann als äußerst empfindlich gegenüber Chemikalien, die mit Paraphenylendiamin verwandt waren; sie war empfindlich geworden gegen viele weitere aromatische Amine wie auch gegen Gegenstände, die damit behandelt worden waren, also z. B. gegen Anilin, Aminophenol, Azofarbstoffe, eingeschlossen gewisse Lebensmittelfarbstoffe.

Natürlich erhebt sich hier die Frage, wie es kommt, daß solche Lebensmittelfarbstoffe zum Gebrauch freigegeben worden sind. Alle Farbstoffe, die als Lebensmittelfarbstoffe verwendet werden sollen, werden vorher den klassischen Toxicitätsprüfungen unterworfen, um nach-zuweisen, daß sie ungiftig sind, und zweitens einem Sensibilisierungstest, um zu zeigen, daß sie keine Sensibilisierung zur Folge haben. Alle oben erwähnten Farbstoffe, eingeschlossen die Gruppe der aromatischen Amine, sind diesem Test unterworfen worden und waren nicht toxisch in hohen Konzentrationen und machten keine Sensibilisierung."

Dr. MAYER hat nun durch experimentelle Sensibilisierung von Versuchspersonen gezeigt, daß bestimmte Lebensmittelfarbstoffe, die in nicht-allergischen Indivi-duen keine Sensibilisierung verursachen, nichtsdestoweniger in sensibilisierten Individuen von starken Reaktionen gefolgt sind.

„Solche Stoffe sind zwar nicht fähig, eine neue Allergie in einem nicht-allergischen Individuum herbeizuführen, wohl aber sind sie in der Lage, eine bereits existierende Allergie zum Aufflammen zu bringen. Es gibt demnach nicht nur *allergische Sensibilisatoren*, sondern auch *allergische Elizitoren* unter den chemischen Sub-stanzen". Die rechtlichen Folgen, die sich daraus ergeben könnten, sind von R. STRICHARTZ[1] dargestellt worden.

Zum Schluß sei hier auf eine Erscheinung aufmerksam gemacht, die man mit SCHÖNFELD als den *unspezifischen Faktor* der Anwendung chemischer Stoffe be-zeichnen kann. Stoffe nämlich, die an sich pharmakologisch wenig aktiv oder überhaupt inaktiv sind, können trotzdem die Wirkung anderer chemischer Stoffe erheblich verändern, z. B. durch Veränderung der Löslichkeit der Arzneistoffe, durch Beseitigung des Lipoidschutzes der Zelle, durch Schlepperwirkung und durch andere, heute noch unbekannte Eigenschaften. Darauf muß z. B. die merk-würdige Beobachtung zurückgeführt werden, daß ein Patient, der gekochte Krebse ohne Schaden zu sich nahm, eine schwere allergische Reaktion aufwies, sobald er gleichzeitig Alkoholica trank. Viele solcher Einzelbeobachtungen sind in der Literatur verstreut. Besonders zu denken gibt, daß das männliche Geschlechts-hormon Testosteron schon durch den unspezifischen Effekt höherer Fettsäuren aktiviert werden kann. Was die in der Lebensmitteltechnik verwendeten chemi-schen Stoffe angeht, so ist dieser unspezifische Effekt zu erwarten bei Alkohol und anderen Fettlösungsmitteln, bei Ölen und ölartigen Stoffen, bei Seifen und Saponinen, bei allen Emulgatoren, Tweens und Spans und anderen Stoffen, bei denen man annehmen muß, daß sie das Eindringen bestimmter chemischer Stoffe durch die Schleimhäute erleichtern (s. S. 130).

---

[1] Food-Drug-Cosmetic Law Journal, **10**, 1955 S. 408.

2. Toxische Regelwirkungen

Was nun die eigentliche Giftwirkung angeht, dann müßte es — damit man vor Überraschungen sicher wäre — zunächst möglich sein, die feinsten Veränderungen in den verschiedensten Geweben des Körpers zu erkennen; zu diesem Zweck stehen heute bereits überaus empfindliche sogenannte histologische Methoden zur Verfügung, die indessen von Jahr zu Jahr vervollkommnet werden, so daß man von Jahr zu Jahr auch mehr krankhafte Veränderungen sehen kann. Darüber hinaus müßte es möglich sein, die Wirkung des Giftes auf alle Funktionen des Körpers und weiterhin auf alle Umsetzungen im Stoffwechsel zu bestimmen; beim augenblicklichen Stand der Wissenschaft können wir indessen nur einen Bruchteil dieser Funktionen oder dieser Stoffwechselumsetzungen überhaupt kontrollieren. Wer sollte solche überaus zeitraubenden Versuche durchführen?

Pauschalexperimente. Nun glaubt man vielfach, man könnte diesen Schwierigkeiten mit Hilfe von *Pauschalexperimenten* entgehen, die zum Zweck der Untersuchung giftiger Stoffe im Lebensmittel besonders ersonnen worden sind. So hat auf Einladung der Deutschen Forschungsgemeinschaft am 1. Mai 1954 in Godesberg eine Tagung der Sachverständigen aus 10 europäischen Nationen stattgefunden, durch welche die folgenden Kriterien für die toxikologische Beurteilung von Lebensmittel-Zusätzen vereinbart wurden:

1. Als unbedenklich für die menschliche Gesundheit können nach dem heutigen Stand der Erkenntnis nur solche Zusätze für Lebensmittel angesehen werden, die in chronischen Tierversuchen bei langdauernder Gabe und nach Beobachtung über die ganze Lebenszeit auch in hoher Konzentration mindestens aber mit einer genügenden Sicherheitsgrenze gegenüber der maximal möglichen Konzentration in der Nahrung keine toxischen Wirkungen haben, die die Größe der mittleren Lebenserwartung an genügend definierten Tierstämmen nicht herabsetzen und auch in maximaler Dosierung bei dafür nachweislich empfänglichen Tieren keine carcinogenen oder keimschädigenden Wirkungen haben.

Die Ausdehnung der Prüfung auf 3 Generationen ist erwünscht.

2. Eine Substanz, die unter diesen Bedingungen bei irgendeiner Tierart in irgendeiner Form maligne Tumoren erzeugt, mit einer Ausbeute, die signifikant größer ist als die der Spontantumoren, kann nicht als unbedenklich für die menschliche Gesundheit angesehen werden.

Zur Kritik solcher Methoden seien hier Erfahrungen mit einigen ganz einfachen Stoffen angeführt. Kaninchen lassen sich anscheinend unbegrenzt durch Fütterung mit Spinat am Leben halten und doch läßt sich nachweisen, daß durch den Oxalsäure-Gehalt schwere Störungen im Kalkstoffwechsel auftreten; Citronensäure ist sicherlich eine Substanz, der alle Sachverständigen ein Maximum an Indifferenz zubilligen würden; sie würde sicherlich den Godesberger Forderungen entsprechen und doch verzögert sie die Aufnahme von radioaktivem Calcium im Darmkanal, vermehrt das Calcium in den Fäkalien, vermindert die Harnausscheidungen an Calcium, wie C. F. GESCHICKTER gezeigt hat (s. S. 114); alles dies sind Effekte, die den Arzt bei gewissen Krankheiten aufs höchste interessieren müssen.

Mit solchen einfachen Pauschalexperimenten wäre indessen schon viel gewonnen; leider aber besitzen wir auch diese beschränkte Kenntnis nur für ganz wenige Lebensmittel-Zusätze; für das Gros liegt nicht einmal dieser Minimalbeweis für die Unschädlichkeit vor, der heute von allen Sachverständigen verlangt wird.

Bei der Interpretation aller Prüfungsvorschriften aber darf man nicht vergesseu, daß dadurch niemals eine völlige Sicherheit geschaffen wird; denn nach Meinung aller Sachverständigen lassen sich gesundheitliche Schäden beim Menschen auch bei gewissenhaftester toxikologischer Prüfung nicht ganz ausschließen; dies gilt natürlich besonders für solche Pauschalexperimente; denn durch eine solche Versuchsanordnung wird offensichtlich nur eine ganz enge Situation mit starrer Konstanz der Versuchsbedingungen erfaßt, die sich herleitet aus der Natur der Versuchstiere und ihrer Gefangenschaft im Laboratorium; das Heer der Umstände — man kann von einem Dschungel sprechen, in dem das Menschenleben sich vollzieht — sowie der ewige Wechsel dieser Umstände werden überhaupt nicht berücksichtigt, von ungünstigen Konstellationen der Lebensbedingungen, insbesondere vom Einfluß menschlicher Krankheiten auf die Verträglichkeit des einzelnen Stoffes ganz zu schweigen; alle diese Dinge werden im Godesberger Experiment überhaupt nicht berücksichtigt.

Und doch sind solche Versuche überhaupt nicht zu entbehren. Auf ähnlichem Wege nämlich, beginnend mit den Arbeiten von E. ROST zu Beginn dieses Jahrhunderts, sind viele Gifte aus unserer Nahrung eliminiert worden und werden weiterhin eliminiert. Es ist auch notwendig, daß solche Untersuchungen unter rigiden Versuchsbedingungen durchgeführt werden, um einen exakten Vergleich der verschiedenen Stoffe durchzuführen und um eine Bestätigung oder Verneinung solcher Befunde zu ermöglichen. Dieser Grundsatz der Kontrollierbarkeit der Experimente, auf dem unsere gesamte Naturwissenschaft mit beruht, ist in diesem Falle nur durchführbar bei strengster Beschränkung auf bestimmte Tierrassen, möglichst auf erbreine Stämme, unter Berücksichtigung von Alter, Geschlecht, Ernährung, klimatischen Einflüssen und unter Ausschaltung zusätzlicher chemischer, physikalischer und pathologischer Noxen — indessen zuungunsten der Übertragbarkeit der Befunde auf den Menschen.

3. Beispiel eines Verfahrens für die Bewertung der Toxicität von Chemikalien

In Vervollständigung solcher Pauschalversuche, durch die viele wissensnotwendige Eigenschaften chemischer Stoffe nicht ans Tageslicht gebracht werden, haben verschiedene Sachverständige Systeme entwickelt, die es erlauben, die Nebenwirkungen eines Stoffes mit größerer Sicherheit zu kontrollieren. Solche Systeme sind von A. C. FRAZER, J. M. BARNES und DOUW G. STEYN publiziert worden. Das vollständigste dieser Systeme aber stammt von A. J. LEHMAN, dem leitenden Pharmakologen der Food and Drug Administration in Washington, und der Verfasser ist diesem bedeutenden Forscher und seinen Mitarbeitern zu großem Dank verpflichtet für die Erlaubnis, eine Übersetzung ihres neuesten zusammenfassenden Artikels im Food-Drug-Cosmetic Law Journal hier wiederzugeben. Dieser Artikel ist von grundsätzlicher Bedeutung für jeden, der sich mit der Frage der Toxicität von Lebensmittel-Zusätzen zu beschäftigen und in Frage und Antwort vor dem Forum der Internationalen Wissenschaft zu verantworten hat.

Der Artikel trägt den Titel: „*Verfahren für die Bewertung der Toxicität von Chemikalien in Nahrungsmitteln, Arzneistoffen und Cosmetica.*" Von ARNOLD J. LEHMAN u. Mitarb.[1]

a) Chemie

Von WILBUR I. PATTERSON

Die chemische Berichterstattung, die die Voraussetzung für die toxikologische Prüfung solcher Stoffe darstellt, sollte sich über die vollständige chemische Zusammensetzung eingeschlossen möglicher Verunreinigungen erstrecken. In Fällen, in denen vollständige Analyse nicht möglich ist, sollte durch chemische Daten festgelegt werden, daß das Produkt dieselbe chemische Zusammensetzung haben wird, ob man es heute oder in einem Jahre herstellt. Um das eine oder andere Ziel zu erreichen, sind quantitative und empfindliche qualitative Analyse-Methoden erforderlich. Verunreinigungen und andere geringfügige Bestandteile des Handelsproduktes können eine Bedeutung gewinnen, insbesonders in toxikologischer Hinsicht, die weit größer ist als ihre Menge anzuzeigen scheint.

Über solche chemische Kenntnisse hinaus sind physikalische Daten wichtig. Angaben über Löslichkeit stehen hier an erster Stelle. Ein chemischer Lebensmittel-Zusatz u. a. kann entweder im Wasser oder in Fetten löslich sein; die toxische Wirkung aber kann abhängig sein von dem Medium, in welchem der chemische Stoff den Tieren gegeben wird. Berücksichtigung physikalischer Eigenschaften wie Schmelzpunkt, Siedepunkt, spezifisches Gewicht, Brechungsindex u. a. als Kriterien für Reinheit und Identität ebenso wie die Grenzen dieser Verfahren sind allgemein bekannt; gelegentlich kann eine spezifische Eigenschaft besonders wertvoll sein, wie z. B. Viscosität beim Vergleich von Silicon-Präparaten.

Auf Angaben über Stabilität des Untersuchungsobjektes gegen Luft und Licht und auf Angabe der Bedingungen, unter denen die Substanz als Lebensmittel-Zusatz für Mensch oder Tier oder im Testversuch zur Anwendung kommen soll, kann gar nicht genügend Nachdruck gelegt werden. Es ist offensichtlich, daß jede nachweisbare chemische Veränderung der Testsubstanz, die sich ausbildet zwischen dem Augenblick, in welchem sie dem Testmedium zugesetzt wird, und der Zeit, wenn man sie dem Tiere gibt, völlig falsch interpretiert werden kann; die Wirkung kann dann nämlich einer Substanz zugeschrieben werden, die im Medium überhaupt nicht vorkommt. In chronischen Toxicitäts-Studien ist es üblich, das Futter jedesmal für 1—2 Wochen oder sogar für länger herzustellen. Bei einer kleinen Konzentration gewisser empfindlicher Substanzen kann in dieser Zeit die ganze Menge verschwunden sein oder sie kann zu chemisch anderen Stoffen umgesetzt worden sein. Gleichgültig aber wie vollständig die Information über die chemische Umsetzung der ursprünglichen Substanz ist — sofern eine solche Substanz, auch unter extremen Bedingungen geprüft, nicht haltbar ist—, sind zusätzliche toxikologische Experimente mit einem oder gegebenenfalls mit mehreren dieser Umsetzungsprodukte angezeigt.

Aus theoretischen Gründen sollte die Toxicität eines Lebensmittel-Zusatzes bestimmt werden in demjenigen Zustand des Chemikale, den es eingenommen hat,

---

[1] A. J. LEHMAN, W. I. PATTERSON, B. DAVIDOW, E. C. HAGAN, G. WOODARD, E. P. LAUG, J. P. FRAWLEY, O. G. FITZHUGH, A. R. BOURKE, J. H. DRAIZE, A. A. NELSON, B. J. VOS: Procedures for the Appraisal of the Toxicity of Chemicals in Foods, Drugs and Cosmetics. Food, Drug, Cosmetic Law Journal, **10**, 679 (1955).

wenn es mit der Nahrung zugeführt wird. Es ist wohl bekannt, daß ein Antioxydans, wenn es der Nahrung zugesetzt wird, um irgend einen wertvollen Bestandteil vor der Zerstörung zu schützen, selbst langsam oxydiert wird zu einem oder mehreren Umsetzungsprodukten, so lange es nämlich in Gegenwart von Luft auf das Lebensmittel einwirken kann. Bevor man Toxicitäts-Studien mit solchen Stoffen durchführt, wäre es zunächst notwendig, das durch Luft oder durch andere Umsetzungen gebildete Produkt zu identifizieren.

Besonders eindrucksvolle Beispiele von Lebensmittel-Zusätzen, die chemische Umsetzungen durchmachen, wenn sie dem Lebensmittel zugesetzt werden, finden sich auf dem Gebiet der Insecticide. Bestimmte ziemlich einfache organische Phosphate können in der Pflanze 24 Std nach der Anwendung nicht mehr nachgewiesen werden. Daher beschäftigt sich die Chemie der Lebensmittel-Zusätze nicht nur mit dem Stoff, den man anfänglich zugesetzt hat, sondern auch mit den möglichen Umsetzungsprodukten.

In dem Wunsche, soweit wie möglich alle Variablen, die eine zeitraubende Toxicitätsuntersuchungen beeinflussen könnten, aus dem Untersuchungsobjekt auszuschalten, wird das technische Produkt oft weiter gereinigt. Obwohl ein solcher Schritt vom Standpunkt der reinen Wissenschaft höchst wünschenswert ist, kann er von zweifelhaftem Wert oder gar unerwünscht sein, wenn die Absicht der Versuche die ist, über die Zulässigkeit eines technischen Produktes entweder als Arzneistoff oder als Cosmeticum oder als absichtlicher oder unabsichtlicher Lebensmittel-Zusatz zu entscheiden; nach allem was gesagt ist, muß die gesundheitliche Unbedenklichkeit eines Handelsproduktes beurteilt werden auf Grund der Toxicität aller darin enthaltenen Komponenten.

Für die verhältnismäßig einfachen anorganischen Gifte ist die Toxicität gewöhnlich auf ein Element zurückzuführen und die Wirkungen sind nicht sehr verschieden je nach der Form, in der dieses Element dem Lebensmittel zugesetzt wird. Dies sollte hoffen lassen, daß, wenn ein einzelnes Glied einer Reihe von organischen Verbindungen als gesundheitlich unbedenklich für einen bestimmten Zweck erwiesen ist, dann die anderen Glieder dieser Reihe ebenso unbedenklich sind; dann könnten nämlich kostspielige Toxicitätsprüfungen vermieden werden. Solch eine Hoffnung ist völlig unverläßlich wie das Beispiel des wohlbekannten Falls von Äthylenglykol und Propylenglykol lehrt. Offensichtlich können unbedeutende Veränderungen in der Struktur organischer Moleküle drastische Veränderungen in der Toxicität herbeiführen.

Daher ist das relativ einfache Problem früherer Zeiten, als es noch genügte, die Hauptkomponente des zugesetzten Stoffes zu kennen, abgelöst worden durch das sehr komplizierte chemische Problem, daß man nämlich nicht nur die Verunreinigungen des technischen Produkts, sondern auch die Umsetzungsprodukte im Lebensmittel mit geeigneten Methoden qualitativ und quantitativ bestimmen muß. Der Gebrauch von zunehmend giftigeren Chemikalien hat es erforderlich gemacht, daß immer empfindlichere quantitative chemische Methoden angewandt werden mußten, und zwar für so kleine Mengen, daß man vor ein paar Jahren noch nicht davon träumen konnte. Es ist erstaunlich, daß unter dem harten Druck der Not für die meisten Lebensmittel-Zusätze genügend empfindliche Nachweismethoden entwickelt worden sind. Diese brauchen sich nicht zu beschränken auf chemische Analysemethoden; beizeiten ist ein biologischer Test vorzuziehen, wenn er nämlich mehr spezifisch oder mehr empfindlich ist als die chemische Analyse. Bei dem Studium der Umsetzungsprodukte organischer insecticider Phosphorverbindungen hat sich eine Kombination von Papierchromatographie einerseits, von Cholinesterasebestimmungen in einem Testfleck andererseits als besonders zweckmäßig erwiesen.

Ein Beispiel von Nahrungsmittel-,,Verbesserung“ sind die sogenannten Weichmacher für Brot, von denen einige anzusehen sind als komplexe Mischungen von Verbindungen ähnlicher Konstitution; der Nachweis, daß eine bestimmte Probe auch geringfügige Mengen einer möglicherweise gesundheitlich bedenklichen Substanz nicht enthält, ist dann ein überaus schwieriges analytisches Problem. Im Falle des Stickstofftrichlorids, eines Chemikale, das lange Zeit zur Mehlverbesserung verwandt worden ist, ergab die Umsetzung im Mehl ein Produkt in kleinster Menge, welche dieses Mehl zu einem Gift für Hunde machte.

Zahlreiche chemische Verbindungen, sowohl anorganische wie organische, werden benutzt oder sollen in Zukunft benutzt werden, um an fast alle Haustiere verfüttert zu werden. Der Zweck ist ein wirtschaftlicher insofern, als die Anwendung eines solchen Chemikale die Futterverwertung verbessert, gewöhnlich über eine physiologische Wirkung dieser Stoffe, durch welche sie unter die Arzneistoffe eingereiht werden. Nun ist zu beachten, daß das Fleisch von geschlachteten Tieren ein Lebensmittel ist und als solches darf es nur verschwindend geringe Mengen des Arzneimittels enthalten, welches man ursprünglich an die Tiere verfüttert hat, und das bedeutet, daß die Menge des Arzneimittels in den eßbaren Teilen des Tieres gleich Null sein muß.

Verschiedenartige neue Stoffe für Lebensmittel-Verpackungsmaterial werden heute angeboten. Bei den meisten ist die Hauptkomponente eine unlösliche polymere Substanz. Indessen hat sich gezeigt, daß bestimmte Verpackungsstoffe, die man für fetthaltige Lebensmittel empfohlen hat, in wäßrigem Medium löslich sind und umgekehrt; daher könnte ein Gebrauch dieser Verpackungsstoffe für andere als die vorgesehenen Zwecke zu einer unter Umständen gefährlichen Verseuchung des Lebensmittels führen. Ein solches in Vorschlag gebrachtes Verpackungsmaterial sollte geprüft werden in Hinblick auf Löslichkeit aller Komponenten, und zwar unter Bedingungen, die einschneidender sind als alle, die im regelmäßigen Gebrauch vorkommen könnten. Einzelheiten darüber finden sich in einer neueren Publikation.[1]

Entsprechend unseren jetzigen Gesetzen muß der Gehalt von vielen Stoffen in Lebensmitteln gleich Null sein. Für den analytischen Chemiker ist Null eine unrealistische Zahl und praktisch gesprochen bedeutet Null die Grenze der Empfindlichkeit der analytischen Methode. Das so bestimmte ,,Null“ muß bewertet werden bezogen auf die Toxicität des in Frage stehenden Chemikale. Sofern man nicht ganz sicher ist, daß die Anerkennung eines solchen ,,Null“ zu keinem voraussehbaren gesundheitlichen Risiko führt, muß die Empfindlichkeit des analytischen Verfahrens verbessert oder die vorgesehene Verwendung des Chemikale muß verlassen werden. Wenn die erforderliche Empfindlichkeit kleiner ist als 0,1 Teile pro Million (p.p.m.), erfordert die Lösung des analytischen Problems gewöhnlich eine ausgedehnte Untersuchung mit Kontrollwerten in den an-

---

[1] A. J. LEHMANN and W. I. PATTERSON: F and DA Acceptance Criteria-Basic Considerations in Determining Safety of Chemicals Used in Food-Packaging Materials. Modern Packaging **28**, 115 (1955).

gewandten Medien sowie Bestimmung von Unbekannten, und dieses kann ebenso wichtig sein wie die Empfindlichkeit der Methode. Gelegentlich ist es für den Chemiker von Vorteil, die mehrfache Konzentration dem Lebensmittel zuzusetzen, verglichen mit der, welche für den praktischen Gebrauch vorgesehen ist.

Ein weiterer, oft übersehener, aber gleichwohl wichtiger Punkt besonders für technische Produkte ist die Zurückhaltung einer Probe der Substanz, die man bei der Toxicitäts-Bestimmung benutzt, um die Möglichkeit zu haben, ihre Eigenschaften zu vergleichen mit Präparaten, die später untersucht werden müssen. Für Substanzen, die empfindlich sind gegen Sauerstoff und Licht oder die sonst unter normalen Umweltbedingungen nicht haltbar sind, gibt es noch keine völlig sichere Lösung; Tiefkühlung im Dunkeln und eine indifferente Atmosphäre wie etwa Stickstoff ist dann am besten.

Zusammenfassung: Bei dem Studium der Toxikologie von Handelsprodukten für den Gebrauch in Lebensmitteln, Arzneistoffen und Cosmetica sollte eine umfassende chemische Berichterstattung gefordert werden zusammen mit den toxikologischen Daten. Hierbei sollte eingeschlossen sein die vollständige chemische Zusammensetzung, der Beweis für die Konstanz dieser Produkte zusammen mit den üblichen Angaben über physikalische Eigenschaften und über die Löslichkeit in wäßrigen und öligen Medien. Der Nachweis der Stabilität unter den vorgesehenen Bedingungen der Anwendung ist besonders wichtig. Ausschlaggebend ist, daß adäquate analytische Methoden zur Verfügung stehen, und zwar sowohl für die Hauptkomponenten wie auch für die Verunreinigungen im ursprünglichen Handelsprodukt und weiterhin für diejenigen Umsetzungsprodukte, die im Lebensmittel und im tierischen Gewebe entstehen. Für Produkte wie Insecticide u. a. sind Angaben nötig, aus denen sich der maximale Wert der Restbestände im Lebensmittel unter den vorgesehenen Bedingungen der Anwendungen, aber auch unter experimentellen Bedingungen übertriebener Art, ersehen läßt. Für den Fall, daß das Chemikale nach der Beimischung zum Lebensmittel eine chemische Umsetzung durchmacht, muß eine Methode zur Verfügung stehen, um die Toxicität der Rückstände zu messen.

b) Akute Giftigkeit
Von B. DAVIDOW und E. C. HAGAN

Die zweite Erwägung bei der Bewertung der gesundheitlichen Unbedenklichkeit eines Chemikale ist seine akute Giftigkeit. Unter akuter Giftigkeit bezeichnen wir die Wirkung einer chemischen Verbindung, wenn man sie entweder in einer Einzeldosis oder in verteilten Dosen über 24 Std und weniger gibt. Der zweckmäßigste Ausdruck der akuten Giftigkeit einer Substanz ist die ED 50. Darunter versteht man diejenige Menge der Substanz (gewöhnlich ausgedrückt in mg oder g/kg Körpergewicht), welche die Eigenschaft hat, die Hälfte einer Gruppe von Tieren einer bestimmten Art unter bestimmten Versuchsbedingungen zu affizieren. Dieser Vergleichsstandard ist eingeführt worden, weil die Dosis, die erforderlich ist, um bei 50% der Tiere eine Reaktion auszulösen, besser reproduzierbar ist als irgend eine andere Dosis.

Die Erfahrung hat gelehrt, daß die ED 50 von einer Tierart zur anderen und gemäß den Umweltbedingungen verschieden ist, so daß es notwendig wird, die experimentellen Bedingungen festzulegen. Tierart, Art der Zuführung, Geschlecht,

Alter, Gewicht, Ernährungszustand der Versuchstiere, aber auch der physikalische Zustand der chemischen Substanz und des Lösungsmittels sowie die Konzentration sind Bedingungen, die festgelegt sein müssen.

Obwohl man gewöhnlich als Test die Mortalität nimmt (LD 50), ist eine Toxicitätsbestimmung nicht notwendigerweise beschränkt auf die Bestimmung der letalen Dosis. Irgend eine toxische Erscheinung wie Erbrechen, Krämpfe, Schlaf usw. kann festgelegt werden bezogen auf ED 50. In diesem Abschnitt indessen beschränkt sich die Diskussion auf die Frage der Mortalität, auch wenn die Einzelheiten, die im folgenden diskutiert werden, sich auch auf die anderen Giftwirkungen anwenden lassen.

Weil verschiedene Tierarten und sogar verschiedene Stämme der gleichen Tierart in Hinblick auf Empfindlichkeit gegenüber chemischen Stoffen in weiten Grenzen variieren können, sollte die LD 50 wenigstens an drei verschiedenen Tierarten bestimmt werden und eine davon sollte ein Nicht-Nagetier sein. Eine Auswertung dieser experimentellen Ergebnisse ergibt dann ein Maß für die Variabilität bei den einzelnen Tierarten und erlaubt es dem Pharmakologen, die Toxicität der Testsubstanz beim Menschen abzuschätzen.

Wenn alle so bestimmten LD 50 in der gleichen Größenordnung liegen, ist es gewöhnlich angängig, eine ähnliche LD 50 für den Menschen anzunehmen. Cyanide sind ein gutes Beispiel für eine chemische Substanz, die ungefähr die gleiche LD 50 für die meisten Säugetiere, eingeschlossen den Menschen, besitzt. Wenn indessen ein großer Unterschied der LD 50 unter den verschiedenen Tierarten besteht, dann ist die Schätzung der voraussichtlichen LD 50 beim Menschen sehr viel schwieriger. In einigen Fällen kann eine solche Schätzung ausgehen von der phylogenetischen Stellung des Menschen in der Reihe der Versuchstiere. In anderen Fällen muß die Schätzung auf Grund der biochemischen und stoffwechselmäßigen Ähnlichkeiten des Menschen mit den Versuchstieren erfolgen. Z. B. kann eine chemische Substanz, die ein Methämoglobin-Bildner ist, an Katze und Hund testiert werden, von denen bekannt ist, daß sie sich in dieser Hinsicht ähnlich verhalten wie der Mensch. Versuche an Affen, Ratten und Kaninchen, von denen bekannt ist, daß sie auf Chemikalien wie Acetanilid und Nitrobenzol nicht mit Methämoglobin-Bildung reagieren, sind offensichtlich von geringem Wert, wenn man dieses besondere Risiko für den Menschen abschätzen will. Wenn ein adäquates Wissen der Ähnlichkeiten zwischen Tier und Mensch nicht zur Verfügung steht, dann ist es am sichersten anzunehmen, daß der Mensch zumindesten so empfindlich ist als die empfindlichste Tierart, die im Versuch war.

Von allen Faktoren, die die LD 50 einer chemischen Substanz beeinflussen, ist der Ort der Anwendung in erster Linie entscheidend für einen verschiedenartigen toxischen Effekt. Für die meisten Chemikalien genügen die oralen und intravenösen LD 50. Wenn indessen eine chemische Substanz auf einem anderen Weg in den Körper eindringen kann — z. B. durch Inhalation — dann muß die akute Giftigkeit so bestimmt werden, daß die Resultate anwendbar sind auf den praktischen Gebrauch der Substanz. Andere Faktoren, welche die Resorption und dadurch indirekt die Toxicität beeinflussen, sind 1. der physikalische Zustand der chemischen Substanz — beispielsweise werden trockene Chemikalien weniger rasch resorbiert als gelöste; 2. Lösungsmittel — z. B. werden in Öl gelöste Stoffe weniger rasch resorbiert als in Wasser gelöste; 3. Konzentration der chemischen Substanz — z. B. werden konzentrierte Lösungen gewöhnlich schneller resorbiert, als wenn man die gleiche Menge in mehr verdünnter Lösung gibt; 4. Gegenwart anderer Substanzen — z. B. können gleichzeitig gegebene andere Körper die Resorption behindern, teils durch Adsorption, teils durch Abdrängen der Substanz von der resorbierenden Oberfläche; Nahrung im Darmkanal hat eine solche Wirkung. Auf der anderen Seite kann die Gegenwart von oberflächenaktiven Stoffen die Resorption beschleunigen. In der Praxis wird das Chemikale gewöhnlich oral gegeben, und zwar bei Tieren, die über Nacht gehungert haben (mit Wasser ad libitum). Die Substanz kann dann entweder mit Magenschlauch gegeben werden oder in Kapseln oder sie kann dem Futter zugemischt werden. Wird die entsprechende Substanz empfohlen für parenterale Anwendung, dann muß die experimentelle Zufuhr (subcutan, intraperitoneal, intramuskulär oder intravenös) der vorgesehenen Anwendung entsprechen. In keinem Falle ist es notwendig, die Tiere zu anaesthesieren, um die Testdosis zuzuführen. Das Verhältnis von intravenöser und oraler LD 50 gibt gewöhnlich einen Anhaltspunkt für die Geschwindigkeit der Resorption im Darmkanal.

Obwohl Wasser gewöhnlich das beste Lösungsmittel ist, gibt es viele Fälle, in welchen man das Untersuchungsmaterial darin nicht genügend lösen oder suspendieren kann. Sehr oft ist eine Lösung in einem pflanzlichen Öl oder Emulgieren der Substanz zweckmäßig. Der Emulgator, der in unserem Laboratorium gewöhnlich benutzt wird, ist alkohollösliches Lecithin (Pflanzenöl 15%, Lecithin 0,75%, Wasser auf 100 auffüllen, mit einem Hand-Homogenisator emulgieren kurz vor Anwendung der Testdosis). Suspensionsmittel werden gelegentlich angewendet, aber äußerste Sorgfalt ist erforderlich, um Komplikationen durch die physikalische oder pharmakologische Natur des Suspensionsmittels zu vermeiden. Das häufigste Suspensionsmittel für orale Anwendung ist Carboxy-Methylcellulose. Lösungsmittel wie Alkohol, Glycerin, Glykole u. ä. sollten vermieden werden wegen ihrer eigenen pharmakologischen Wirkungen. Weil die LD 50 eines Chemikale etwas variieren kann, und zwar abhängig von der Konzentration der Substanz in der Testdosis, haben wir es uns zur Regel gemacht, die konzentrierteste Lösung zu benutzen, die mit einer leicht und exakt meßbaren Dosierung vereinbar ist; Ausnahmen von dieser Regel kommen gelegentlich vor wegen Reiz- oder Ätzwirkungen einiger konzentrierter Lösungen.

Die Reiz- und Ätzwirkung von chemischen Stoffen — ihre Neigung, Abscesse zu erzeugen — ist von besonderer Bedeutung bei parenteraler Zufuhr. Ihre Neigung, einen Muskelschaden zu setzen, wird am besten ausgewertet durch Vergleich mit geeigneten Kontrollen (Lösungsmittel für Arzneistoffe, andere in der ärztlichen Praxis bewährte Injektionen). Wenn man die vordere und hintere Partie des musculus sacrospinalis des Kaninchens auf beiden Seiten benutzt, ist es möglich, 2 Injektionen der Testsubstanz und außerdem 2 Injektionen der Kontrollsubstanz am gleichen Tiere zu untersuchen. Bei exakter Injektion wird die Gesamtdosis, gewöhnlich 1 cm³, innerhalb der Muskelmasse zurückgehalten und sickert nicht zwischen die Muskeln aus wie am Gesäßmuskel. Die Tiere werden ungefähr 5 Tage nach der Injektion geopfert und die Muskeln werden entnommen und in 10%igem Formalin fixiert. Zum Auswerten der Läsion (nach dem Fixieren) werden dünne, 3 mm dicke Schnitte durch das lädierte Gebiet gelegt, so daß die Ausdehnung des

Schadens abgeschätzt werden kann (z. B. 2,5 ×0,5 ×0,5 cm) und solche Schnitte werden auch für die mikroskopische Untersuchung benutzt.

Unserer Erfahrung gemäß können Mengen zwischen 1 und 64 cm³/kg Körpergewicht bei oraler Anwendung von wäßrigen Lösungen oder Suspensionen exakt zugeführt und vom Versuchstier gut vertragen werden. Öllösungen indessen können nur beschränkt gegeben werden, und zwar wegen ihrer abführenden Wirkung nur bis zu 8 cm³/kg Körpergewicht. Diese Grenzen können, falls nötig, umgangen werden durch Zufuhr der Testmenge in geteilter Dosis über mehrere Stunden.

Junge erwachsene Tiere, die vorher noch nicht zur Testierung benutzt worden sind, werden wahllos für die einzelnen Giftmengen ausgesucht. Beide Geschlechter sollten gleichmäßig berücksichtigt werden, damit man sehen kann, ob ein ungewöhnlicher Unterschied in der Reaktion bemerkbar wird. Es ist weiterhin ratsam festzustellen, ob ein Unterschied ist zwischen jüngeren Tieren (z. B. Ratten von 1 Monat) oder älteren Tieren (z. B. Ratten von 1 Jahr).

Es gibt zahlreiche andere Faktoren von geringerer Bedeutung, die in Einzelfällen ungewöhnliche Reaktionen zur Folge haben. Hierzu gehören Änderung der Außentemperatur, Variationen bei der Massierung von Tieren, mit der Jahreszeit, bei verschiedenem Futter besonders bei größeren Tieren. Es ist immer ratsam, die Standardbedingungen des Experiments so weit als möglich den normalen Lebensbedingungen anzugleichen.

Die Zahl der Nagetiere sollte groß genug sein, um die Festlegung der LD 50 mit einer 95%igen Wahrscheinlichkeit und einem mittleren Fehler von $\pm$ 20% oder weniger zu garantieren. Dies kann man in den meisten Fällen erreichen, wenn man 5 oder 6 Gruppen von je 10 Tieren bildet, und die Dosierung in geometrischer Progression so variiert, daß die eine Tiergruppe eine Mortalität von 10—20%, eine andere Tiergruppe eine Mortalität von 80—90% aufweist und daß zumindestens eine Tiergruppe einen Wert gibt, der dazwischen liegt.

Im Interesse der Sparsamkeit kann die Zahl der Nicht-Nagetiere je Dosis etwas vermindert werden. Auf der Grundlage der Ergebnisse mit den Nagetieren können Testdosen in geometrischer Progression an Einzeltiere gegeben werden. Aus der Einzeldosis, die beim 1. Tier injiziert wird, läßt sich entnehmen, ob man die nächsten Dosen größer oder kleiner machen muß. Auf diese Weise kann man eine vernünftige Annäherung an die LD 50 mit nicht mehr als 12 Tieren erhalten. Um die Abhängigkeit zwischen Dosierung und Mortalität zu erfassen, läßt sich die sigmoide Kurve, die entsteht, wenn man die Ergebnisse auf arithmetischen Skalen einträgt, in eine gerade Kurve verwandeln; dies wird erreicht, indem man die Dosierung in logarithmischer Skala und die Mortalität in Prozent in besonderen Einheiten (probits) aufträgt.

Probits sind Wahrscheinlichkeits-Einheiten, die auf einer Skala von 10 aufgetragen werden, und zwar so, daß der Wert 5 der 50%igen Mortalität entspricht. Die so umgerechneten Daten werden auf gewöhnlichem Millimeterpapier eingetragen. Eine passende gerade Linie, die am besten zu den einzelnen Punkten paßt, wird gezogen, diese Linie kann verbessert werden — und häufig ist das notwendig — durch statistische Berechnungen. Die LD 50 ist der Punkt, wo die logarithmische Linie die Linie des Wertes 5 trifft. Die Berechnungen entsprechend der eigentlichen Methode von BLISS sind sehr zeitraubend. Verschiedene Veröffentlichungen sind erschienen über Vereinfachungen und Schätzungen der LD 50 nach der BLISSschen Methode. Die Kurzmethoden opfern im allgemeinen einen Teil des Tatsachenmaterials, der in den experimentellen Werten niedergelegt ist. Für die gewöhnlichen Zwecke einer akuten Toxicitätsbestimmung ist die vereinfachte Methode von LITCHFIELD-WILCOXON geeignet, vorausgesetzt, daß die Werte einigermaßen zusammenstimmen mit der normalen Häufigkeits-Verteilung. Diese Methode benützt ein logarithmisches Wahrscheinlichkeitsnetz und eine Anzahl von Nomographen, durch welche die Berechnung vereinfacht wird.

Zusätzlich zur Berechnung der LD 50 sollte eine solche statistische Methode dem Untersucher ermöglichen, die Substanz zu charakterisieren durch die Steilheit der Dosis-Wirkungskurve und sollte außerdem den Fehler der Bestimmungen berücksichtigen.

Die Steilheit der Dosis-Mortalitätskurve ist ein Maß für die Veränderung der Mortalität durch Veränderung der Dosis. Sehr flache Kurven deuten darauf hin, daß gelegentliche Fälle extremer Überempfindlichkeit gegenüber dem Chemikale zu erwarten sind, vielleicht sogar bei den Konzentrationen, wie sie beim praktischen Gebrauch entstehen. Eine steile Kurve andererseits deutet auf geringe Variabilität hin und erlaubt daher, eine bessere Schätzung der gesundheitlich unbedenklichen Dosis. Diäthylenglykol ist z. B. eine Substanz, die bei den meisten Tierarten eine flache Dosis-Wirkungskurve liefert. Diese Flachheit der Kurve spiegelte sich wider bei den menschlichen Vergiftungen, bei denen einige Individuen an sehr kleinen Dosen zugrunde gingen, während andere ziemlich große Dosen überlebten. Das Gegenstück zu Diäthylenglykol ist ein Toxin, das gelegentlich in Muschelarten vorkommt, mit dem Namen *Gonyaulax*-Toxin. Hier ist die Dosis-Wirkungskurve steil, so daß ein Viertel der LD 50 beinahe ohne Risiko gegessen werden kann.

Man muß aber nicht nur die Dosis festlegen, die notwendig ist, um einen gewissen Prozentsatz der Tiere zu töten; es ist unerläßlich, alle toxischen Symptome nach Art, Zeit des Auftretens, Intensität und Dauer zu protokollieren. Pupillenreaktion, Regelmäßigkeit und Frequenz des Pulses, Art und Frequenz der Atmung, die allgemeine Motorik der Tiere muß beobachtet werden, Schnapp-Atmung, Speichelfluß, Anorexie, Erbrechen, Störungen der Darmentleerung, Zustand des Fells, abnorme Haltungen sollten notiert werden, wenn sie vorkommen. Die Beobachtung der Tiere wird gewöhnlich über mindestens 2 Wochen fortgesetzt. Wenn indessen die Symptome erst nach mehreren Tagen auftreten oder wenn die Tiere offensichtlich krank bleiben, ist eine Beobachtungszeit von 4 Wochen erforderlich. Unserer Erfahrung gemäß sind diejenigen Verbindungen, die eine flache Dosis-Wirkungskurve oder eine auffällige Verzögerung im Auftreten der Symptome aufweisen, häufig bei langdauernder Fütterung sehr toxisch. Solche Befunde liefern dem Untersucher sehr oft genügend Unterlagen für weitere Experimente, um endgültig sowohl den Mechanismus wie den Angriffspunkt der chemischen Substanz aufzuklären und andererseits die Dosierung für subakute und chronische Fütterungsexperimente auszuwählen.

Bevor eine chemische Verbindung der Toxicitätsprüfung unterworfen wird, werden die chemischen und physikalischen Eigenschaften und alle erreichbaren Informationen über die Substanz zusammengestellt. Im allgemeinen kann das richtige Lösungsmittel und die Konzentration für eine vorläufige Toxicitätsbestimmung auf diese Weise vorausgesagt werden. In Fällen, wo nur wenig oder gar keine Information von anderer Seite vorliegt, um den Grad der Toxicität vorauszusagen, werden einige Versuchsdosen im Intervall von Logarithmus 0,6 an 2 Tiere, ein Männchen und ein Weibchen, verabfolgt; diese Versuchsdosen steigern sich in der folgenden Weise: 20 mg/kg, 79 mg/kg, 316 mg/kg, 1260 mg/kg, 5010 mg/kg.

Wenn die Symptome und der Tod innerhalb weniger Stunden erfolgen, ist es gewöhnlich richtig, am nächsten Tage die nächste Versuchsserie in Gang zu setzen. Wenn alle 10 Tiere am Leben bleiben oder alle 10 Tiere sterben, dann wird es notwendig, einen neuen vorläufigen Versuch mit größeren oder kleineren Dosen anzustellen. Auf der Grundlage der Ergebnisse dieser vorläufigen Versuche werden 2 weitere zusätzliche Dosen im Intervall von log 0,2 untersucht. 2 Männchen und 2 Weibchen werden mit der gleichen Dosis behandelt. Der endgültige Versuch basiert dann hinsichtlich der Dosierung auf den Resultaten des 2. Vorversuchs. Ein Beispiel wird in Tab. 2 wiedergegeben. Wenn die Mortalitätskurve im 2. Versuch eine extreme Steilheit besitzt (0/4 und 4/4), dann sollten die Dosen im log 0,05 gesteigert werden (501, 562, 631, 708, 794 mg/kg) an Stelle von log 0,1.

Tabelle 2. *Typischer Versuch als Beispiel*

Erster Versuch		Zweiter Versuch		Dritter Versuch	
Dosis mg/kg	Sterblichkeit	Dosis mg/kg	Sterblichkeit	Dosis mg/kg	Sterblichkeit
20	0/2			398	0/10
79	0/2			501	2/10
316	0/2	501	1/4	631	6/10
1260	2/2	794	3/4	794	8/10
5010	2/2				

Wenn auf Grund einer bereits vorliegenden Erfahrung oder von Informationen die Toxicität der Verbindung geschätzt werden kann, kann man Zeit und Tiere sparen; dieses kann man erreichen, indem man 4 oder 5 Dosen im Intervall von log 0,3 oder 0,2 (je nach dem, wieviel Vertrauen der Untersucher seiner Voraussage schenkt) als vorläufigen Versuch in Gang setzt. Auf Grund der Ergebnisse dieses vorläufigen Versuchs kann dann eine endgültige Auswertung erfolgen mit 10 Tieren pro Dosis und im Abstand von log 0,1. In der Regel kann Zeit gewonnen werden, wenn man mehr Tiere benutzt, und die Zahl der Tiere kann herabgesetzt werden, wenn man mehr Zeit hat, um das Experiment durchzuführen (indem man nämlich die Effekte der einen Dosis abwartet, bevor man die nächste Dosis gibt); die vorhergehend geschilderte Anordnung ist ein vernünftiger Kompromiß zwischen Zeit und Zahl der verbrauchten Tiere. In jedem Fall werden die überlebenden Tiere mindestens 2 Wochen beobachtet, um Fälle von verzögerter Toxicität zu erkennen.

Eine Zusammenfassung in Tabellenform der Ergebnisse von Tab. 2, eingeschlossen Symptome, Latenzzeit bis zum Einsetzen der Symptome und bis zum Tode werden in Tab. 3 wiedergegeben. Die Resultate, die mit verschiedenen statistischen Berechnungen kontrolliert wurden, sind in guter Übereinstimmung.

Die Interpretation der Ergebnisse der akuten Toxicitätsprüfung für den Zweck der Voraussage einer gesundheitlich unbedenklichen oder therapeutischen Dosis gründet sich nicht auf eine einfache mathematische Formel. Unter den Faktoren,

Tabelle 3. *Zusammenfassung eines typischen Versuchs, eingeschlossen die Ergebnisse, die bei verschiedener statistischer Behandlung erreicht werden*

Droge *XYZ*	Tiere: *Ratten, im Hungerzustand,* ♂ u. ♀
Dosis *389—794 mg/kg*	Gewichte *100—150 g*
Konzentration *5% in Wasser*	Weg der Verabreichung: *Oral*

Beobachtungen: *Zittern und Krämpfe, Anfall nach 2 Std, Todesfälle 3 nach 18 Std, gleich toxisch für männliche und weibliche Tiere.*

	Litchfield-Wilcoxon	Bliss
LD 50	*625 mg/kg*	*622 mg/kg*
Fehlerbreite der LD 50	*558—702 mg/kg*	*548—706 mg/kg*

die bei der Interpretation der Ergebnisse berücksichtigt werden müssen, sind die folgenden:

1. Die Daten müssen statistisch gesichert sein (genügende Tierzahlen, so daß das Chemikale charakterisiert werden kann im Hinblick auf LD 50, Steilheit der Dosis-Wirkungskurve und statistische Fehler).

2. Variation unter den Tierarten und Empfindlichkeit des Menschen, verglichen mit der der Versuchstiere; gewöhnlich ist der Mensch 6 mal empfindlicher als der Hund und 10 mal empfindlicher als die Ratte im Hinblick auf Giftwirkungen.

3. Variabilität in der gleichen Tierart — Unterschiede in der Empfindlichkeit, die normalerweise in der allgemeinen Population zu berücksichtigen ist (Alter, Geschlecht, Gesundheits- und Ernährungszustand, Schädlichkeiten u. a.).

4. Zweckmäßigkeit des Chemikale oder des Arzneimittels — ob die Vorteile der Substanz höher zu bewerten sind als das gesundheitliche Risiko.

c) Pharmakodynamie
Von Geoffrey Woodard

Genau so, wie ein Chemikale charakterisiert werden kann durch sein Verhalten mit Gruppenreagentien und durch seine physikalischen Eigenschaften, bestimmt mit Spektrophotometer und durch Löslichkeitsmessungen, genau so kann dieses Chemikale auch charakterisiert werden durch eine detaillierte Beschreibung seiner pharmakologischen Angriffspunkte im tierischen Körper und seines Mechanismus oder kurz gesagt, seines pharmakodynamischen Verhaltens. Allzuoft wird unter dem Druck der Ereignisse, die eine schnelle Entscheidung über die gesundheitliche Unbedenklichkeit eines Chemikale für die Anwendung beim Menschen fordern, das pharmakodynamische Verhalten auf den 2. Platz gewiesen oder ganz vergessen. In anderen Fällen kam die pharmakodynamische Untersuchung hinterher, als nämlich offenbar wurde, daß bestimmte Beobachtungen im Verlauf der klassischen Toxicitäts-Studien eine Erklärung verlangten. Logischerweise sollte das Studium des Angriffspunktes und des Mechanismus der pharmakologischen Wirkung sehr früh in dem Untersuchungsprogramm vor sich gehen, jedenfalls für ein Chemikale, das zu guter Letzt beim Menschen angewandt werden soll, entweder mit der Nahrung oder als Arzneimittel oder als Cosmeticum.

Viele Vorteile ergeben sich aus einer vollständigen pharmakodynamischen Untersuchung. Die Kenntnis von Wirkungsdauer oder Dauer und Höhe des Blutspiegels als Antwort auf eine Einzeldosis bedeutet eine vernünftige Grundlage für die Dosierungsverfahren und bedeutet auch eine Hilfe bei der Planung des Dosierungsschemas und der Art der Zufuhr in den Toxicitätsexperimenten. Die Kenntnis des Wirkungsmechanismus eines Chemikale führt unmittelbar zur Entwicklung spezifischer Gegengifte bei der Behandlung von etwaigen Vergiftungen. Diese Kenntnis weist weiterhin den Untersucher darauf hin, auf welche Nebenwirkungen er achten muß, wenn das Chemikale als Arzneimittel verwendet wird; es sagt dem Toxikologen, was in den folgenden Experimenten zur chronischen Toxicität zu erwarten ist und welche Nachweisverfahren notwendig sind, um die Toxicität eines Chemikale oder seinen Mangel an Toxicität zu erfassen; es sagt dem Pathologen, an welcher Stelle man besonders sorgfältig nach Gewebsschädigung suchen muß und es sagt dem Biochemiker, welche biochemischen Systeme sich besonders empfehlen, um die Stoffwechselwirkung oder die Fermentlähmung durch das Chemikale zu studieren. Die Entwicklung biologischer Testverfahren, sofern solche nötig werden, ist erst möglich, wenn man die Pharmakologie der Substanz verstanden hat. Schließlich können alle Fälle, in denen ein Arzneimittel kontraindiziert ist und alle Fälle, wo Arzneistoff-Kombinationen schädlich oder unvernünftig wären, nur vorausgesagt werden auf Grund einer adäquaten Untersuchung der detaillierten pharmakodynamischen Wirkung des betreffenden Chemikale.

Es gibt viele Möglichkeiten für eine spezielle Untersuchung der pharmakodynamischen Eigenschaften von Chemikalien. In der Mehrzahl der Fälle machen diese Möglichkeiten Gebrauch von den klassischen Methoden der Pharmakologie, die aus der Literatur zu entnehmen sind und die im einzelnen hier nicht diskutiert werden sollen. Hier sollen nur die Grundzüge geschildert werden:

1. Wirkungen des Chemikale selbst auf:

a) Zentral-Nervensystem: Erregung, Lähmung, Schlaf, Störung der Wärmeregulation, Ataxie, Störungen der Motorik;

b) Autonomes Nervensystem: Erregung oder Lähmung entweder des sympathischen oder der parasympathischen Zweige des Systems an nichtnarkotisierten Tieren; die Feststellung des Angriffpunkts der Wirkung am geeigneten isolierten Organ, um zu unterscheiden zwischen der zentralen Steuerung des autonomen Nervensystems, den Ganglien oder den peripheren Nervenendigungen;

c) Herz-Gefäß-System: Spezifische Wirkung auf das Herz und die peripheren Blutgefäße oder indirekte Wirkung und Mechanismus dieser indirekten Wirkung;

d) Atmungs-System: Ob periphere oder zentrale Wirkung auf Atmung oder ob Wirkung auf das Säure-Basen-Gleichgewicht im Körper;

e) Gastrointestinale und exkretorische Systeme: Nausea, Erbrechen, Durchfall, Verstopfung, Diurese, Antidiurese. Die Ursachen solcher Wirkung, ob als direkte Reizwirkung oder Lähmungswirkung zu erklären oder als Folge der Tätigkeit des autonomen Nervensystems oder als direkte pharmakodynamische Wirkung auf Darm oder Niere;

f) Reproduktions-System: Verlängerter Oestrus oder Dioestrus, Spermatogenese, Kontraktionen des Uterus im Oestrus oder Dioestrus;

g) Sinnesorgane: Geschmacks-, Geruchs-, Gehörs-, Sehstörungen;

h) Zusammensetzung des Blutes: Blutzucker, Reststickstoff, ungewöhnliche Blutfarbstoffe, Gerinnungszeit, Kontrolle der Formelemente des Blutes.

2. Die Wirkung der Chemikalien auf die Aktivität anderer, häufig gebrauchter Arzneistoffe. Hierbei ist es ratsam, die folgenden Experimente durchzuführen:

a) Die Dauer der Wirkung oder Stärke der Wirkung bei Kombination mit ausgewählten Lähmungsmitteln und Erregungsmitteln des Zentral-Nervensystems;

b) Wirkung der Substanz auf den Blutspiegel oder die Harnausscheidung in Kombination mit einigen viel gebrauchten Arzneistoffen mit Säure- oder Basennatur;

c) Die Wirkung auf die Resorption lebensnotwendiger Mineralsalze und Vitamine im Magen-Darmkanal.

3. Die Wirkungen des Chemikale auf ausgewählte Fermentsysteme. Zur Zeit gibt es nur sehr wenige Fermentsysteme, die nachgewiesenermaßen von grundsätzlicher Bedeutung sind für die pharmakologische oder toxikologische Wirkung eines Chemikale. Die Bedeutung der Cholinesterase und der Kohlensäure-Anhydrase bei der Wirkung von Chemikalien ist wohlbekannt. Wirkungen einiger Chemikalien auf den Abbau der Kohlenhydrate geben eine genügende Erklärung für ihren Wirkungsmechanismus. Obgleich eine Vielzahl weiterer Fermentsysteme für das ordnungsgemäße Arbeiten des Organismus erforderlich ist, läßt sich bisher nicht deutlich erkennen, inwieweit der etwaige Angriffspunkt eines Chemikale an diesen weiteren Fermentsystemen für die Beurteilung der gesundheitlichen Unbedenklichkeit eines Chemikale von Bedeutung ist. Unzweifelhaft wird in der nächsten Zukunft mehr und mehr Nachdruck gelegt werden auf den Angriff der Chemikalien an einer Vielzahl von solchen Fermentsystemen.

Offensichtlich sollte sowohl die Anlage des toxikologischen Experiments wie auch die Auswertung der Ergebnisse nur erfolgen unter Berücksichtigung des vorgesehenen praktischen Gebrauchs der Substanz. Wenn die Substanz letzten Endes nur als Arzneistoff benutzt werden soll, sind zusätzliche Erwägungen notwendig sowohl in der Anlage des Experimentes wie auch bei der Auswertung der Ergebnisse, die davon abhängen, in welchen besonderen Fällen dieser Arzneistoff verwendet werden soll. Im folgenden finden sich einige Bedingungen, die zu berücksichtigen wären.

Ein Arzneistoff wird im allgemeinen vom Pharmakologen als eine giftige Substanz betrachtet. Die spezifische Giftwirkung des Arzneistoffes ist es nämlich, von der man bei der Behandlung einer Krankheit oder eines Krankheitszustandes beim Menschen Gebrauch macht. Die toxikologischen und pharmakologischen Untersuchungen dienen dann dazu, den Arzt oder den Patienten bei dem gesundheitlich unbedenklichen und rationellen Gebrauch dieser giftigen Substanz anzuleiten, und zwar zur Behandlung eines Krankheitszustandes, der unbehandelt gefährlicher oder unangenehmer wäre als die mögliche Giftwirkung des Arzneistoffs selber.

Es gibt mehrere Umstände, die einen ziemlich unbedenklichen Gebrauch einer giftigen Substanz gewährleisten. Zunächst ist es freie Entscheidung des Patienten, ob er den Arzneistoff nehmen will oder nicht; er kann jederzeit damit aufhören, wenn toxische Reaktionen das nötig machen. Der Arzneistoff wird oft unter Aufsicht des Arztes verordnet, der durch seine Ausbildung und seine ärztliche Erfahrung weiß, auf welche toxischen Symptome er achten muß und wie man sie behandeln oder beeinflussen kann. Arzneistoffe werden sorgfältig hergestellt und beschriftet und ihre Wirkungsstärke und chemische Reinheit wird exakt kontrolliert. Die giftigeren Arzneistoffe sind nicht für jeden zugängig, sondern nur durch Vermittlung eines approbierten Apothekers oder durch Verordnung des Arztes.

Für eine spezifische Anwendung eines Arzneistoffs sind weitere Erwägungen notwendig, um die gesundheitliche Unbedenklichkeit zu beurteilen. Ein Arzneistoff, der dazu dient, eine sehr ernste Erkrankung zu behandeln, kann auch im Hinblick auf Giftigkeit stärker belastet sein als ein Arzneistoff für eine weniger gefährliche Krankheit. Einige Arzneistoffe werden nur in geschlossenen Anstalten benutzt, wo man die Kontrolluntersuchungen des Laboratoriums zur Verfügung hat, um die Wirkung des Arzneistoffes beim Patienten zu verfolgen. Weitere Arzneistoffe werden nur benutzt für seltene akute Krankheiten, andere dagegen über lange Zeit, um chronische Krankheiten zu behandeln. Ein Arzneistoff, der frei verkauft wird, muß eine höhere Unbedenklichkeit haben als ein anderer, der nur auf Verordnung des Arztes abgegeben wird. Wenn man von einem Arzneistoff weiß, daß er für die Behandlung eines bestimmten Krankheitszustandes gut geeignet ist, dann wäre es sinnlos, für diesen Zweck einen neuen Arzneistoff zu entwickeln, sofern er giftiger wäre als der bekannte Arzneistoff, und solange er nicht ausgeprägte Vorteile besitzt. Schließlich ist die Art der Zufuhr des Arzneistoffes im speziellen Krankheitsfalle geeignet, die Art und Anlage des Experimentes zu verändern, wenn man an das Studium der Toxicität des betreffenden Arzneistoffes herangeht.

Auf Grund solcher Erwägungen sollte die Anlage des Experimentes modifiziert werden, um den Umständen angepaßt zu werden. Wenn der Arzneistoff nur bei gelegentlichen akuten Krankheiten benutzt wird, dann braucht das chronische Experiment nur 1—3 Monate lang durchgeführt zu werden. Wenn er bei chronischen Krankheiten verwendet werden soll, dann sollte das chronische Experiment über 6 Monate oder über 1 Jahr durchgeführt werden. Die Art der Anwendung des Arzneistoffes sollte so eng wie möglich der Art der Anwendung beim Menschen entsprechen, die man im Auge hat. Die Dosierung des Arzneistoffes im chronischen Experiment sollte in solcher Breite erfolgen, daß sie sowohl eine niedrige Dosis in derselben Größenordnung, wie für den Menschen vorgesehen, als auch eine hohe Dosis umfaßt, die deutliche Toxicität mit oder ohne pathologische Veränderungen zeigt. Es ist weiterhin ratsam, ein Nagetier und ein Nicht-Nagetier für diese chronischen Experimente zu benutzen. Blutuntersuchungen und pharmako-dynamische Untersuchungen werden bei Arzneistoffen besonders wichtig. Da die gewöhnlichen Toxicitätsstudien für ein geplantes Arzneimittel den Zweck haben, Aufschluß zu geben über ein erträgliches Maß von Toxicität, dagegen nicht die Menge zu bestimmen, die keine Toxicität irgend welcher Art mehr zeigt, so kann die Zahl der Tiere in jedem Experiment sehr viel geringer sein als die bei Untersuchungen von Nahrungsmittelzusätzen. Z. B. genügt es gewöhnlich, 10 oder 12 Ratten je Gruppe für 3 verschiedene Dosierungen zu benutzen und außerdem die Kontrolltiere für die chronischen Rattenversuche. Die Zahl der Hunde indessen kann nicht wesentlich verkleinert werden, da sie in den üblichen Experimenten mit Lebensmittel-Zusätzen bereits so klein ist, daß noch weniger Tiere zu keinen klaren Ergebnissen mehr führen können. Es gibt hingegen ein zusätzliches Experiment, das man bei einem vorgesehenen Arzneistoff immer mitlaufen lassen sollte: man sollte nämlich in den Toxicitätsexperimenten als positive Kontrolle einen Arzneistoff mit untersuchen, der sich für den betreffenden Krankheitszustand bereits bewährt hat.

Die Anwendung eines Chemikale als Arzneistoff verlangt gelegentlich einige zusätzliche Experimente, die unnötig sind, wenn die Substanz nur als Lebensmittelzusatz in Frage kommt. Solche zusätzlichen Untersuchungen sollten in sich schließen

1. Reaktionen und Reizungen an der Stelle der Injektion;

2. Untersuchungen über den Spiegel in Blut und Geweben, um festzustellen, wie lange ein wesentlicher Teil des Arzneistoffs im Körper bleibt, um daraus ein rationelles und angemessenes Dosierungsschema zu entwickeln;

3. Biologische Kontrolluntersuchungen, um das Auftreten von Verunreinigungen wie von Pyrogenen, Bakterien, Zersetzungsprodukten und zufällige Verschmutzungen im handelsfertigen Arzneistoff auszuschließen.

d) Biochemie
Von Edwin P. Laug

Bei der Gesamtbewertung einer Verbindung, die den Lebensmitteln zugesetzt werden soll, nimmt der Biochemiker im Verlauf der Untersuchungen eine vermittelnde Stellung ein. Vor ihm muß 1. der Chemiker die Verbindung beschreiben mit ihren physikalischen und chemischen Konstanten und ebenso muß er empfindliche Nachweismethoden entwickeln; 2. muß der Toxikologe auf der Basis von akuten und subakuten Experimenten feststellen, wie giftig die Verbindung ist. Der Biochemiker muß dann entscheiden, warum die Verbindung giftig ist; erst dann, im Besitz all dieser Kenntnisse, ist der Toxikologe imstande, Experimente über lange Zeit in sinnvoller Weise zu planen.

Wenn der Biochemiker entscheiden will, warum eine Verbindung giftig ist, so beschäftigt er sich hauptsächlich mit der Resorption, der Ausscheidung, der Verteilung im Körper und Ablagerung im Körper und mit dem Stoffwechsel dieser Verbindung. Im folgenden sollen diese Faktoren im einzelnen untersucht werden, da sie im Zusammenhang stehen können mit anderen Seiten des oben erwähnten Problems.

Resorption und Ausscheidung. Diese sind so miteinander verbunden, daß es schwierig ist, sie getrennt zu behandeln. Dasselbe kann man sagen von dem Verhältnis von Stoffwechsel und Ablagerung im Körper. Z. B. kann derjenige Teil der zu untersuchenden Substanz, der durch ein Tier ausgeschieden wird, davon abhängen 1. wieviel resorbiert wird, 2. wieviel zerstört oder im Stoffwechsel umgebaut wird, 3. wieviel in den Geweben abgelagert wird. Das hieraus entstehende dynamische Gleichgewicht kann sich weiter verändern je nach der Dosis, die zugeführt wird. Z. B. kann die Resorption einer Verbindung vom Verdauungstractus aus sich verändern 1. mit der Löslichkeit, 2. mit der Permeabilität der Darmwand, 3. mit der Reizung der Darmwand, 4. mit der Zerstörung oder chemischen Veränderung der Substanz durch die Säfte des Verdauungstractus.

Obwohl als sicher zu gelten hat, daß letzten Endes alle Kenntnisse über Resorption sich auf den oralen Resorptionsweg beziehen müssen, ist es häufig notwendig, die eben angegebenen Einflüsse auszuschalten dadurch, daß man die

Verbindung intravenös gibt. In der Tat wird von jeder erschöpfenden biochemischen Untersuchung einer neuen Substanz erwartet, daß nebeneinander orale und intravenöse Zufuhr untersucht wird. Es ist dann nämlich möglich, die Ergebnisse in Verhältniszahlen anzugeben, z. B. Blutspiegel (oral) / Blutspiegel (intravenös) oder Harnspiegel (oral) / Harnspiegel (intravenös) usw. Eine solche Verhältniszahl könnte bezeichnet werden als „Resorptionszahl" und könnte wichtige Kenntnisse über das Verhalten der Verbindung im Körper vermitteln. Wenn z. B. diese Verhältniszahl nahe an 1 liegt, würde das bedeuten, daß die Verbindung vom Darmkanal aus mit großer Leichtigkeit in den Körper eindringt.

Quantitative Bestimmung der Ausscheidung mit dem Kot bei oraler Zufuhr kann uns keine besonders wichtigen Kenntnisse vermitteln außer der, daß man grob erfährt, in welchem Maße die Verbindung nicht resorbiert worden ist. Eine sichere Ausscheidung durch die Darmwand oder durch die Galle kann nämlich nur nachgewiesen werden, wenn die zu untersuchende Verbindung i. v. gegeben wurde. Der Darmweg zur Ausscheidung von Substanzen aus dem Blute ist wahrscheinlich nicht weniger wichtig als der durch die Harnwege, aber die technischen Schwierigkeiten und die besonderen Umstände, die man berücksichtigen muß, haben solche Untersuchungen eingeengt.

Schließlich ist keine Bewertung von Resorption und Ausscheidung vollständig, solange man nicht die Wirkung einer starken Belastung (stress limit) kennt. Darunter versteht man eine orale Dosis, welche das normale Bild von Resorption, Ausscheidung und Stoffwechsel verändert. Gewöhnlich, wenn auch nicht immer, ist diese hohe Dosis begleitet von akuten toxischen Erscheinungen. Das „normale" Bild wird gewöhnlich festgelegt, indem man verschiedene Dosen zuführt, und zwar in der Größenordnung, wie sie für den praktischen Gebrauch der Verbindung vorgesehen ist. Fallen die Resorptionszahlen innerhalb dieser Grenzen stark auseinander, so deutet das hin auf ein besonderes Risiko (factor of safety) der untersuchten Verbindung.

Ablagerung im Körper. Nachdem man nun die Hauptwege der Ausscheidung, die Geschwindigkeit der Ausscheidung sowie die Frage gelöst hat, ob die ursprüngliche Substanz oder ein Stoffwechselprodukt hierbei im Spiele ist, sieht sich der Biochemiker als nächstes vor die Frage gestellt: Wird die Substanz irgendwo im Körper abgelagert? Wenn das der Fall ist, muß eine Reihe weiterer Fragen beantwortet werden: 1. Wird die Verbindung als solche abgelagert? 2. Wird ein Umsetzungsprodukt der Verbindung abgelagert? 3. Wenn, ja, in welchem Verhältnis erfolgt dies? Was kann man daraus schließen? Sind vielleicht beide zugegen? 4. Wie beständig ist dieses Depot? Um einen vorläufigen Eindruck der möglichen Ablagerungen zu gewinnen, sollten die folgenden Gewebe und Organe untersucht werden: Haut, Fett, Muskel, Knochen, Niere, Leber, Milz, Gehirn, Nebennieren, Geschlechtsdrüsen und Lungen. Aus langer Erfahrung kann gesagt werden, daß die wahrscheinlichsten Depots sich in Niere, Leber, Knochen und Fett finden werden. Die Ablagerung kann so langsam erfolgen, daß die Wirkungen bei einmaliger Zufuhr nicht leicht bestimmbar sind; daher ist tägliche Zufuhr über mindestens eine Woche ratsam, bevor man die Gewebe untersucht. Es scheint paradox, daß man Ablagerungen der Substanz sowohl als mögliches Risiko als auch als mögliche Entgiftung auffassen kann. Gewebe, die man in letzterer Hinsicht besonders ins Auge fassen sollte, sind Knochen und Fett. Bleiablagerungen in

Knochen und DDT-Ablagerungen im Fett können als Beispiel genannt werden. In diesen Fällen ist begreiflich, daß eine zeitweise Entfernung aus dem Blutstrom wenigstens vorübergehend eine letale Konzentration verhindern kann. Indessen hat sich längst gezeigt, daß die Abgabe aus diesen Depots in das Blut ein Risiko darstellen kann, wie z. B. der rasche Stoffwechsel von DDT-beladenen Fettvorräten als Antwort auf einen Hungerzustand und Calcium- und p_H-Veränderungen im bleihaltigen Knochen. Im Hinblick auf Depots in Niere und Leber hat die Erfahrung gezeigt, daß darin immer ein gesundheitlicher Nachteil liegt, weil Ausgang in nachweisbare Zellveränderungen und möglicherweise Zerstörung der exkretorischen Funktion dieser Gewebe die Folge ist.

Stoffwechsel. Abbau im Stoffwechsel oder teilweise Umformung einer chemischen Verbindung kann auftreten vor oder gleichzeitig mit ihrer Resorption im Verdauungstractus. Dies ist einer der Gründe, weshalb man zu einer vollständigen Bewertung die Dosis sowohl per os als auch intravenös zuführen sollte, weshalb man dann die Wirkung bei beiden Verfahren miteinander vergleichen und sich vergewissern sollte, daß in beiden Fällen die gleichen Stoffwechselprodukte auftreten. Obwohl man klar unterscheiden sollte zwischen externem und internem Stoffwechsel, läßt sich sagen, daß der interne Stoffwechsel — d. h. eine Umwandlung nach Resorption — das größte Interesse verdient. Die Organe, die dabei am häufigsten betroffen werden, sind die Leber und die Niere. Um den Ort dieses Angriffs in Leber-Niere oder anderen Geweben besser bestimmen zu können, sind in vitro-Versuche mit Inkubation dieser Gewebe zweckmäßig. Da dieses Verfahren indessen nur zu einer vorläufigen oder groben Antwort führt, sollte man die Zellstruktur so intakt als möglich halten, indem man mit dünnen Gewebeschnitten arbeitet. Man kann auf zwei Wegen vorwärtsschreiten.

Der erste ist eine intravenöse Injektion der Verbindung mit anschließender sofortiger Exstirpation des fraglichen Gewebes und dessen Inkubation, entweder als Ganzes oder in Schnitten, sowie Untersuchung des Materials in verschiedenem zeitlichen Intervall entweder in Hinblick auf das Verschwinden der ursprünglichen Substanz oder in Hinblick auf das Auftreten eines Umwandlungsproduktes. Dieses Verfahren stellt sicher, daß die chemische Verbindung wirklich an das Gewebe herangetragen wird und daß es dort letzten Endes auf die betroffenen Einzelzellen verteilt wird vermittels des Blutstroms; es ist aber schwierig, quantitative Angaben zu machen, weil niemals genau bestimmt werden kann, wieviel Substanz im Anfang zugegen war.

Das zweite Verfahren ist Zugabe der Verbindung zum Gewebshomogenat oder zu Schnitten. In diesem Fall kann die zugegebene Menge genau bestimmt werden, aber die Frage, wie man die Substanz zufügen soll — z. B. in welcher Art von Lösungsmitteln —, wird sehr schwierig. Es braucht kaum besonders betont zu werden, daß ein mehr unspezifisches Verschwinden einer Verbindung aus einem Homogenat zu einer gefährlichen Interpretation Anlaß geben kann. Es ist besser, den Beweis für dieses Verschwinden dadurch zu führen, daß man das Auftreten eines Umwandlungsproduktes oder von Spaltstücken der Substanz im Homogenat verfolgt.

Zusätzlich zu diesen Gewebsversuchen sei eine andere Möglichkeit erwähnt, die mit Erfolg in unserem Laboratorium verwendet worden ist. Diese besteht darin, daß man eine „Vergiftung" des Organs durchführt, welches im Verdacht steht, daß es bei der Exkretion oder bei der Umwandlung der betreffenden chemischen Substanz beteiligt ist. Z. B. ist gezeigt worden, daß kleine Dosen von Tetrachlorkohlenstoff dazu führen können, die Leberfunktion so zu stören, daß diese nicht mehr in der Lage ist, Methoxychlor weiter zu verarbeiten. Wenn dieses der Fall ist, wird das vorher völlig ungiftige Methoxychlor ebenso giftig wie DDT und ganz entgegen seinem gewöhnlichen Verhalten stark im Fett deponiert. Weiterhin wird eine Reihe von Stoffwechselprodukten, die physiologischerweise mit dem Urin ausgeschieden werden, an Menge reduziert.

Alle Untersuchungen, die bisher aufgeführt wurden, haben nur zu tun mit dem Stoffwechsel des groben Gewebes. Solche Untersuchungen dienen in Wirklichkeit nur dazu, den Schleier zu heben, um an das eigentliche Ziel des Biochemikers heranzukommen. Dieses besteht nämlich darin, die Enzyme oder Enzymsysteme zu bestimmen, die im Spiel sind. Solche Systeme können auf 2 verschiedene Weisen in das Problem eintreten:

1. *Enzyme, die die chemische Verbindung verändern oder zerstören.* Sehr häufig führt dies zum Auftreten von Umsetzungsprodukten, die weniger giftig sind als die ursprüngliche Substanz. Indessen ist gezeigt worden, daß solche Umsetzungsprodukte auch giftiger werden können verglichen mit der ursprünglichen Substanz. Die Erfahrung in unserem Laboratorium hat gezeigt, daß dies z. B. der Fall ist mit Octamethylpyrophosphoramid und Heptachlor. Solche Resultate bringen Spezialprobleme an den Biochemiker und an den Toxikologen heran und weisen noch mehr auf das mögliche gesundheitliche Risiko hin, wenn man eine völlig körperfremde Substanz in den Körper einführt.

2. *Enzyme, deren Wirkung zerstört oder gehemmt wird durch eine chemische Substanz mit dem Resultat einer gefährlichen Funktionsstörung des Organismus.* Dies ist die res ultima, das „Warum" der Toxicität. Das Aufdecken einer solchen Erkenntnis kann rasch überleiten zur Auffindung zweckmäßiger Antidote. Ein großer Fortschritt z. B. ist so erzielt worden im Falle von Tetraäthylpyrophosphat, Parathion und einer Menge von Stoffen ähnlicher Natur, weil man frühzeitig ihre Anticholinesterase-Wirkung erkannt hat. Es muß Bedenken erregen, wenn hier festgestellt wird, daß im Falle von DDT, obwohl diese Verbindung nun schon seit 10 Jahren im weitesten Umfange verwendet wird, bisher noch keine Veränderung irgend eines Enzymsystems gefunden worden ist, welches uns die beobachtete Toxicität erklären könnte.

Gelegentlich kann man eine wertvolle Information über die Giftigkeit einer Verbindung erhalten, wenn man ihre Wege im Stoffwechsel bestimmt. Dies ist besonders wichtig bei bestimmten Verbindungen von äußerst geringer Toxicität, die entsprechend ihrer chemischen Konstitution den normalen Bestandteilen der Lebensmittel ähnlich sind oder aus diesen hergestellt werden. Der Nachweis, daß die Stoffwechselumsetzungen einer solchen Substanz identisch sind mit denen der körperadäquaten Verbindung und weiterhin der Nachweis, daß keine verhängnisvollen Effekte auftreten, bevor die Stoffwechselumsetzungen vor sich gehen, bilden wertvolles Material für die Beurteilung des Risikos.

Die Versuchstechnik in dieser Phase der Untersuchungen ist spezifisch für jede Verbindung. Gewöhnlich erfordert sie die Anwendung von Verbindungen, die durch Radio-Isotope in einer bestimmten Stellung markiert sind, sowie Untersuchungen über die Isolierung und die Identifizierung der Stoffwechselprodukte.

Im allgemeinen sollten die Befunde uns Aufschluß geben über die Geschwindigkeit der biologischen Umwandlung der Verbindung in ein normales Stoffwechsel-produkt, und es sollte der Nachweis geführt werden, daß die zusätzliche Belastung keine Überlastung des Systems zur Folge hat. Das letztere läßt sich so entscheiden, daß man die etwaigen Umsetzungen des radioaktiv markierten Umsetzungs-produktes vergleicht mit den normalen Stoffwechselumsetzungen. Eine solche Untersuchung macht aber gewöhnlich eine Prüfung auf subakute und chronische Toxicität nicht überflüssig.

e) Bestimmung des Dosen-Bereichs und der subakuten Toxicität
Von JOHN P. FRAWLEY

Experimente zur Bestimmung des Dosenbereichs sind notwendig, um eine vernünftige Schätzung der maximalen Dosierung zu erhalten, die ein Tier bei wiederholter Zufuhr ertragen kann. Sie bedeutet eine rasche empirische Aus-merzung ungeeigneter Dosierungen vor den eigentlichen ausgedehnteren sub-akuten und chronischen Experimenten.

Subakute Experimente werden angelegt, um präzise Angaben zu erhalten über die Dosis maxima tolerata und die deutlich giftige Minimaldosis. Weiterhin will man die biologische Natur dieser toxischen Effekte festlegen, die Variation in der Empfindlichkeit der verschiedenen Tierarten bestimmen und man will entscheiden, ob es wünschenswert ist, chronische Experimente durchzuführen, und wie das auf exakte Weise geschehen soll. Subakute Experimente sollten sich hinziehen über eine Zeitspanne, die zum mindesten 10% der mittleren Lebenserwartung der betreffenden Tierart entspricht.

Feststellung des Dosen-Bereichs. Diese Phase einer toxikologischen Unter-suchung ist die nötige Vorarbeit für das Ingangsetzen des subakuten Experiments. Seine Ergebnisse bestimmen die Höhe der Dosierung, die man beim subakuten Experiment anwenden muß. Die wichtigsten Erwägungen für diese Phase sind 1. Wahl der Tierart, 2. Wahl des Zufuhrweges, 3. Wahl der Dosierung, 4. Beob-achtung.

1. Wahl der Tierart. Unglücklicherweise gibt es bis heute kein verläßliches Siebe-verfahren, um die Tierspezies zu bestimmen, die dem Menschen in seiner Reaktion auf eine gegebene Substanz am nächsten steht. Daher wird der Untersucher gleich im Anfang in die Lage versetzt, eine Entscheidung zu treffen, ohne die eine verläß-liche Beurteilung des Risikos einer bestimmten Verbindung nicht möglich ist.

Zwei allgemeine Prinzipien können den Untersucher bei der Wahl der Tierart leiten:

a) Eine Tierart sollte einen exakten Vergleich ermöglichen zwischen der Toxicität der zu untersuchenden Substanz einerseits und der von bekannten Stoffen andererseits, die sowohl bei dieser Tierart wie beim Menschen untersucht worden sind. Dieses Vorgehen erlaubt eine indirekte Schätzung der Toxicität der zu untersuchenden Substanz beim Menschen auf dem Umwege über andere Ver-bindungen. Zur Zeit erlaubt die Ratte einen besseren derartigen Vergleich als irgendein anderes Versuchstier.

b) Eine andere Tierart, ein Nicht-Nagetier, sollte ausgewählt werden auf Grund einer besonderen Ähnlichkeit zum Menschen in Hinblick auf die vermuteten physiologischen und stoffwechselmäßigen Funktionen, die durch die Testsubstanz beeinflußt werden. Wenn man keine verläßliche Basis für eine solche Voraussage besitzt, dann ist die Sicherheit am besten garantiert, wenn man die im akuten Versuch empfindlichste Tierart als das 2. Testobjekt benutzt.

2. Wahl des Zufuhrweges. Grundsätzlich sollte man den Zufuhrweg wählen, der soweit als möglich identisch ist mit dem, der für den Menschen geplant ist. Im Falle von Lebensmittel-Zusätzen sollte die Verbindung offensichtlich in der Diät zugeführt werden. Im Falle von oralen Arzneimitteln, ist tägliche Anwendung in Kapseln bei größeren Tieren zweckmäßig. Arzneistoffe für parenterale Anwendung sollten auch im Experiment so angewendet werden. Wenn mehr als ein Zufuhrweg vorgesehen ist, dann sollten genügend Experimente vorgelegt werden mit jedem Zufuhrweg, um die Unterschiede in der Toxicität zu erkennen.

Es ist nicht immer möglich, das Testmaterial den Tieren auf dem vorgesehenen Wege zuzuführen. Häufig wird in Fütterungsexperimenten das Tier das Testmaterial nicht annehmen und dann ist Fütterung mit Schlundsonde notwendig. Indessen kann das Tier in den meisten Fällen so an den schlechten Geschmack und Geruch mit Hilfe von bedingten Reflexen gewöhnt werden, daß man allmählich die Konzentration im Futter bis zur gewünschten Höhe steigern kann.

Bei der Diskussion über akute Toxicität wurde eine mit Vorzug angewandte Technik beschrieben, um die lokale Reizung bei intramuskulärer Injektion zu bestimmen. Zur Bestimmung des Dosen-Bereichs und für die späteren subakuten Experimente ist für parenterale Injektionen außer der Gesäßmuskulatur auch die Schultermuskulatur zur Abwechselung erforderlich. Verschiedene Tierarten können benutzt werden, indessen ist der Hund vielleicht am besten geeignet. Ebenso wie in den kurz dauernden Versuchen sollte man die Injektionsstellen in toto fixieren, und in dünnen Schnitten schneiden, um so am besten einen Eindruck von der Ausdehnung des Gewebeschadens zu erhalten.

3. Wahl der Dosierung. Vor der Wahl der Dosierung sollte man die Angaben über akute Toxicität durchsehen; daraus sollte man nicht nur die tödliche Dosis, sondern auch die Variation der Tiere als Antwort auf die gleiche Dosis und die Steilheit der Dosis-Mortalitätskurve entnehmen.

Nachdem man eine annähernde LD 10 bestimmt hat, sollte man einer kleinen Gruppe von Tieren diese Dosis täglich über 2 Wochen verabreichen. 3 ähnliche Gruppen von Tieren sollten eine Dosis erhalten, die von Gruppe zu Gruppe geringer wird, und zwar im log 0,5; wenn z. B. die geschätzte orale LD 10 bei einem Lebensmittel-Zusatz bei Ratten 500 mg/kg beträgt, sollten 2 männliche und 2 weibliche Ratten in ihrem Futter Konzentrationen aufnehmen, die einer täglichen Dosis von 500, 160, 50 und 16 mg/kg entspricht. Dieses würde ungefähr 6250, 2000, 625 und 200 ppm entsprechen.

Die Erfahrung wird den Untersucher lehren, eine Dosierung herauszufinden, ohne daß er nach einer genauen empirischen Regel vorgeht. Aber wenn nichts bekannt ist über wiederholte Zufuhr, dann ist eine solche Technik ganz zufriedenstellend.

Im Falle der größeren Tiere, wie etwa Hunden, ist es gewöhnlich wirtschaftlicher, die Dosis erst auszuwählen, nachdem man die toxische Dosis bei anderen Tierarten bestimmt hat. Wenn man das als Maßstab nimmt, kann man 1 oder 2 Hunde opfern für die niedrigste tödliche Dosis und die nächst niedrigere Dosis.

4. Beobachtungen. Da diese Experimente zur Auffindung des Dosenbereichs notwendig sind, um so die ungefähre höchst verträgliche Dosis als Vorbereitung für ein subakutes Experiment zu ermitteln, so ist die wichtigste Beobachtung der Tod der Tiere. Da diese Experimente von kurzer Dauer (2 Wochen) sind, so ist ein Todesfall bei irgend einer der angewandten Dosierungen genügend Rechtfertigung, um diese Dosierung für die folgenden Experimente über lange Zeit auszuschließen. Weitere Beobachtungen sollten ergeben, ob das Futter angenommen wird, weiterhin Gewichtsverluste und etwaige Symptome.

Allgemein gesprochen sollte dieses Experiment zur Auffindung des Dosenbereichs die ungefähre höchstverträgliche Dosis bestimmen. Diese wird dargestellt durch den logarithmischen Mittelwert der niedrigsten tödlichen Dosis und der höchsten nicht-tödlichen Dosis. Wenn z. B. 625 ppm keine Tiere tötet und wenn 2000 ppm von 4 Tieren 2 tötet, dann wäre 1100 ppm eine wahrscheinliche Annäherung an die höchst erträgliche Dosis und wäre die höchste Konzentration im Futter für die anschließenden Untersuchungen.

Subakute Experimente sollten nicht als vorläufig angesehen werden. In geeigneter Weise angeordnet und durchgeführt, kann das subakute Experiment die meisten wichtigen Beobachtungen liefern, auf Grund deren die Entscheidung über die Annehmbarkeit dieser Substanz und damit über die industrielle Produktion gefällt wird. Auch wenn später chronische Experimente durchgeführt werden, sollten die Beobachtungen, die dabei zutage kommen, die Folge von Verdachtsmomenten und von Entdeckungen in der subakuten Phase sein. Man sollte daher im subakuten Experiment alle Anstrengungen machen, um solche gefährlichen Veränderungen frühzeitig zu erkennen.

Das subakute Experiment sollte in der Bibliothek beginnen. Ein wirkliches Verständnis für die chemische Natur, die Reinheit, die Stabilität der Verbindung, die biochemischen Reaktionen der spezifischen Gruppen, die physiologische Wirksamkeit ähnlicher Verbindungen und Methoden zur Bestimmung von chemischen und biologischen Veränderungen, die man erwarten muß, sind wesentlich für die richtige Anlage eines Experimentes. Daher sollten alle Erwägungen, die im Kapitel Chemie diskutiert wurden, noch einmal durchgesehen werden, bevor man die subakuten Experimente beginnt. Allgemein gesehen sollte das subakute Experiment die biologische Aktivität einer Verbindung definieren und sollte eine Schätzung der niedrigsten Dosierung möglich machen, die eine Reaktion auslöst. Die biologische Aktivität einer Verbindung zeigt sich entweder in einer morphologischen Veränderung des Tieres oder seiner einzelnen Teile (morphologische Veränderung) oder in einer Veränderung der Funktionen des Tieres oder seiner einzelnen Teile (funktionelle Veränderung); das subakute Experiment hat sich früher sehr häufig auf die Beobachtung morphologischer Veränderungen beschränkt — d. h. auf Veränderung der Wachstumskurven, Organgewichte, Hämatologie, makroskopische und mikroskopische Anatomie. Indessen hat die Erfahrung gelehrt, daß es nicht ratsam ist, die Untersuchung hierauf zu beschränken. Funktionelle Veränderungen sind nämlich vielfach das einzige Zeichen der Wirkung bei Vergiftung durch viele Stoffe. Daher muß ein vollständiges subakutes Experiment beide Bereiche möglicher Veränderungen untersuchen und die Dosis bestimmen, die diese Veränderungen auslöst.

Die zweckmäßige Anlage eines subakuten Experiments kann sich nur ergeben auf der Grundlage von Erfahrung, Übersicht, Intelligenz und in einzelnen Fällen von Geduld. Gelegentlich ist es möglich, die physiologische Aktivität vorauszusagen durch Vergleich mit chemisch verwandten Verbindungen, und auf der Kenntnis solcher Verbindungen kann sich dann das Experiment aufbauen. Indessen gestatten viele Verbindungen eine solche Voraussage nicht. Daher muß man sich verlassen auf viele einfache Testverfahren, um die eintretende toxikologische Veränderung zu erfassen. Diese technischen Verfahren stecken noch in den Kinderschuhen, vor allem in Hinblick auf funktionelle Veränderungen, und mit dem Fortschreiten der Grundforschung in solchen Methoden werden die im folgenden beschriebenen technischen Verfahren und Ideen notwendigerweise veralten.

Morphologischer Teil. Dieser Teil des subakuten Experiments ist die natürliche Folge der vorhergehenden Studien über den Dosierungs-Bereich. Sein Zweck ist zu bestimmen, welche makroskopischen und mikroskopischen Veränderungen eintreten und bei welcher ungefähren Dosierung.

Die Technik dieses Teils des subakuten Experiments läßt sich leichter beschreiben als die des 2. Teils. Die angewandte Technik ist immer wieder nachkontrolliert worden und läßt sich anwenden auf die große Mehrzahl von Verbindungen.

Die Studien über den Dosierungs-Bereich erlauben dem Untersucher eine Schätzung der Dosis maxima tolerata auf dem entsprechenden Zufuhrwege. Diese Dosis ist nun der Ausgangspunkt für eine neue Reihe von Dosen, die, von der Dosis maxima tolerata ausgehend, jedesmal um log 0,3 kleiner werden. Da bis dahin verhältnismäßig wenig über die kumulative Wirkung der Substanz bekannt ist, wird die Aussicht, die kleinstwirksame Dosis zu finden, um so besser sein, je mehr Dosen untersucht werden. Wenn nicht schon andere Angaben vorliegen, die der Untersucher benutzen kann, sollten 5 Dosierungen und zusätzlich eine Kontrolle als Minimum für Kleintiere wie Ratten gelten. Die Auswahl der Dosierung für große Tiere wie Hunde sollte erst erfolgen, wenn die Ergebnisse der Versuche an Kleintieren vorliegen; auch hier sollte man mindestens 3 Dosen und zusätzlich eine Kontrolle untersuchen.

Die Mindestzahl von Tieren für ein subakutes Experiment sollte 5 für jedes Geschlecht und für jede Dosierung bei Kleintieren wie Ratten betragen. Diese Tiere sollten Jungtiere eines bekannten Stammes und einer bekannten Kolonie sein. Die Tiere brauchen nicht nach dem Wurf ausgewählt zu werden weder bei den Testtieren noch bei den Kontrolltieren, weil nämlich feinste vererbbare Überempfindlichkeiten im Laufe eines subakuten Experimentes nicht an den Tag kommen. Indessen sollten die Tiergruppen sorgfältig zusammengestellt werden, so daß eine gleichmäßige Verteilung nach Anfangsgewicht und Alter erfolgt.

Im Fall größerer Tiere, wie von Hunden, sollten wenigstens 2 männliche und 2 weibliche Tiere für jede Dosierung zusammengestellt werden. Diese Tiere sollten ebenso der gleichen Art und der gleichen Kolonie angehören und sollten in so jugendlichem Alter in den Versuch genommen werden, daß sich jede mögliche Wirkung auf das Wachstum erfassen läßt. Eine gleichmäßige Verteilung auf Alter und Gewicht ist ebenso wünschenswert.

Die Dauer eines subakuten Experiments, wie früher dargestellt, sollte mindestens 10% der mittleren Lebenserwartung des Tieres betragen. Im Falle von

Mäusen und Ratten wären dies 2—3 Monate, im Falle von Hunden 1—2 Jahr. In der Regel sind 3 Monate im Fall von Ratten, 1 Jahr im Fall von Hunden angewandt worden. Während dieser Zeit sollte die Beobachtung sich erstrecken — und zwar für jedes einzelne Versuchstier — auf Wachstumskurve, Futteraufnahme, allgemeines Aussehen und Betragen, vollständige Blutuntersuchung in hämatologischer und chemischer Hinsicht. Viele andere Testverfahren können bei diesen Tieren angewandt werden je nach den auffälligen Symptomen oder nach den pathologischen Veränderungen, die sich im Laufe des Experiments zeigen. Wenn z. B. ein Tier auf höchste Dosis in der 2. Woche mit offensichtlicher Leber- oder Nierenveränderung zugrunde geht, so sollte man spezifische Testverfahren zur Kontrolle dieser Organe bei genügend vielen der überlebenden Tiere anwenden, um diese Beobachtung auszuwerten.

Die Blutuntersuchungen in chemischer und hämatologischer Hinsicht sind bei größeren Tieren wie Hunden besonders wertvoll, da die Kontrollwerte für jedes Tier aus der Zeit vor Eintritt in das Experiment vorliegen, so daß jedes Tier seine eigene Kontrolle darstellt und daher auch die feinsten Veränderungen sichtbar werden. Wir empfehlen ein Minimum von 3 Kontrolluntersuchungen vor Eintritt in das Experiment, gefolgt von Testuntersuchungen nach 2 Wochen, 1, 3, 6 und 12 Monaten nach Beginn des Versuchs für hämatologische Studien. Die meisten chemischen Untersuchungen verlangen 5 Kontrolluntersuchungen vor Eintritt in den Versuch.

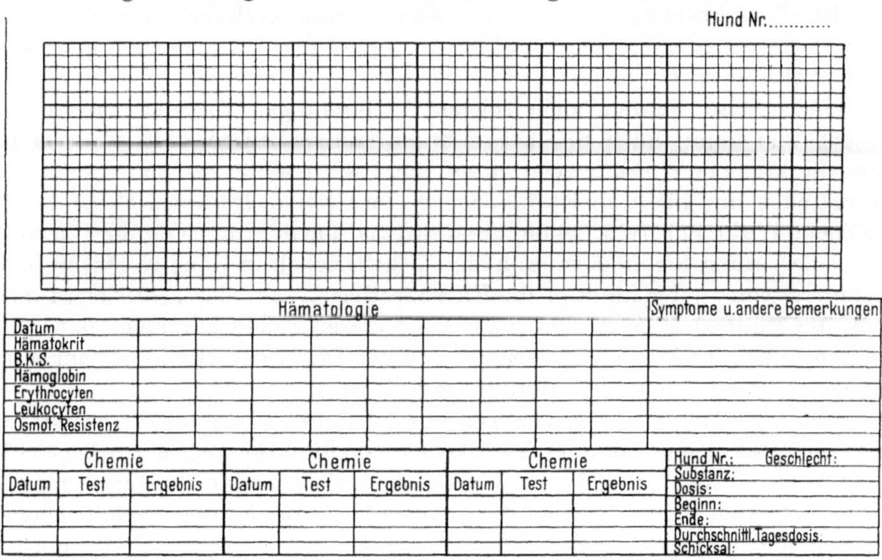

Abb. 1. Formblatt für subakute Versuche am Hund

Ein typisches Formular, welches zur Registrierung der subakuten Hundeversuche in unserem Laboratorium benutzt wird, ist aus Abb. 1 zu entnehmen. Der obere Teil des Formulars erlaubt die graphische Registrierung von Wachstum und Futterverbrauch von Woche zu Woche, und zwar für 3 Monate vor Beginn des Experiments und für 12 Monate des Experiments. Wir benützen kleine Spürhunde (beagles) als unseren Hundestamm, und das Experiment wird gewöhnlich durchgeführt, wenn sie 6—18 Monate alt sind. Alle Hunde werden im Alter von 3 Monaten gegen Staupe und infektiöse Hepatitis geimpft, um eine intercurrente Mortalität möglichst zu vermindern. Jedes Tier erhält seinen eigenen Stall und wird gefüttert mit trockenem Hundefutter des Handels und mit Wasser, so viel es will. Jede Woche erhält der Hund einen Knochen zur Mundhygiene.

Nach Abschluß dieses morphologischen Teils des subakuten Versuchs werden die Tiere geopfert; alle Tiere werden seziert, die wichtigsten Organe gewogen, Organe und Gewebe konserviert für histo-pathologische Untersuchungen. Die Technik zur Behandlung dieser Gewebe ist beschrieben unter ,,Pathologie". Weitere Untersuchungen über enzymatische Wirkungen oder Deponierung der fraglichen Substanz in diesen Geweben sollten angeschlossen werden je nach dem Ausfall der Untersuchungen im 2. Teil des subakuten Experiments.

Funktioneller Teil. Der bisherige Teil der Untersuchungen ist dafür bestimmt, die groben und mikroskopischen Veränderungen zu erkennen. Da indessen nicht alle chemischen Stoffe auf diese Weise ihre biologische Wirkung entfalten, müssen weitere Methoden angewandt werden, um die Veränderungen zu erfassen, die in den verschiedenen biochemischen Systemen des Körpers zu erwarten sind.

Viele Methoden sind entwickelt worden, um die Wirkung einer Verbindung auf die verschiedenen biochemischen Systeme des Körpers zu bestimmen. Indessen wäre es nicht durchführbar, wenn man alle bekannten enzymatischen Reaktionen studieren wollte. Aussiebe-Methoden sollten eigentlich vorhanden sein, um diese enzymatischen Reaktionen innerhalb eines vernünftigen Zeitraums auszuschalten. Leider ist die Forschung in der Frage dieser Aussiebe-Methoden noch in den Kinderschuhen, und viele derartige Effekte werden den Untersuchern entgehen, solange solche Methoden fehlen.

Glücklicherweise werden viele solcher Verbindungen für den praktischen Gebrauch und damit auch für diese Untersuchungen ausgewählt, weil sie bestimmte funktionelle Wirkungen entfalten. Dies trifft besonders zu für Chemikalien, die vorgesehen sind als Arzneistoffe oder als Insecticide. In diesen Fällen ist die funktionelle Wirkung bereits bekannt und ein Studium der Intensität der Wirkung, seiner Dauer, seiner Signifikanz kann ohne Schwierigkeit in Gang gesetzt werden.

Wenn erst einmal der funktionelle Effekt festliegt, sollte das Experiment dazu dienen, die Minimal-Dosis zu bestimmen, die diesen Effekt zur Folge hat, auch um festzustellen, inwieweit dieser Effekt von der Dauer der Zufuhr abhängig ist, wie lange er anhält, wenn die Zufuhr eingestellt wird.

Die Wahl der Tierart für diesen Teil des subakuten Experiments ergibt sich häufig von selber, wenn man nur die zu studierende Funktion richtig ins Auge faßt. Z. B. sollte eine Verbindung, die zur Lähmung des Zentralnervensystems führt, an einer Tierart studiert werden, bei der psychische Veränderungen sehr leicht zu entdecken sind wie an Hunden oder an Affen. Ebenso sollte eine Substanz mit Anti-Cholinesterase-Wirkung an einer Tierart studiert werden, die ähnlich reagiert wie der Mensch, nämlich am Hunde. Die Tiere, die in diesem Teil des subakuten Experiments benutzt werden, sind häufig die gleichen Tiere, die man für den morphologischen Teil benutzt. Chemische und fermentchemische Untersuchungen können durchgeführt werden mittels Blutentnahme aus der Vene oder mit Hilfe der Biopsie gewisser nicht lebenswichtiger Organe, vorausgesetzt, daß die Kontrolltiere ebenso behandelt werden. Kompliziertere Verfahren sollten an besonders dazu bestimmten Tieren stattfinden um zu vermeiden, daß man die Interpretation der morphologischen Untersuchung erschwert.

Was die Fermentgifte angeht, so sind besondere Methoden entwickelt worden, welche den kumulativen Effekt einer Verbindung mit Anti-Cholinesterase-Wirkung erfassen. Obwohl die experimentelle Technik für andere Fermentsysteme nicht die gleiche ist, so sind doch die Grundforderungen dieselben. Das folgende Schema soll daher den Weg angeben, wie man bei irgendeinem Fermentsystem die einsetzenden Veränderungen studieren kann.

Die Wirkung auf die Fermentsysteme in den verschiedenen Organen sollten an Kleintieren wie Ratten studiert werden. Dies wird durchgeführt, indem man die Einwirkung einer höheren verträglichen Dosis auf dieses Fermentsystem untersucht. Wenn man das besonders interessierende Gewebe ausgewählt hat — Plasma, Erythrocyten, Gehirn, Diaphragma — wird eine Dosierungsskala angewandt, die sich von Stufe zu Stufe um log 0,3 vermindert, und zwar bei Gruppen von ungefähr 30 Ratten des gleichen Geschlechts. Von jeder Gruppe, eingeschlossen der Kontrollgruppe, werden je 5 Tiere nach 2, 4, 8 und 12 Wochen geopfert. Die übrigbleibenden Tiere erhalten keine weiteren Gaben der Testsubstanz und werden 1 bzw. 4 Wochen später geopfert. Wenn das zu studierende Fermentsystem faßbar ist, ohne die Tiere zu opfern, können sehr viel kleinere Versuchsgruppen benutzt werden. Diese Anordnung sollte dem Untersucher erlauben, die niedrigste Dosis der betreffenden Substanz festzulegen, die noch eine signifikante Veränderung des betreffenden Fermentsystems zur Folge hat. Sie sollte weiterhin Aufschluß geben über den Kumulationseffekt bei wiederholter Zufuhr und dadurch einen Hinweis liefern, ob chronische Studien wünschenswert sind. Die Reversibilität der Wirkung ist wichtig, um das Risiko einer intermittierenden Zufuhr beurteilen zu können.

Für Hemmungsstoffe der Cholinesterase, für die Plasma und Erythrocyten die empfindlichsten Indicatoren einer kumulativen Wirkung darstellen, ist der Hund als Testtier besonders geeignet, weil er annähernd ebenso reagiert wie der Mensch. Nur wenige Hunde sind hier notwendig, weil die Venenpunktion erlaubt, jedes Tier als seine eigene Kontrolle zu verwenden. In diesem Fall sollten — vor Eintritt in den eigentlichen Versuch — einmal wöchentlich 5 Wochen lang Blutentnahmen gemacht werden, um die Kontrollwerte sowie die Standardabweichung dieser Werte für jedes Tier zu bestimmen. Diese Technik kann auch bei Ratten und Mäusen angewandt werden, wenn man Mikromethoden benutzt und nur die Wirkung auf das Blut studieren will.

Im allgemeinen dient der funktionelle Teil des subakuten Experiments dazu, die morphologischen Befunde zu ergänzen. Beide Teile zusammen lassen ein Urteil zu über die Morphologie und die Funktion eines Organs, sowie die Morphologie und Chemie einer Zelle. Da eine unbeeinflußte grobe und mikroskopische Morphologie die Anwesenheit chemischer Veränderungen nicht ausschließt, sind beide Wege häufig zur Beurteilung des Risikos einer chemischen Substanz notwendig.

Zusammenfassung. Es werden Verfahren beschrieben, um die biologische Aktivität einer Verbindung bei wiederholter Anwendung zu untersuchen. Jede Verbindung muß individuell betrachtet werden, um einen rationellen Plan der experimentellen Untersuchung zu entwerfen. Die Verfahren sollten nebeneinander die morphologischen und die funktionellen Wirkungen der Substanz erfassen. Die Minimaldosis zur Auslösung dieser Wirkungen sollte bestimmt werden. Interpretation dieser Wirkungen im Hinblick auf Dosierung und praktische Anwendung sollte entweder ein endgültiges Urteil über das gesundheitliche Risiko der Substanz gestatten oder sollte den Hinweis liefern, daß langfristige Versuche wünschenswert sind und wie diese angeordnet werden sollen.

f) Chronische orale Giftigkeit
Von O. Garth Fitzhugh

Langfristige Untersuchungen werden durchgeführt vom Gedanken ausgehend, daß die Effekte einer chemischen Substanz beim Menschen über die ganze Lebenszeit nicht voraussehbar sind, wenn man nicht wenigstens die Substanz an kurzlebige Tiere ebenso über die ganze Lebenszeit verfüttert und bei anderen Tierarten langfristige Fütterung durchführt. Solche Teste werden benutzt, um Substanzen zu bewerten, die als Lebensmittel-Zusatz dienen sollen oder auch bei pestiziden Mitteln, da auch sie unbeabsichtigt in die Lebensmittel geraten, oder auch bei Arzneistoffen, die täglich über mehrere Jahre angewendet werden sollen. Hierbei handelt es sich also um das Risiko der Einwirkung kleiner Dosen auf den Menschen über lange Zeit. Die Wirkungen einer solchen Zufuhr können sehr verschieden sein gegenüber der Wirkung großer Dosen über kurze Zeit. Einige Chemikalien ergeben bei hoher Dosierung morphologische Veränderungen der Versuchstiere innerhalb von wenigen Tagen; bei anderen ist Fütterung über mehrere Monate notwendig. Große Dosen über kurze Zeit können das eine Organ, kleine Dosen über lange Zeit ein anderes Organ verändern. Auch können große Dosen über kurze Zeit eine ganz bestimmte Schädigung des bestimmten Organs zur Folge haben, während kleine Dosen über die Lebenszeit in diesem besonderen Organ eine ganz andere Schädigung setzen können. Kumulative Wirkungen wie Schädigung der Niere können im Experiment an Ratten im Laufe des ersten Jahres eintreten, bei anderen Substanzen indessen erst spät im 2. Jahr. Es gibt Verbindungen, die im wesentlichen die gleichen morphologischen Veränderungen im subakuten und im chronischen Versuch zur Folge haben und doch kann z. B. eine dieser Verbindungen eine Erhöhung der Mortalität nur gegen Ende der Lebenszeit zur Folge haben. Zuletzt gibt es zur Zeit keine Methode, um die carcinogene Wirkung einer Substanz und besonders eine schwache carcinogene Wirkung zu erkennen als die Zeit.

Die chemische Reinheit einer Substanz ist von höchster Wichtigkeit für den Toxikologen. Im Idealfalle sollte die Untersuchung der toxischen Eigenschaften mit einer chemisch reinen Probe durchgeführt werden. Da indessen chemische Reinheit sehr selten ist, muß man die beste erhaltbare Probe nehmen (siehe Sektion Chemie). Wenn eine handelsmäßige Mischung verschiedener Bestandteile benutzt wird, ist es öfters notwendig, die Toxicität der ganzen Mischung einerseits, die Toxicität der einzelnen Bestandteile andererseits gleichzeitig zu prüfen. Zur Prüfung sollte man immer auch das Material verwenden, dem der Mensch ausgesetzt werden soll und jedes Experiment hat den Zweck, das Risiko dieser Anwendung zu bestimmen. Wenn immer das zu untersuchende Material im Hinblick auf Reinheit und physikalische Eigenschaften nicht konstant ist, sollte man genügend Material beiseite legen, um die ganze Untersuchung durchzuführen. In unserem Laboratorium ist es üblich, die gesamte Untersuchung mit der gleichen Probe der Chemikalien durchzuführen.

Bei der Wahl der Tierart für Untersuchungen über die gesamte Lebenszeit hat sich die Albino-Ratte als besonders günstig erwiesen; sie ist eine Tierart mit ziemlich konstanten Eigenschaften und hat eine Lebenszeit zwischen 18 Monaten und 3 Jahren. Da einige Stämme der Albino-Ratte eine größere Lebenszeit haben als andere, ist es ratsam, alle überlebenden Tiere zu bestimmter Zeit, z. B. nach 2 Jahren zu opfern. Ein Nicht-Nagetier, wie der Hund oder der Affe, sollte als 2. Tierart benutzt werden. Die wünschenswerte Versuchsdauer für diese 2. Tierart sollte die Periode des Wachstums und den größten Teil der Reife umfassen. Für den Hund bedeutet das eine Periode von 5—10 Jahren. Offensichtlich ist eine solche Versuchsdauer für die meisten Stoffe, die als Lebensmittel-Zusätze oder als Arzneimittel vorgesehen sind, nicht durchführbar und nur bei Verdacht auf carcinogene Wirkung ist eine solche ausgedehnte Untersuchung zu rechtfertigen. Es ist daher sehr wichtig, irgend etwas über die Natur der etwaigen schädlichen Wirkung zu kennen, bevor man mit dem chronischen Experiment beginnt. Dieses Experiment kann dann zeigen, daß — z. B. bei den insekticiden organischen Phosphorsäureverbindungen — langdauernde, chronische Toxicitätsprüfungen nicht die beste Methode sein müssen, um das chronische Risiko eines Chemikale festzustellen, oder es kann zeigen, daß weitere Modifikationen des Experiments — Studien über Fortpflanzung, carcinogene Wirkung u. a. — notwendig sind. Da die Hauptfrage dahin geht, das Risiko zu bestimmen, das die Volksgesundheit bei der Konsumption des fraglichen chemischen Stoffes fast über die ganze Lebenszeit eingeht, so ist gewöhnlich Verfütterung über lange Versuchsperioden das geeignete Verfahren. Hierzu haben Erfahrungen in unserem Laboratorium gezeigt, daß chronische Versuche über 2 Jahre bei Ratten und ein subchronischer Versuch über 1 Jahr bei Hunden zweckmäßig sind.

Die Berücksichtigung der Ergebnisse der subakuten Giftigkeitsstudien erlaubt die Planung eines chronischen Toxicitätsversuchs. Wenn die niedrigste Dosierung im subakuten Versuch bei Ratten und Hunden keinen nachweisbaren Effekt hat, dann sollte man die fragliche Verbindung als geeignet für eine vollständige Untersuchung betrachten. Der Zweck eines chronischen Toxicitätsversuchs besteht nicht nur darin, die „total unwirksame" Dosis festzustellen, sondern auch, falls dies überhaupt möglich, diejenige Dosis zu untersuchen, die bedrohlich ist für das ganze Tier oder für das eine oder andere lebenswichtige Organ. Die exakten Dosierungen des fraglichen Chemikale, als Zusatz zu den verschiedenen Diätformen dieser langfristigen Versuche, ergeben sich daher aus den Befunden des subakuten Fütterungsversuchs. Die niedrigste Dosierung wird so gewählt, daß keine Schädigung während der Versuchsdauer zu erwarten ist.

Im Ratten-Experiment werden wenigstens 4 Gruppen von Tieren zusammengestellt, von denen jede aus 25 Männchen und 25 Weibchen besteht. In einer früheren Fassung dieses Berichts haben wir weniger Tiere pro Gruppe empfohlen; dies indessen ergab sich daraus, daß wir eine größere Zahl verschiedener Dosierungen anwendeten; damals haben wir 7 verschiedene Dosierungen angewendet, entsprechend 150—200 Tieren. Diese Zahl erschien uns hinreichend. Als indessen die Zahl der Versuchsgruppen auf 4 reduziert wurde, zeigte sich, daß die Gesamtzahl der Tiere nunmehr ungenügend war, um die Ergebnisse mit genügender Genauigkeit beurteilen zu können, wenn man nicht die Zahl der Tiere pro Gruppe, wie oben dargestellt, vermehrte. Wie in dem Abschnitt über Statistik dargelegt wird, ist jede Zahl, die man auswählt, mit einem Fehler verknüpft, und dieser Fehler muß in Beziehung gebracht werden zum möglichen gesundheitlichen Risiko bei der Anwendung des Chemikale. Eine größere Zahl von Ratten pro Gruppe und eine größere Zahl von Dosierungen der fraglichen Substanz wird die Interpretation der Befunde erleichtern und dadurch entweder das mögliche Risiko, sofern man eine toxische Substanz in den Händen hat, vermindern oder die Gefahr vermeiden, daß man eine gesundheitlich unbedenkliche Substanz nicht als solche erkennt.

In bestimmten Untersuchungen ist es wünschenswert, ein oder zwei Ratten jeden Geschlechts nach 6, 12 oder 18 Monaten zu opfern. Wenn man dies tun muß, sollte die Gesamtzahl in jeder Gruppe nicht unter 40 Ratten liegen. Da der gewöhnliche Stamm von Albino-Ratten nicht durch Inzucht vermehrt wurde, sollten die Jungtiere eines bestimmten Wurfs auf die verschiedenen Gruppen verteilt werden. Z. B. wäre ein Wurf von 4 Männchen und 4 Weibchen mit einem Gewichtsunterschied von nicht mehr als 5 g innerhalb des Wurfs wie folgt auf die 4 Gruppen zu verteilen: je 1 Männchen und 1 Weibchen 1. auf Kontrollgruppe, 2. auf Gruppe mit niedriger unschädlicher Dosis, 3. auf Gruppe mit hoher Dosis nahe der Dosis tolerata, 4. auf Gruppe mit mittlerer Dosis, die schädliche Wirkung haben kann oder nicht. Die Ratten werden in Einzelkäfigen in einem klimatisierten Laboratorium gehalten und Protokolle werden geführt über alle Beobachtungen während der Dauer des Experiments. Wenn mehrere Tiere im gleichen Käfig gehalten werden, ist die Beobachtung individueller Unterschiede erschwert und Gewebe der toten Tiere können verloren gehen, weil sie von den anderen gefressen werden. Diese Art, Tiere gemeinsam zu halten, vermindert die Exaktheit des Experiments.

In ähnlicher Weise werden Hunde in Gruppen zu mindestens 4 Tieren für jede der 4 verschiedenen Dosierungen eingeteilt. Gewöhnlich ist es möglich, zusammengehörige Würfe einer bekannten Hunderasse wie kleine Spürhunde (beagles) zu benutzen und jede Gruppe, die aus 2 Männchen und 2 Weibchen besteht, so zusammenzustellen, daß sie in Hinblick auf Alter und Gewicht der Tiere gleichmäßig ist. Die zweckmäßige Anordnung für diese Hunde-Versuche ist in dem Abschnitt „subakute Toxicität" besprochen worden.

Während der ganzen Versuchszeit wird das Einzeltier beobachtet und Protokoll wird geführt über jede Veränderung, die beim Einzeltier zur Beobachtung kommt. Aus diesen Protokollen sollten sich ergeben: Wachstumsgeschwindigkeit, Futter- und Wasseraufnahme, allgemeines Aussehen, Zeit des ersten Auftretens einer Geschwulstbildung und deren Natur, Änderungen im Benehmen der Tiere und etwaige Todesfälle unter den Versuchstieren. Ein Tier, das in der Versuchszeit einen auffälligen Gewichtsverlust erleidet oder das an Geschwulstbildung oder irgend einer anderen pathologischen Veränderung erkrankt, die lebensbedrohlich ist, sollte geopfert werden, auffällige Veränderungen der Organe sollten durch Sektion festgestellt, die Gewebe für histo-pathologische Untersuchungen fixiert werden. Gewebe von Tieren, die in der Versuchszeit zugrunde gehen, sollten ebenso zur histologischen Untersuchung fixiert werden. Blut- und biochemische Untersuchungen werden während der Versuchszeit durchgeführt; ihre Bedeutung und die Art des technischen Vorgehens sind früher eingehend dargestellt worden. Blutuntersuchungen (Bestimmung der Erythrocytenzahl oder des Hämatocrits, von Hämoglobin, Zahl der weißen Blutkörperchen und Differentialzählung) werden alle 3 Monate durchgeführt an dazu ausgesuchten Tieren jeder Gruppe. Im Falle der Ratten genügen gewöhnlich 10 Tiere von jeder Gruppe; von den Hunden sollten alle untersucht werden. Weitere Blutuntersuchungen wie Blutsenkungsgeschwindigkeit, Zellfragilität, Blutchemie sollten durchgeführt werden, wenn immer Anlaß hierfür vorhanden.

Die Frage der Beeinflussung der Toxicität chemischer Substanzen durch die Art des Futters wird oft diskutiert. Es entspricht unserer eigenen Erfahrung wie der anderer Laboratorien, daß die Zusammensetzung des Futters tiefgreifend die Ergebnisse eines chronischen Toxicitätsversuchs beeinflußt. Im gewöhnlichen chronischen Versuch wird dieses Problem vereinfacht durch die Verwendung von Futtermischungen des Handels, die auf Grund unseres heutigen Wissens über Tierernährung zusammengestellt werden. Wenn nicht ein bestimmter Bestandteil des Futters hinsichtlich seines Einflusses auf die Toxicität eines Chemikale unter verschiedenen Bedingungen untersucht werden soll, sind solche Futtermischungen des Handels in Hinblick auf Ernährung vollständig. Nur eine lange Erfahrung mit einer solchen Futtermischung kann zeigen, ob sie in der Lage ist, größte Wachstumsgeschwindigkeit, Langlebigkeit u. a. bei den Kontrolltieren zu garantieren. Wenn man dies bedenkt, ist es oft ratsamer, eine bewährte Futtermischung des Handels zu verwenden, als selbst eine sogenannte adäquate synthetische Diät zusammenzustellen, von der man nicht weiß, ob sie für langfristige Versuche überhaupt geeignet ist. Die biologische Vollständigkeit jeder Futtermischung, die in den Versuchen verwendet wird, zeigt sich an den Kontrolltieren und diese dienen dann als Grundlinie für jedes Experiment. Das Chemikale, das untersucht werden soll, kann die Vollständigkeit des Futters zunichte machen (NCl_3, Äthylenoxyd). In solchen Fällen sind Ernährungsstudien notwendig, um die Natur des durch Umsetzung mit Bestandteilen der Nahrung entstehenden schädlichen Stoffes aufzuklären.

Nach Abschluß der Versuchszeit sollten alle überlebenden Tiere geopfert und seziert werden, um grobe Veränderungen der Organe nachzuweisen; die wichtigsten Organe sollten gewogen und die Gewebe fixiert werden für histologische Untersuchungen. Die einzelnen Forscher sind nicht der gleichen Ansicht über die Bedeutung der Organgewichte; einige von ihnen wägen nahezu alle Organe, andere nur Leber und Niere. Wir selber haben es für zweckmäßig befunden, das Folgende zu wägen: Leber, Niere, Milz, Herz, Testes und nach Fixierung Schilddrüse und Nebenniere. Die letzteren Organe werden nur gewogen, wenn das Chemikale verdächtig ist, diese Drüsen zu beeinflussen, oder wenn die grobe Inspektion auf eine Vergrößerung hindeutet. Obwohl die Veränderungen von Leber und Niere gewöhnlich an den histo-pathologischen Veränderungen dieser Organe sichtbar werden, so findet man doch an anderen Organen so auffällige Veränderungen der Größe allein, daß auch im Falle von Leber und Niere die Größe bestimmt werden sollte. Andererseits haben wir sehr selten eine signifikante Veränderung im Gewicht irgend eines Organes festgestellt, welche sich ohne weiteres mit der Toxicität der Verbindung in Zusammenhang bringen ließe.

Eine kritische Auswertung aller Angaben über die Wirkungen einer chemischen Verbindung — seien sie biochemischer, pharmakologischer oder morphologischer Natur — sollten eine logische Entscheidung herbeiführen, ob die vorgeschlagene Substanz bei ihrer praktischen Anwendung mit irgend einem gesundheitlichen

Risiko verbunden ist. Eine Substanz, die vorgeschlagen wird als Lebensmittel-zusatz, sollte keine chronische Toxicität aufweisen, wenn man sie an Tiere in der 100fachen Menge verfüttert, wie sie bei der praktischen Anwendung im Lebens-mittel des Menschen vorgesehen ist, d. h. ein Sicherheitsfaktor von 100 müßte gefordert werden. Bei einem in höherem Sinne notwendigen Gebrauch von Chemi-kalien — z. B. als Arzneistoff oder als Pesticid — könnte diese Sicherheitsgrenze reduziert werden und dann wäre das gesundheitliche Risiko seiner Anwendung beim Menschen abzuwägen gegen seinen Wert für die menschliche Gesellschaft.

Es kommt manchmal vor, daß gewisse zusätzliche oder abgeänderte Methoden bei diesen chronischen Toxicitätsversuchen notwendig werden. Auf die folgenden Testmethoden soll verwiesen werden als weitere Hilfen, um das gesundheitliche Risiko bestimmter Chemikalien auszuwerten; sie werden aber nicht für alle zu untersuchenden Chemikalien vorgeschlagen und ihr Wert besteht darin, daß sie die besonderen Gefahren bestimmter Stoffe an den Tag bringen.

Fortpflanzungsstudien an Ratten. Die Einbeschließung von Fortpflanzungs-studien in einem chronischen Toxicitätsversuch kann die Arbeit mehr als ver-doppeln. Der Wert dieser vermehrten Arbeit muß abgewogen werden gegen die Notwendigkeit, solche Teste durchzuführen. Die Überbeanspruchung durch Wachstum, Schwangerschaft, Lactation führt zu einer Belastung der nach-folgenden Generationen und diese zusätzliche Belastung kann eine deutliche Ver-mehrung der Toxicität von Chemikalien zur Folge haben. Obwohl Versuche über mehrere Generationen sich als strenger Test für den Ernährungswert einer Diät erwiesen haben, so fanden wir selber darin nur einen sehr rohen Maßstab für die chronische Toxicität. Sie sollen in Gang gesetzt werden, wenn immer ein Anhalt dafür vorliegt, daß die vorgeschlagene chemische Verbindung einen Einfluß auf die Sexualorgane haben könnte. Die folgenden Grundsätze sollten bei einer solchen Fortpflanzungsstudie beachtet werden:

Gruppen von 16 weiblichen und 8 männlichen Jungratten werden einerseits auf die Kontrolldiät, andererseits auf die verschiedenen Testdiäten gesetzt. Im Alter von 100 Tagen werden die Weibchen befruchtet. Sie werden zum 2. Male befruchtet 10 Tage nach dem 1. Wurf (F 1a). 16 Weibchen und 8 Männchen vom 2. Wurf (F 1b) werden als Jungtiere aus ihrer Gruppe ausgesucht und erhalten weiter die entsprechende Diät. Mit 100 Tagen werden sie gepaart; 10 Tage nach Abgewöhnen des 1. Wurfs (F 2a) werden sie wieder gepaart. Dieses Verfahren wird wiederholt mit dem F 2b-Ratten, um den 2. Wurf der 3. Generation (F 3b) zu erzeugen. Wenn diese Tiere 21 Tage alt sind, werden sie geopfert, seziert, und histologisch untersucht.

Bei der Paarung werden die männlichen Tiere mit der zugehörigen Gruppe von Weibchen so zusammengebracht, daß sie 8 Tage beim gleichen Weibchen bleiben, um dann mit dem nächsten Weibchen der Gruppe zusammengebracht zu werden. Protokoll wird geführt über die Paarung, die Zahl der Würfe, die Zahl der Jungen im Wurf nach 1, 5 und 21 Tagen und das Gewicht der Jungen mit 21 Tagen. Wenn der Wurf mehr als 10 Tiere enthält, werden die zusätzlichen Tiere am 5. Tage getötet. Jede Gruppe von Ratten wird über die ganze Versuchszeit auf der Versuchsdiät gehalten. Die ersten Generationen F 1a, F 2a, F 3a werden ge-opfert und seziert, sobald der 2. Wurf abgewöhnt ist. Jungtiere, die man für die Fortpflanzungsstudien nicht gebraucht, werden getötet.

Eine Zusammenfassung und Analyse aller Versuchsergebnisse wird eine Auswertung der kumulativen Wirkung der chemischen Verbindung über mehrere Generationen erlauben. Negative Befunde sind ermutigend, jedoch beweisen sie als solche nichts über die Ungiftigkeit der Verbindung.

Paarweise Fütterung. Eine solche Fütterung wird wichtig, wenn der Zusatz von Chemikalien zur Nahrung eine verminderte Futteraufnahme und damit einen Hungerzustand herbeiführt. Solche Stoffe haben gewöhnlich unangenehmen Geschmack oder Konsistenz oder großes Volumen oder sonst eine Eigenschaft, welche die neue Diät in erheblicher Weise gegen die gewohnte Diät der Tiere verändert. In solchen Experimenten mit paarweiser Fütterung werden wenigstens 10 Paare von Jungratten des gleichen Wurfs und des gleichen Geschlechts sowie annähernd gleicher Größe für die Testdiäten und für die Kontrolldiät ausgesucht. Ein Tier jedes Paares wird auf die Testdiät, das 2. auf die Kontrolldiät gesetzt. Die zu untersuchende Dosis, die aus dem subakuten Experiment zu entnehmen ist, soll mit Sicherheit einen Hungerzustand oder andere Giftwirkungen herbeiführen. Der Futterverbrauch wird täglich bestimmt und das Kontrolltier erhält dann diejenigen Futtermengen, die das Versuchstier am vorherigen Tage zu sich genommen hat. Im übrigen werden die paarweise gefütterten Tiere genau so behandelt wie im subakuten Experiment.

Am Schluß der Versuche werden die Tiere seziert, die wichtigsten Organe gewogen, die Gewebe für mikroskopische Untersuchungen fixiert. Wachstumskurven werden für jedes Tier gezeichnet und die einzelnen Paare miteinander verglichen. Die statistische Auswertung der Befunde erlaubt eine Erklärung der Ursache und der Bedeutung des Hungerzustandes.

g) Carcinogene Wirkung
Von Anne R. Bourke

Daß die mögliche carcinogene Wirkung von Chemikalien, die als Lebensmittel-Zusatz oder als Arzneistoff vorgesehen sind, eine Äußerung ihrer Toxicität ist, wird von Toxikologen allgemein anerkannt. Er ist sich auch völlig darüber im klaren, daß eine solche gänzlich unannehmbare pharmakologische Eigenschaft in chemischen Verbindungen auftreten kann, die nur sehr geringe oder überhaupt keine Organschädigung herbeiführen, auch nicht, wenn man sie über lange Zeit in hoher Konzentration verfüttert.

Viele Faktoren beeinflussen das Auftreten von Neoplasien bei Tieren. Vererbbare Neigung zu Spontantumoren, Zeit und Dauer der Fütterung mit der carcinogenen Substanz, Zusammensetzung der Grundnahrung, die zur Lösung oder zur Suspension der chemischen Substanz benutzte Flüssigkeit sind nur einige der Variablen, die bei der Durchführung eines Testes auf carcinogene Wirkung im Spiele sind. Es kann nicht erwartet werden, daß der sachverständige Toxikologe vollständig zu Hause ist auf dem Gebiete des Krebsforschers. Auf der anderen Seite ist der Krebsforscher hinreichend beschäftigt mit dem Studium der Geschwülste, die durch Chemikalien herbeigeführt werden und mit der Untersuchung des Wirkungsmechanismus, den man kennen muß, um Tumoren unter spezifischen Bedingungen hervorzurufen. Sein nächstes Interesse besteht nicht darin, Teste anzuwenden, um neue Chemikalien auf carcinogene Wirkung durchzusieben. Daher fällt die Entdeckung der carcinogenen Wirkung eines Chemikale mehr und mehr dem Toxikologen zu.

Bei der Auswertung des chronischen Toxicitätsversuchs muß die Zahl und die Art der Tumoren sorgfältig erwogen werden. Das Ergebnis kann hindeuten auf eine signifikante Vermehrung der Tumoren bei den Testtieren im Vergleich mit den Kontrollen. Carcinogene Wirkung kann auch vermutet werden auf Grund der chemischen Verwandtschaft mit Stoffen von bekannter carcinogener Wirkung oder mit Stoffen, die im Tierexperiment zu Tumoren geführt haben. Im letzteren Fall kann der chronische Toxicitätsversuch so modifiziert werden, daß er eine größere Zahl von Tieren je Gruppe enthält und daß man mehr als die gewöhnliche Zahl von Dosierungsstufen unterhalb der toxischen Dosis einlegt. Auch kann der Versuch so angesetzt werden, daß das Chemikale nicht mit dem Futter zugeführt wird, sondern durch Inhalation, Bepinseln der Haut, Implantation oder subkutane Injektion. Das ist besonders wünschenswert im Fall von Chemikalien, die ebensogut in Arzneistoffen oder kosmetischen Stoffen wie in Lebensmitteln angewandt werden sollen.

Derartige Tierversuche geben lediglich an, ob die Testsubstanz in der Lage ist, Tumoren bei dem bestimmten Tierstamm hervorzurufen bei gegebenem Zufuhrwege und bei bestimmter Versuchsdauer. Man darf nicht annehmen, daß ein Chemikale, welches bei der Maus auf bestimmtem Zufuhrwege Tumoren erzeugt hat, auf anderem Zufuhrwege das gleiche tun wird oder daß diese Substanz notwendigerweise auch bei anderen Tierarten zu Tumoren führt. Umgekehrt kann ein Chemikale, das unter den bestimmten experimentellen Bedingungen keine carcinogene Wirkung besitzt, sich trotzdem als carcinogen erweisen, wenn man die Bedingungen ändert oder etwa ein Co-Carcinogen zusetzt. Dementsprechend können positive Versuche nur den Verdacht erwecken, daß die betreffende Substanz ein Carcinogen für den Menschen ist, können es aber nicht beweisen.

Es ist relativ einfach, starke Carcinogene an ihrer Eigenschaft zu erkennen, da sie imstande sind, in einem hohen Prozentsatz Neoplasmen bei verschiedenen Tierarten unter verschiedenen Versuchsbedingungen zu erzeugen. Eine solche carcinogene Eigenschaft kann sich zeigen bei Versuchen, die eigentlich über ganz andere Eigenschaften des Chemikale Aufschluß geben sollten. Auf der anderen Seite wird eine vollständige Untersuchung eines Chemikale mit nur leichter Neigung zu Tumorbildung wegen der besonderen Bedingungen, unter denen Tumorbildung erfolgt, eine überaus kostspielige, komplexe und zeitraubende Angelegenheit sein. Große Zahlen von verschiedenen Tierarten müssen mit dem entsprechenden Chemikale auf verschiedenen Zufuhrwegen behandelt und langdauernd beobachtet werden. Ein vernünftiger Kompromiß muß hier gefunden werden, wie man die Gefahr der carcinogenen Wirkung einer bestimmten Substanz entdecken kann, die so stark ist, daß sie ein gesundheitliches Risiko unter den vorgesehenen Bedingungen der Anwendung darstellt.

Es wird vorgeschlagen, daß der routinemäßige, chronische Toxicitätsversuch, in welchem Gruppen von Ratten mit verschiedenen Konzentrationen der Testsubstanz über Lebenszeit gefüttert werden, in dem Sinne erweitert wird, daß mehr Tiere der Kontrollgruppe zugeteilt werden. Er sollte weiter ergänzt werden durch Verfütterung der Substanz an einen oder mehrere Stämme von Inzucht-Mäusen. Verschiedene Faktoren sind dabei zu berücksichtigen. Als erstes ist zu sagen, daß keine Kolonie von Inzucht-Ratten mit gleichmäßig auftretenden Spontantumoren im Handel zu haben ist, daß daher der Gebrauch von Tieren

des gleichen Wurfs und von vielen Tieren notwendig ist. Als zweites sollte man
sehr sorgfältig sein bei der Wahl der Stämme und der Herkunft der Inzucht-
Mäuse. Nähere Angaben über die Züchter und die Besonderheiten der im Handel
erhältlichen Laboratoriumstiere werden in den USA vom Institut für Tierhandel
veröffentlicht. Wenn man entschlossen ist, 2 Stämme von Mäusen in den Versuch
zu nehmen, so sollte der eine ein bekannter Tumor-resistenter Stamm sein,
der andere ein zu Tumorbildung neigender Stamm. Drittens ist es ratsam, so
viel Kontrolltiere zu nehmen, als der gesamten Zahl von Testtieren der verschiedenen Gruppen entspricht. Die Bewertung der Intensität der carcinogenen
Wirkung stützt sich ausschließlich auf die makroskopischen und mikroskopischen
Unterschiede zwischen den Testtieren und den Kontrolltieren; im einzelnen sind
zu berücksichtigen: Prozentsatz der Tiere, die Tumoren entwickeln, Zahl der
Tumoren pro Tier, Zeit des Auftretens der Tumoren. Da eine gewisse Spontan-
entwicklung von Tumoren bei den meisten Nagetieren als Erbmerkmal vorkommt, so dienen die Werte für die Kontrolltiere als Null-Linie. Viertens aber
sollten alle Tiere, ob sie Tumoren haben oder nicht, der Sektion unterworfen
werden. Mikroskopische Untersuchungen aller Ratten mit Tumoren und von
genügend Tieren, die bei roher Betrachtung keine Tumoren haben, sollten durchgeführt werden, um den Pathologen in die Lage zu versetzen, auch die Anwesenheit kleinster Tumoren nicht zu übersehen.

Ein spezieller Fall kann eintreten, wenn eine solche Routineuntersuchung einer
Substanz auf Tumor-erzeugende Wirkung nur zweifelhafte Resultate gibt oder
nur Vermutungen wachruft. So z. B. kann die Zahl der nach Fütterung der Testsubstanz auftretenden Tumoren zu gering sein, um statistische Signifikanz zu
besitzen, aber gleichzeitig zu groß, um durch spontanes Auftreten erklärt zu
werden. Die Beantwortung einer solchen Frage ist überaus verwickelt. Man muß
dann im Auge behalten, daß zusätzlich zu solchen Studien an Nagetieren die
Substanz an andere Tierarten gegeben werden muß, darunter auch Nicht-
Nagetieren, und zwar über eine Versuchsdauer, die der Lebenszeit der Tiere
nahezu entspricht.

h) Hautgiftigkeit
Von JOHN H. DRAIZE

Stoffe, die örtlich auf die Haut oder auf Schleimhäute aufgebracht werden,
können hervorrufen: 1. örtliche Wirkung (örtliche Giftigkeit), 2. Allgemeinwirkungen (Allgemein-Giftigkeit). Die örtlichen Wirkungen werden zweckmäßigerweise als „Reizungen" bezeichnet, mit einem allgemeinen Ausdruck also,
worunter im Falle der Haut ekzematöse oder Kontakt-Dermatitis, im Falle der
Schleimhäute Entzündungen verstanden sein sollen. Hautreizung kann sich herleiten aus Kontakt mit Stoffen mit primärer Reizwirkung oder aus Kontakt mit
Stoffen, die Sensibilisierung zur Folge haben. Vor kurzem indessen ist ein 3. Typ
von Hautreizung erkannt worden, der, da ein besserer Ausdruck fehlt, als „Hautermüdung" bezeichnet worden ist.

Primäre Reizwirkung auf die Haut. Als Mittel mit primärer Reizwirkung wird
eine Substanz bezeichnet, die Dermatitis zur Folge hat, und zwar durch direkte
Wirkung auf die normale Haut an der Stelle des Kontaktes, wenn diese Substanz
in genügender Konzentration und über genügend lange Zeit einwirken kann.

Die daraus sich entwickelnde Dermatitis, die durch ein primäres Reizmittel hervorgerufen wird, ist abhängig von der Natur des betreffenden Stoffes, seiner Konzentration und der Gesamtdauer des Kontaktes.

Primäre Reizung der Haut wird gemessen mit der Läppchentest-Methode an der rasierten und an der intakten Haut des Albino-Kaninchens. Die Methode besteht darin, daß man unter ein Pflasterstück 0,5 cm³ (im Falle von Flüssigkeiten) oder 0,5 g (im Falle von festen und halbfesten Stoffen) der Testsubstanz einführt. Die Tiere werden im Tierhalter fixiert und das Pflasterstück mit Hilfe von Leukoplaststreifen festgehalten. Der gesamte Rumpf des Tieres wird dann mit einem gummierten Tuch für die Einwirkungszeit von 24 Std eingewickelt; dieses Tuch hält das Pflasterstück an Ort und Stelle fest und verzögert außerdem die Verdunstung flüchtiger Stoffe. Nach 24 Std werden die Pflasterstücke entfernt und die örtliche Reaktion wird nach Punkten ausgewertet (Tab. 4).

Die Ablesungen werden nach 72 Std wiederholt und die endgültige Punktzahl ergibt sich als Mittel der 24 Std- und der 72 Std-Ablesung. Eine gleiche Zahl von Kontaktstellen wird angelegt an der vorher abrasierten Haut. Eine solche Rasur führt zu kleinen Einschnitten, die das Stratum corneum verletzen, aber nicht tief genug, um die Derma zu erreichen, d. h. um Blutungen zu erzeugen.

Tabelle 4. Auswertung von Hautreaktionen

1. Erythem- und Narbenbildung

kein Erythem	0
sehr leichtes Erythem (kaum nachweisbar)	1
deutliches Erythem	2
mäßiges bis schweres Erythem	3
schweres Erythem (scharlachrot) und leichte Narbenbildung (tiefreichende Verletzung)	4
Gesamtmögliche Erythem-Punktzahl	4

2. Ödembildung

kein Ödem	0
sehr leichtes Ödem (kaum nachweisbar)	1
leichtes Ödem (Kante der Reizung deutlich erhaben)	2
mäßiges Ödem (Dicke etwa 1 mm)	3
schweres Ödem (Dicke mehr als 1 mm und über den Rand des Kontaktes herausgehend)	4
Gesamtmögliche Ödem-Punktzahl	4

Die Gesamtpunkte für Erythem und Ödem werden zusammengezählt für 24 Std- und 72 Std-Ablesung und das Mittel der Punkte wird errechnet für die intakte Haut und die rasierte Haut. Dieser kombinierte Mittelwert wird bezeichnet als Index der primären Reizung. Es ist empfehlenswert, die einzelnen Verbindungen in Gruppen zusammenzustellen entsprechend dem Grade der Reizwirkung. Verbindungen, die einen Index der primären Reizung von 2 oder weniger haben, sind nur milde Reizmittel, die mit Index 2—5 sind mäßige Reizmittel, die über 6 sind als schwere Reizmittel zu betrachten.

Primäre Reizwirkung auf Schleimhäute. Die Reizwirkung auf Schleimhäute wird gemessen am Kaninchenauge oder an der Mucosa des Penis. Im Falle der Penis-Mucosa wird das Präparat so appliziert, daß die gesamte Schleimhaut betroffen ist; hierzu ist etwa 0,2 cm³ erforderlich. Das Erythem bzw. Ödem wird so ausgewertet, daß für schwere Verletzungen die Gesamtpunktzahl 4 festgesetzt wird, wobei die verschiedene Intensität von Erythem und Ödem eine Punktzahl von höchstens 2 erhält. Wenn eine Verbindung eine so intensive Reizwirkung besitzt, daß Nekrose oder Eiterung der Schleimhaut auftritt, muß sie in solcher Verdünnung angewandt werden, daß keine Nekrose oder Eiterung erfolgt. Die Reaktionen werden abgelesen 1, 2, 24 und 48 Std nach Anwendung.

Als Test für die Toxicität von Stoffen für die Augenschleimhaut dient der Nachweis einer schädlichen Wirkung auf Cornea, Iris, Conjunctiva bulbi und palpebrae. Bei diesem Punktsystem zählen die Verletzungen der Cornea und Veränderungen der Iris etwa 80% dieser Gesamtpunktzahl; diese Gewebe werden besonders hoch bewertet wegen ihrer lebenswichtigen Funktion beim Sehakt.

Für solche Studien an der Augenschleimhaut werden Albino-Kaninchen verwendet. $^1/_{10}$ cm³ der Substanz wird in das eine Auge getan, das andere dient als Kontrolle. Eine Serie von 9 Kaninchen wird für die Testierung jeder Substanz verwendet; bei den ersten 3 Versuchstieren bleiben die behandelten Augen ungewaschen; da nachfolgendes Waschen des Auges die Symptome der Verletzung günstig beeinflussen kann oder nicht, werden die übrigen 6 Tiere in 2 Gruppen geteilt. In der ersten dieser Gruppen wird die Substanz instilliert und 2 sec später mit 20 cm³ lauwarmen Wassers von annähernd Körpertemperatur gespült; in der 2. Gruppe läßt man 4 sec von der Instillation bis zum Waschen vorbeigehen. Die Waschverfahren werden als signifikant angesehen, da es wichtig ist, den Erfolg einer solchen Prozedur zu kennen, ob sie von Vorteil oder von Nachteil ist und wie groß der etwaige Vorteil ist.

Die Augenveränderungen werden entweder mit unbewaffnetem Auge oder mit einer Spaltlampe abgelesen. Die Ablesungen erfolgen nach 24, 48 oder 72 Std, sowie nach 4 und 7 Tagen nach der Behandlung oder solange die Schädigung sichtbar bleibt. Eine Substanz, die Cornea- oder Irisschädigung zur Folge hatte, die nach 7 Tagen noch nicht abgeklungen ist, wird als schwerer Augenreizstoff betrachtet. Die Ablesung der Cornea erfolgt nach Punkten, abhängig von der Dichte der Hornhauttrübung und der Fläche der Schädigung. Die Ablesung der Iris erfolgt nach Punkten nach Maßgabe des Entzündungsgrades; die Mucosa von Lid und Bulbus wird ähnlich bewertet nach Maßgabe von Chemosis, Rötung und Sekretabsonderung.

Bei diesem Punktsystem werden ernste Corneal-Läsionen wie Pannus und phlyktänuläre Reaktionen nicht gewertet; jede Verbindung, die eine solche Reaktion auslöst, gilt sowieso als schweres Reizgift, das in Augennähe nicht verwendet werden darf. Tab. 5 gibt das Punktsystem für die Bewertung von Augenschädigungen wieder.

Tabelle 5. Punktsystem für die Bewertung von Augen-Läsionen

1. Cornea

   A. *Trübung — Grad der Trübung* (die am stärksten getrübte Stelle wird zur Ablesung benutzt)

      Keine Trübung 0

      Fleckweise oder diffuse Trübung (Einzelheiten der Iris gut sichtbar) 1

      Leicht unterscheidbare getrübte Flächen, Einzelheiten der Iris etwas verschwommen . 2

      Getrübte Flächen, keine Einzelheiten der Iris sichtbar, Größe der Pupille kaum erkennbar 3

      Opale Trübung, Iris unsichtbar 4

B. *Größe der beteiligten Gesamtfläche*

$^1/_4$ oder weniger, aber nicht 0 1
mehr als $^1/_4$, doch weniger als $^1/_2$ 2
größer als $^1/_2$, doch weniger als $^3/_4$ 3
größer als $^3/_4$ bis zur Gesamtfläche 4
A × B × 5 Gesamte Höchstzahl = 80

2. Iris

A. *Bewertung*

Normal. 0
Zunahme der Faltenbildung (Verwaschenheit der Trabekeln), Blutüberfüllung, Schwellung, Gefäßerweiterung am Rande der Cornea (beim Auftreten einzelner oder mehrerer solcher Symptome), Iris weist noch Lichtreaktion auf (verzögerte Reaktion gilt als positiv) 1
Keine Reaktion gegen Licht, Blutung, grobe Veränderungen der Irisstruktur (einzelne oder mehrere Symptome) 2
A × 5 Gesamte Höchstzahl = 10

3. Conjunktiva

A. *Rötung* (nur für palpebrale Conjunktiva)

Gefäße normal 0
Gefäße deutlich mehr als normal injiziert 1
Mehr diffuse, karmesinrote Farbe, Einzelgefäße schwer erkennbar 2
Diffuse Fleischfarbe 3

B. *Chemosis*

Keine Schwellung 0
Schwellung mehr als normal (eingeschlossen Nickhaut) 1
Deutliche Schwellung mit Abheben der Lider. 2
Schwellung, so daß Lider halb geschlossen sind 3
Schwellung, so daß Lider mehr als halb oder ganz geschlossen sind. 4

C. *Sekretabsonderung*

Keine Absonderung 0
Jede Mehrabsonderung (nicht eingeschlossen die physiologische Sekretabsonderung am inneren Canthus) 1
Absonderung mit Anfeuchten der Lider und der benachbarten Haare 2
Sekretion mit Feuchtwerden der Lider und Haare weit über das Auge hinaus 3
Gesamtpunktzahl (A + B + C) × 2 Gesamte Höchstzahl = 20

Die Gesamtpunktzahl für das Auge ist die Summe aller Punkte für Cornea, Iris und Conjunktiva.

Sensibilisierungs-Studien. *Meerschweinchentechnik.* Ein Hautantigen ist ein Mittel, das bei der ersten Anwendung keine nachweisbare Veränderung herbeiführt, das aber nach einer Reihe von Applikationen Gewebsveränderungen wie Dermatitis an der Kontaktstelle oder an einer anderen Stelle des Körpers zurFolge hat.

Verschiedene Methoden sind entwickelt worden, um eine etwaige Hautsensibilisierung festzustellen. LANDSTEINER u. JACOBS haben nachgewiesen, daß eine intracutane Impfung beim Meerschweinchen geeignet ist, solche Antigene unter relativ einfachen chemischen Verbindungen nachzuweisen. Diese Methode ist von uns in geringfügiger Weise modifiziert worden und wird routinemäßig in unserem Laboratorium angewendet.

Weiße männliche Meerschweinchen im Gewicht von 300—450 g, die mit einem handelsmäßigen Kaninchenfutter in Tablettenform, ergänzt durch Gemüse wie Kohl oder Salat gefüttert werden, werden gekennzeichnet und das Haar wird am

Rücken und an den Flanken kurz geschnitten. Eine 0,1%ige Lösung oder Suspension in physiologischer Kochsalzlösung der betreffenden Substanz wird intracutan mit einer Nr. 26-Injektionsnadel injiziert. Injektionen werden ein um den anderen Tag gemacht, bis zu insgesamt 10 Injektionen. Diese 10 sensibilisierenden Injektionen werden auf einem bestimmten Fleck mit einem Flächenmaß von 3×4 cm an Rücken oder oberen Flanken appliziert; die Retestierung wird vorgenommen an einer Stelle gerade unterhalb des Flecks der sensibilisierenden Reaktionen. Die 1. Injektion enthält 0,05 cm^3, die übrigen 9 Injektionen 0,1 cm^3. 2 Wochen nach der 10. Injektion wird die Retestierung mit 0,05 cm^3 der frisch hergestellten Lösung oder Suspension durchgeführt. 24 Std nach jeder Injektion werden Ablesungen vorgenommen, die den Durchmesser, die Dicke und die Farbe der Reaktion umfassen. Der Vergleich der Retestierungsdosis erfolgt mit dem Mittel der Ablesung der 10 ersten Injektionen. Wenn der Wert der Retestierungs-Reaktion deutlich größer ist als das Mittel aus den 10 ersten Ablesungen, darf man annehmen, daß die Substanz zur Sensibilisierung geführt hat. Der Grad der Sensibilisierung ist proportional der Vermehrung der letzten Ablesung verglichen mit dem Mittel aus den ersten 10 Ablesungen.

Sensibilisierungstechnik beim Menschen. Die intracutane Meerschweinchen-Methode sollte benutzt werden, um alle Substanzen durchzuprüfen, um eine spätere Exposition des Menschen gegen Stoffe mit starker Antigenwirkung zu verhindern. Bei Verbindungen, die nur leichte sensibilisierende Wirkung besitzen oder für die sich die Meerschweinchen-Methode als ungenau erweist, ist der Mensch selber das einzig brauchbare Testobjekt. Der Test am Menschen sollte, wenn immer möglich, 200 Individuen umfassen (100 männliche und 100 weibliche Versuchspersonen mit möglichst großem Altersunterschied). Das Testmaterial von 0,5 cm^3 (oder 0,5 g bei festem Körper) wird auf eine bestimmte Stelle des Armes oder des Rückens in Form des sog. Läppchentests aufgetragen; das Pflasterstück wird nach 24 Std entfernt, der Erfolg abgelesen. Die Fläche des Erythems und des Ödems werden gemessen. Das Ödem wird geschätzt an dem Höhenunterschied der betroffenen Hautstelle gegenüber der unbeeinflußten normalen Haut. Die Versuchspersonen machen 1 Tag Pause, dann wird das 2. derartige Pflaster aufgelegt. Dieses Verfahren wird wiederholt, bis eine Serie von 10 aufeinander folgenden Expositionen vorliegt. Nach dieser Zehner-Serie macht die Versuchsperson 10—14 Tage Pause; dann wird einmal die Provokations- oder Retestdosis in gleicher Weise wie früher appliziert.

Ein Vergleich der Reaktionen, die nach den 10 sensibilisierenden Applikationen erfolgten, mit der Reaktion nach Applikation der Retestdosis erlaubt eine Schätzung des Grades der etwaigen Sensibilisierung.

Wiederholte derartige Applikationen sowohl bei Tier wie bei Mensch ergeben, daß es Stoffe gibt, die in bestimmter Konzentration zwar nicht bei der 1. Applikation, wohl aber nach wiederholter Anwendung schwere Hautreizung ergeben; solche Reaktionen müssen nicht notwendigerweise als Zeichen einer Sensibilisierung aufgefaßt werden, da die Haut unter Umständen nach 10—14 Tagen Pause ihre frühere Unempfindlichkeit gegen diese Substanz zurückgewonnen hat. Solche Substanzen sind weder primäre Reizgifte noch Sensibilisierungsgifte; mangels eines besseren Ausdrucks hat man diese Reaktion als „Hautermüdung" bezeichnet. Eine ganze Zahl von chlorierten Verbindungen weist nach unseren

Erfahrungen diese Eigenart auf. Substanzen dieser Gruppe könnten entdeckt werden mit dem oben dargestellten Läppchentest.

Allgemeine Giftigkeit nach Applikation auf die Haut. Diese Art von Giftigkeit wird bestimmt im akuten Versuch (bei einmaliger Anwendung) oder im subakuten Versuch (mit öfterer Anwendung) der Testsubstanz; hierbei wären zu beobachten: Vergiftungssymptome, chemische Untersuchungen, Hämatologie, Pathologie und physiologische funktionelle Testverfahren bei den behandelten Tieren.

Allgemeine Giftigkeit von der Haut aus (*Akuter Versuch*). In diesem Versuch wird das Gift mit Hilfe einer Gummimanschette über verschieden lange Zeit bis zu 24 Std an Ort und Stelle auf der Haut festgehalten. Die Gummimanschette aus elastischem Tuch wird so angefertigt, daß die Enden mit besonderen Streifen von elastischem Tuch verstärkt werden und daß die ganze Manschette eng dem Körper des Tieres anliegt. Die verstärkten Enden der Manschette werden so angelegt, daß der zentrale Teil aufgebläht werden kann, um so Platz für die angewandte Dosis zu bekommen. Es muß genügend Platz unter dem Gummituch sein, um beim Einbringen der Dosis keinen Druck zu erzeugen. In Tab. 6 werden die Abmessungen der Manschetten für verschiedene Tierarten angegeben und gleichzeitig die ungefähre Ausdehnung der Hautfläche, die der Testsubstanz ausgesetzt wird. Die Manschetten können etwas unterschiedlich sein, um sich für größere oder kleinere Tiere der betreffenden Tierart zu eignen.

Tabelle 6. *Weite der Gummimanschette für verschiedene kleine Laboratoriumstiere*

	Messung in Zentimetern		Gewichtsbreite der Tiere g	Durchschnittl. Expositions-Stellen cm²	Prozentsatz der Gesamtkörper-oberfläche
	Durchmesser an den Enden	Gesamtlänge			
Maus	2,5	4,5	20— 35	9	8,6
Ratte.	4,9	9,0	200— 350	90	23,4
Meerschweinchen. .	6,0	10,5	500— 750	90	14,5
Kaninchen	7,0	12,5	2500—3500	240	10,7
Hund.	9,0	12,5	4000—6000	500	16,0

Bevor man die Tiere dem Gift aussetzt, wird das Haarkleid am ganzen Rumpf des Tieres geschoren. Ungefähr die Hälfte der zu exponierenden Fläche wird außerdem mit Rasurstreifen im Abstand von 2—3 cm über die ganze Expositionsfläche versehen. Die Rasur muß tief genug gehen, um das Stratum corneum (verhornte Epithellage) der Haut zu durchdringen; darf aber nicht bis ins Derma gehen (d. h. es darf nicht bluten). Bei trockenen Stoffen, die als Pulver zur Anwendung kommen, werden Haut und Substanz vor der Exposition mit physiologischer Kochsalzlösung angefeuchtet.

Die Manschette wird über das Tier gestreift, das man in einem geeigneten Tierhalter (multiple animal holder) in bequeme, aber gut fixierte Haltung gebracht hat. Die Dosen für Flüssigkeiten und Lösungen werden berechnet nach dem Körpergewicht und werden unter die Manschette eingeführt. Im Falle von Flüssigkeiten oder von Lösungen unbekannter Toxicität gibt man den Kaninchen Anfangsdosen von 3,9, 6,0, 9,4 cm³/kg. Die Exposition soll niemals 24 Std überschreiten, wenn sie ohne eine starre Fixierung des Tieres nicht durchzuführen ist. Wenn ein geringes Aussickern der Substanz aus der Manschette vorkommt, was besonders in den ersten Stunden der Exposition zu befürchten ist, wird die

Flüssigkeit in einem Glase gesammelt und wieder appliziert. Eine genügende Anzahl von Tieren ist notwendig für die verschiedenen Dosierungen, um die tödliche Dosis für einen bestimmten Prozentsatz der Tiere festlegen zu können. Dies kann erfolgen, indem man den Prozentsatz der Mortalität bei verschiedener Dosierung bestimmt und daraus diejenige Dosis berechnet, die eine Mortalität von 50% (LD 50) ergibt. Eine Analyse der Ergebnisse ermöglicht es weiter, die Neigung der Dosenwirkungskurve zu bestimmen, ebenso wie den Standardfehler der Bestimmungen.

Bei der Testierung von Material von salbiger Beschaffenheit, welches an der Haut hängen bleibt, wird gewöhnlich ein 20er Drahtnetz verwendet, an Stelle der Gummimanschette. Das Drahtnetz ist gepolstert und befindet sich etwa 2 cm über der zu exponierenden Haut. Es wird in verschiedenen Größen hergestellt, um den verschiedenen Tierarten zu passen wie bei den Gummimanschetten. Die Tiere werden in gleicher Weise vorbereitet wie bei dem Gummimanschetten-Verfahren. Im Falle feinzerteilter Pulver wird die abgewogene Dosis gleichmäßig auf Baumwollgaze verteilt, die dann fest der Haut angelegt wird; dann wird die Gummimanschette oder das Drahtnetz übergestreift, so daß auf diese Weise die Gaze mit der entsprechenden Dosis der Substanz der Haut anliegt.

Am Ende der Exposition werden Gummimanschette oder Drahtnetze entfernt, das Volumen des nicht-resorbierten Materials, falls vorhanden, wird gemessen, die Hautreaktion wird protokolliert. Die Versuchstiere werden auf etwaige auffällige Vergiftungssymptome untersucht und dann in einen Stoffwechselkäfig übergeführt, wo sie für mindestens 2 Wochen beobachtet werden. Körpergewicht, Futterverbrauch, Benehmen der Tiere u. a. werden täglich festgestellt. Urinproben auf Eiweiß, reduzierende Stoffe, Blutfarbstoffe und andere auffällige Befunde sind üblich. Etwaige Veränderungen der Blutmorphologie bedürfen der Kontrolle. Die Gewebe von Tieren, die mehrere Tage nach der Exposition zugrunde gehen oder die wegen schwerer Intoxikation geopfert werden, erfahren eine histo-pathologische Untersuchung.

Subakute Giftigkeit von der Haut aus. *20 Tage-Experiment.* Örtliche Applikationen: Im 20 Tage-Experiment (subakut) werden relativ große Dosen der Testsubstanz täglich zugeführt, und zwar durch Einreiben an einer nicht abgedeckten Stelle der intakten und der rasierten Haut. Die Vorbereitung der Haut vor der Exposition geht ähnlich vor sich wie in den akuten Experimenten. Die Höhe der angewandten Dosis richtet sich nach den Ergebnissen des akuten Versuchs, jedoch werden verschiedene Dosierungen angewandt, und zwar so, daß die höchste Dosis 6,0 cm³/kg gewöhnlich nicht überschreitet. Die eingeriebene Stelle soll etwa 10% der Gesamtoberfläche des Tieres betragen. Die Testsubstanz wird mit Hilfe eines Glasstabs leicht in die Haut hineingerieben, und zwar so, daß gleichzeitig die Wirkung der Haarwurzeln und mäßiger Druck ins Spiel kommt. Die Tiere werden etwa 2 Wochen nach Abschluß des 20 Tage-Versuchs beobachtet. Das Verhältnis der überlebenden zu den toten Tieren wird in der üblichen Weise wie beim akuten Versuch statistisch behandelt. In solchen subakuten Versuchen mit täglicher Wiederholung der Applikation über 3 Wochen und mit einer Gesamtbeobachtungszeit von über 5 Wochen erhält man verläßliche Informationen über die Wirkung der Testsubstanz auf die Haut (örtliche Giftigkeit) und über deren Wirkung auf entferntere Organe (kumulative allgemeine Wirkung). In einigen

Fällen zeigt sich eine zunehmende Hautschädigung, so daß die Haut ihre Barrieren-Funktion einbüßt, wenn die Dosen wiederholt werden. In anderen Fällen kann die Testsubstanz eine Mumifizierung oder Koagulation der Haut oder schwere Narbenbildung herbeiführen, so daß die Resorption verzögert wird. Die gleichen Beobachtungen und Untersuchungen werden durchgeführt wie bei den akuten Versuchen von der Haut aus. Insbesondere werden Harn und Blut regelmäßig untersucht und mikroskopische Untersuchungen der verschiedenen Gewebe werden angeschlossen.

Imprägnierstoffe für Textilien. Gewisse Substanzen — Medikamente, Insecticide oder Insekten-abstoßende Stoffe, Läusemittel — können in geeigneten Textilien imprägniert werden. Exposition des Menschen gegen solche Imprägnierungsstoffe kann nicht gefahrlos sein. Bei der Begutachtung solcher Gefahren werden hierfür geeignete Streifen eines absorbierenden Textils imprägniert und um den Rumpf des Tieres befestigt mit grobfaserigem Baumwoll-Köperstoff (Herringbone cotton twill [8½ onz./yd.]). Die Streifen werden so ausgemessen, daß sie der zu behandelnden Hautfläche entsprechen, die Testsubstanz wird imprägniert, und zwar in genau abgewogenen Mengen oder Volumen der Substanz auf den Quadratmeter des entsprechenden Textils. Da viele solcher Imprägniermittel feste oder halbfeste Körper sind, ist es oft zweckmäßig, die bestimmte Dosis in einem flüchtigen Lösungsmittel wie Aceton zu lösen, wobei man soviel Lösungsmittel nimmt, um eine vollständige und gleichmäßige Imprägnierung des Textilstoffes zu erzielen. Das Lösungsmittel wird verdampft, indem man einen mäßigen Luftzug anwendet. Das so behandelte Textil wird dann um den Rumpf des Versuchstiers befestigt und wird dann vom Tier 3 Tage lang getragen. Der imprägnierte Stoff wird dann abgenommen, gewaschen und aufs neue imprägniert, dann dem Tier wieder angelegt, und zwar für den Rest. der Woche. Dieses Verfahren wird in der 2. und 3. Woche in gleicher Weise wiederholt. Im Verlauf der Versuchszeit von 3 Wochen werden die Tiere insgesamt 6 solcher Imprägnierungen ausgesetzt.

Die Konzentration im imprägnierten Textil hängt davon ab, zu welchen Zwecken dieses verwendet werden soll, aber eine Konzentration, die 8—10 mal größer ist als für den Gebrauch vorgesehen, darf in diesen Experimenten nicht schädlich sein, um so eine genügende Breite der Sicherheit zu gewährleisten. Die Applikation sollte bei Tieren mit intakter Haut und bei solchen mit abrasierter Haut erfolgen.

Diese Art der Technik ist auch geeignet, um die Gefahren zu beurteilen, denen die Arbeiter ausgesetzt sind, wenn ihre Kleidung mit irgend welchen giftigen Spritzmitteln oder mit anderen Giften auf ihrem Arbeitsplatz verseucht werden. Dieselben Beobachtungen und Untersuchungen sollten durchgeführt und statistisch behandelt werden wie bei der akuten Vergiftung von der Haut aus im 20 Tage-Versuch.

90 Tage-Versuch. Obwohl die Versuche über 90 Tage-Toxicität von der Haut aus in den Einzelheiten komplizierter und auch zeitraubender sind, ergibt sich gerade aus diesen Versuchen die beste Information über örtliche und Allgemein-Wirkungen, die durch die Testsubstanz von der Haut aus entstehen können. Ein Minimum von 4 verschiedenen Dosierungen ist gebräuchlich. Die niedrigste Dosis (die sogenannte Null-Linien-Dosis) wird berechnet aus der Maximalmenge, der das Individuum bei praktischer Anwendung ausgesetzt wird und ist zu entnehmen aus der Beschriftung des entsprechenden Handelspräparates oder aus dem herkömmlichen oder üblichen Gebrauch des Präparates. Die Größe der 3 übrigen Dosen erhält man, indem man die Null-Linien-Dosis mit den Faktoren 2, 4 und 8 multipliziert. Im Falle es nicht möglich ist, die Mengen zu bestimmen, die bei der praktischen Anwendung nötig sind, benutzt man willkürlich die Dosen 0,5, 1,0, 2,0 und 4,0 cm³/kg Körpergewicht. Die Dosen werden über 90 Tage täglich in die geschorene, aber intakte Haut des Tieres eingerieben. Die eingeriebene Fläche wird gemessen und soll etwa 10% der Gesamtoberfläche betragen. Das Experiment ist ähnlich wie beim 20 Tage subakuten Versuch, wird aber über einen längeren Zeitraum und mit niedrigeren Dosen durchgeführt, so daß man auch Substanzen studieren kann, die eine zunehmende Schädigung der Tiere zur Folge haben. Die gleichen Beobachtungen und Untersuchungen werden durchgeführt wie bei dem kürzeren subakuten Experiment. Besonderer Nachdruck wird auf Blut-Morphologie gelegt, um mögliche Wirkungen der Substanz auf die hämopoetischen Organe und das Blut selber zu erkennen. Wenn irgend welche deutlichen Wirkungen auftreten, werden die Gewebe aller Versuchstiere, gleichgültig ob sie während des Versuchs Symptome aufweisen oder nicht, auf histopathologische Veränderungen untersucht.

Verbindungen, die bei der wiederholten akuten Exposition nur leicht toxisch sind, können schwer schädigen, wenn man sie über 20—90 Tage appliziert. Verbindungen, die sich so verhalten, verursachen oft bei der 1. Exposition keine auffallenden Hautveränderungen, hinterlassen aber schwere Hautschäden bei wiederholter Anwendung. Die Hautveränderung kann schwanken zwischen leichter Dermatitis bis zur vollständigen Nekrose oder zu schwerer Narbenbildung mit Abschilferung. Die Haut ist nach der Regeneration gewöhnlich resistenter gegen spätere Wirkung der Verbindung.

Die Geschwindigkeit des Eindringens einer chemischen Substanz in die Haut und die örtliche Toxicität (örtliche Hautschäden), die man nach einmaliger oder wiederholter Exposition beobachtet, liefern Anhaltspunkte, die ebenso wertvoll sind als diejenigen, die sich aus der Allgemeinwirkung von solchen Toxicitäts-Experimenten von der Haut aus ergeben.

Aus den Ergebnissen der so beschriebenen experimentellen Verfahren, die dazu dienen, die örtliche und die Allgemeinwirkung von chemischen Stoffen bei örtlicher Applikation auf Haut und Schleimhäute zu erfassen, läßt sich eine Schätzung oder Auswertung des Grades der zu erwartenden Veränderung ableiten. Auch sollte man daraus etwas lernen über die Prognose in Hinsicht auf die Wiederherstellung und Erholung. Die Auswertung solcher Ergebnisse, die Berücksichtigung der Unterschiede zwischen den Tierarten, die Einführung einer Sicherheitsspanne sollten es möglich machen, die Menge, die Konzentration und die Häufigkeit der Anwendung einer Substanz zu schätzen, die voraussichtlich vom Menschen vertragen wird.

i) Pathologie

Von Arthur A. Nelson

Dieser Abschnitt unterscheidet sich von der Ausgabe 1949 dieser Übersicht hauptsächlich durch Ergänzungen, die sich aus vielen Besprechungen gemeinsamer Probleme mit den Wissenschaftlern der Universität und der Industrie ergeben haben, sowie durch zusätzliche Bemerkungen über Arzneistoffe und Kosmetica. Die Grundprinzipien haben sich indessen — wie zu erwarten — nicht verändert. Es ist richtig, daß die neuzeitliche Entwicklung bei solchen Toxicitätsversuchen Nachdruck auf Faktoren wie radioaktive Isotope, Stoffwechselvorgänge, carcinogene Wirkung legt; von diesen hat die carcinogene Wirkung Anspruch auf die besondere Aufmerksamkeit des Pathologen und er hat teilzunehmen an der Planung der zweckmäßigsten Untersuchungen zusammen mit Biochemikern, Statistikern u. a. Trotzdem ist die entscheidende Aufgabe des Pathologen weiterhin die gleiche wie in früheren Jahren, nämlich die, Aussagen darüber zu machen, ob ein Tumor nachzuweisen ist oder nicht, und wenn das bejaht wird, welcher Art dieser Tumor ist und in welcher Beziehung er zur Behandlung der Tiere steht.

Allgemeine Erwägungen. ,,Pathologie", wie in diesem Abschnitt gemeint, bedeutet zunächst makro- und mikroskopische morphologische Pathologie, oder mit anderen Worten pathologische Anatomie und Histologie, dagegen nicht funktionelle Pathologie.

Da ein vollständiges Bild gewöhnlich nicht leicht und nicht ohne beträchtliche Ausgaben zu erhalten ist, so diktieren praktische Erwägungen die Art und die Menge der pathologischen Untersuchungen, und zwar in der Richtung, daß man die gegenwärtige oder zukünftige Anwendung des fraglichen Chemikale ins Auge faßt (z. B. ob es in Lebensmitteln, als Arzneimittel oder als Kosmeticum angewendet werden soll), daß man weiterhin die anzuwendende Menge, sein bekanntes Maß an Giftigkeit, seine chemischen Beziehungen zu bekannten Giftstoffen, die Gesamteinnahme beim Menschen auf allen Zufuhrwegen, die mögliche Dauer der Einnahme u. a. berücksichtigt.

Im Fall von Lebensmitteln, wie Brot oder Milch, die einen großen Teil der Durchschnittskost ausmachen und die vom Individuum über einen großen Teil seiner Lebenszeit konsumiert werden, sind detaillierte pathologische Untersuchungen an mehreren Tierarten eine Notwendigkeit. Unter detaillierter Untersuchung wird verstanden Autopsie mit gründlicher makroskopischer Untersuchung der einzelnen Organe und Gewebe und mikroskopischer Untersuchung der wichtigsten Organe und Gewebe bei genügend viel Tieren, um dadurch mit großer Wahrscheinlichkeit sicherzustellen, ob ein bestimmtes Chemikale an irgendeiner Stelle eine Veränderung erzeugt. Wenn irgendein Effekt sichersteht, dann sollten solche Untersuchungen weiterhin die unterste Dosis sicherstellen, welche imstande ist, die geringste Abweichung vom Normalen zu erzeugen. Was unter geringster Abweichung zu verstehen ist, wird später gesagt werden. So einfach dieser Gedanke ist, so wird vielfach verkannt, daß es viel schwieriger ist, die unterste Dosis mit minimaler Wirkung zu bestimmen im Vergleich zu der Aufgabe, in mehr allgemeinerer Weise zu entscheiden, ob die fragliche Substanz diesen oder jenen Grad von Giftigkeit hat.

Wenn andererseits die Bedeutung und das gesundheitliche Risiko für den Konsumenten weniger dringend ist — wie z.B. im Fall eines weniger häufig benutzten Arzneimittels oder wenn die fragliche Substanz nur einem seltenen Lebensmittel, nicht einem Grundlebensmittel zugesetzt werden soll —, dann kann die pathologische Untersuchung in vernünftigem Maße eingeschränkt werden, nämlich ungefähr in gleichem Maße wie Tierfütterung, biochemische Untersuchungen u. a. Die Art und Weise der erforderlichen Untersuchung ist dann so verschieden, daß nichts Einheitliches darüber gesagt werden kann. Allgemein gesprochen indessen wird man für solche Untersuchungen weniger Tiere nehmen, weniger Tierarten, die einer bis ins einzelne gehenden mikroskopischen Untersuchung unterworfen werden. Als Minimum indessen sollten notwendigerweise so viele Tiere der makroskopischen und mikroskopischen Untersuchung unterworfen werden, daß die erzielten Ergebnisse signifikant sind.

Untersuchung von Organen und Geweben. Die schlechte Sitte, einem Pathologen kleine fixierte Stücke der verschiedenen Organe zu übergeben, nachdem eine mehr oder weniger ausgebildete Person mehr oder weniger von einer „Autopsie" gemacht hat, ist zu verurteilen. Das gilt auch für die Übersendung von Proben eines abnormen Gewebes, ohne daß man ein hinreichendes Stück des anliegenden Gewebes mitgibt. Der gleiche Pathologe, der die mikroskopischen Schnitte untersucht, sollte, wenn immer möglich, auch die Autopsie selber durchführen oder sie überwachen oder sollte mit einer qualifizierten Person zusammenarbeiten, um ins einzelne gehende und genaue Daten von ihm zu erhalten. Jede grobe Läsion, sei sie äußerlich oder innerlich, sollte beschrieben, und wenn möglich, gemessen werden, und man sollte nicht einfach sprechen z. B. von einem „subcutanen Tumor" (ohne die Größe, den Sitz, die Konsistenz, das Aussehen anzugeben) oder von einer „Knötchen-Leber" (ohne die Größe, die Farbe, die Konsistenz, die Form, den Grad der Knötchenbildung und die ungefähre Größe der Knötchen zu verzeichnen). Man sollte daran denken, daß der Pathologe auch einige Tiere im frischen Zustande sehen sollte und von den Organen sollten ebenfalls Proben für spezielle Fixierungsverfahren vorgesehen werden; auch kann es ratsam sein, die fixierten Eingeweide von Ratten und anderen Kleintieren en bloc dem Pathologen zuzuschicken; dadurch werden die Organgewichte für Vergleichszwecke nicht sehr verändert und die weniger gute Fixierung wird meiner Meinung nach mehr als ausgewogen durch die bessere, grobe Inspektion; außerdem entstehen neue Kunstprodukte durch das Hantieren und das Schneiden dieser kleinen Organe vor der Fixierung.

Eine Liste der Organe, die gewöhnlich bei unseren Hunden zur Untersuchung kommen, kann als Führer dienen. Hier sind eingeschlossen Lunge, Herz, Leber, Gallenblase, Milz, Pankreas, mesenteriale und cervicale Lymphknoten, Magen (Fundus- und Pylorusteil), Dünndarm (von 3 Abschnitten), Colon, Niere, Nebennieren, Harnblase, Testis (oder Ovarium), Prostata (oder Uterus), Thyreoidea, Parathyreoidea, submaxillare Speicheldrüsen, Gehirn (4 Abschnitte), Hypophyse, Rippenknochen, Knochenmark, Skeletmuskel und jede andere hier nicht aufgeführte Struktur, die bei grober Betrachtung als abnorm auffiel. Einzelne dieser Organe werden übergangen, wenn eine Anzahl von Hunden, die die gleiche Substanz erhalten haben, ins einzelne gehend untersucht worden sind und die fraglichen Organe als normal nachgewiesen wurden. Auf der anderen Seite kann ein anderer Zufuhrweg im Gegensatz zur oralen Gabe Schnitte von weiteren Strukturen wie Haut, Stelle der Injektion u. a. nötig machen. Kaninchen und Kleintiere machen eine etwas weniger rigide Untersuchung durch als die Hunde. Diese Beschreibung gilt für chronische Experimente; in vorläufigen Versuchen oder im subakuten Experiment bei Kleintieren — hier unter der Voraussetzung, daß später doch ein chronisches Experiment angeschlossen wird — kann die mikroskopische Untersuchung beträchtlich abgekürzt werden.

In Ergänzung zu diesen Routineuntersuchungen sind sehr häufig zusätzliche weitere gewebsfixierende und gewebsfärbende Verfahren notwendig, wenngleich nur in geringem Ausmaße. Auch wenn sie nicht absolut erforderlich sind, liegt ihr Wert darin, daß sie Zweifel ausräumen, im Falle man sich auf ein einziges Routineverfahren der Sektion beschränkt. Beispiele von zweckmäßigen speziellen Färbungen („zweckmäßig" in dem Sinne, daß sie pro Arbeitsstunde die größte Aufklärung bringen und „Färbung" in dem Sinne, daß man dabei weniger an die technische Nuancierung denkt, ob Färbung oder Imprägnierung oder Farbreaktion) sind die folgenden Verfahren: Identifizierung von Pigmenten, von Fett in Gehirnschnitten, GIEMSA-Färbung bei Knochenmarks-Ausstrichen, die SCHIFFsche Reaktion als Nachweis für Glykogen im Reticuloendothel und für die allgemeine Übersicht. Wir haben gefunden, daß eine Routinefärbung von Fett in Leber und Niere bei Tieren von Kaninchengröße und mehr ausgesprochen nützlich sein kann; das gleiche gilt für den regelmäßigen Gebrauch der Apparatur zur Untersuchung im polarisierten Licht.

Eine vollständige pathologische Untersuchung des Nervensystems ist ein solch komplexes und spezialisiertes Gebiet, daß in diesem Abschnitt nichts diskutiert wird außer der Routineuntersuchung, die dem Allgemein-Pathologen zufällt. Unserer Erfahrung entsprechend führen chronische Toxicitätsversuche zwar gelegentlich zu spezifischen Gehirnveränderungen, gewöhnlich indessen sind Gehirnläsionen entweder sicher zufällig oder sie sehen aus wie zufällig, obwohl möglicherweise ein unterstützender Faktor in der Behandlung zu sehen ist. Die Hypophyse, wenn sie auch als Drüse eine Zentralstellung einnimmt, wird gewöhnlich nicht im einzelnen untersucht, zum Teil aus ähnlichen Gründen wie beim Gehirn. In jedem Fall — sofern das Gehirn entnommen wird — sollte man auch die Hypophyse entnehmen und mindestens einen Routineschnitt untersuchen.

Die Fortschritte der Histochemie lassen die Frage entstehen, ob nicht möglicherweise einige dieser neuen Methoden, auf Gewebsschnitte angewendet, eine besser zufriedenstellende Anwort in Hinblick auf pathologische Veränderungen geben können als die gewöhnlichen Färbemethoden. Es ist offenbar, daß durch ihre Natur selber sie Fragen zu beantworten vermögen, die man mit anderer Technik nicht erfassen kann. Indessen erfordert die Durchführung dieser Verfahren mehr Zeit und Anstrengung und das Produkt ist weniger dauerhaft. Allgemein gesprochen sollten histochemische Untersuchungen nützlicher sein in kurzfristigen Toxicitätsstudien, bei denen die relative Belastung der Tiere größer ist und bei denen der Nachweis einer Veränderung durch die Konzentration des Chemikale in einer Zelle oder einem Organ leichter erfolgen kann als in langfristigen Untersuchungen, wo man hauptsächlich mit strukturellen Veränderungen zu rechnen hat.

Erst in verhältnismäßig jüngster Vergangenheit hat man allgemein begriffen, wie viele Abweichungen von dem idealen, „normalen" mikroskopischen Aussehen der Organe von Laboratoriumstieren verursacht werden durch eine auch nur wenig suboptimale Futterzusammensetzung, und wie viele solcher Veränderungen, die sich während der experimentellen Verfahren entwickeln, nichts als spezifische Veränderungen durch den Hungerzustand sind und wie viele „spontane" pathologische Veränderungen in den Kontrolltieren gefunden werden, besonders in den älteren. Aus diesen Gründen sollte ein Pathologe, wenn er nicht im Besitz von genügend Kontrollmaterial ist, sorgfältig jede andere Möglichkeit erwägen und nicht nur die spezifische Wirkung der Behandlung, wenn er eine makroskopische oder mikroskopisch-anatomische Abweichung von dem idealen „Normalen" sieht. Unter den erwähnten Umständen ist es oft schwierig, eine solche Unterscheidung zu treffen. Wenn nur auffällige, abnorme Befunde bei unkontrollierten Versuchstieren berücksichtigt werden, dann kann man vieles falsch betrachten.

Mit den größeren Tieren, wie Hunden und Affen, sind größere Unkosten in Hinsicht auf Beschaffung und Erhaltung erforderlich und daher muß jedes zusätzliche Tier genau überlegt werden, das einer Versuchsgruppe angeschlossen werden soll. Auf der anderen Seite kann eine zu kleine Zahl von Tieren bei der einzelnen Dosierung leicht zu zweifelhaften oder irrtümlichen Resultaten führen. Zum Beispiel wird von anderen Laboratorien gewöhnlich vorgeschlagen, daß ein Chemikale in Hinblick auf chronische Toxicität bei Hunden in 2 Dosierungen gefüttert werden muß, und zwar an Gruppen von je 2 Tieren mit einer weiteren Gruppe von 2 Tieren als Kontrolle. Ein solches Verfahren führte zu 2 Hauptquellen von Schwierigkeiten. Die eine ist die, daß die betreffende Verbindung vielleicht nur in 25% der Versuchstiere in einer bestimmten Dosierung signifikante Läsionen herbeiführt. Wenn daher nur 4, 3 oder gar 2 Hunde für jede Dosierung benutzt werden, dann besteht gute Aussicht, daß die Gruppe überhaupt kein empfindliches Tier enthält. Die andere Schwierigkeit ist die, daß in einer solchen kleinen Gruppe es überaus wahrscheinlich ist, daß irgendeine zufällige Läsion vorkommt, vielleicht von solcher Art, daß eine Entscheidung zwischen Zufall und Behandlung schwierig ist. Vom Standpunkt des Pathologen aus, der diese Situation vermeiden und trotzdem die Zahl der Hunde auf ein Minimum reduzieren will, haben wir gefunden, daß die kleinste Zahl von Tieren pro Gruppe, die noch zufriedenstellende Resultate ergibt, 4 beträgt, vorausgesetzt, daß eine genügende Anzahl von Dosierungen untersucht wird.

Gewebsveränderungen, die durch Einwirkung von Chemikalien entstehen, weisen häufig nicht einen neuen oder charakteristischen Befund auf; sie bedeuten vielmehr oft nur ein häufigeres Vorkommen oder eine stärkere Ausprägung einer Art von Läsion, die in dem betreffenden Tierstamm bereits an sich vorkommt. Dies trifft besonders zu für das 2 Jahre-Experiment (also über Lebenszeit) bei Nagetieren, bei welchen eine geringgradige chronische Schädigung oft erst im 2. Jahr signifikante Unterschiede zwischen Testtieren und Kontrolltieren ergibt. Alte Ratten z. B. können bei Kontrolldiät in seltenen Fällen einen ziemlich leichten Grad von chronischer Nephritis oder Nephrose aufweisen. Die mit der Testdiät gefütterten können dieselben histologischen Veränderungen in der Niere aufweisen, aber der Prozeß wird im Durchschnitt hochgradiger oder häufiger sein oder beides. Wenn ein solcher Unterschied über die vernünftigen Grenzen der Wahrscheinlichkeit hinausgeht, sollte er als eine Wirkung des Chemikale aufgefaßt werden. Das gleiche trifft zu für etwaige signifikante Veränderungen in der Häufigkeit von Tumoren, entweder in bestimmten Organen oder von Tumoren im allgemeinen, die unter Umständen erst deutlich werden in der 2. Hälfte des 2. Jahres. Wenn mehr spezifische Effekte wie Hämorrhagien oder massive Lebernekrosen beobachtet werden, besteht gewöhnlich kein Zweifel, daß die betreffende Substanz daran Schuld ist. Indessen muß dies häufige Vorkommen bestimmter pathologischer Veränderungen in den Kontrolltieren, die in gesteigerter Form bei den behandelten Tieren auftreten, in Rechnung gestellt werden, und zwar derart, daß eine sorgfältige Protokollführung über alle pathologischen Veränderungen in allen Tiergruppen vorgeschrieben ist. Weil krankhafte Zustände in den Laboratoriums-Kolonien unserer Versuchstiere von Jahr zu Jahr verschieden sind, so sollten bei einem idealen Versuch die Kontrolltiere soweit als möglich aus dem gleichen Wurf stammen, des gleichen Geschlechts und Gewichts sein wie die Testtiere; auf jeden Fall aber sollte man Kontrolltiere zusammen mit den Testtieren in den Versuch nehmen.

Kontrolltiere in Experimenten, die mit subcutanen Injektionen, Sondenfütterung u. a. verbunden sind, sollten nicht einfach unbehandelte Tiere sein; solche Kontrolltiere sollten vielmehr in ganz ähnlicher Weise mit Injektionen oder mit Sondenfütterung behandelt werden wie die Testtiere. Auch dann können noch Unterschiede auftreten, die die Ergebnisse beträchtlich beeinflussen können, z. B. wenn erhitzte Fette länger an der Stelle der subcutanen Injektion nachweisbar sind als nicht erhitzte Fette.

Ein ausgezeichneter Anreiz zur Objektivität der Untersuchung, vor allem dann, wenn die Folgen der Behandlung nur leicht sind, liegt darin, daß man dem Pathologen die Tiere unter irgendeiner Schlüsselbezeichnung gibt, wenigstens solange, bis ein vorläufiger Bericht gemacht worden ist. Zum Beispiel kann dem Pathologen gesagt werden, daß Ratte 8888 der Gruppe C tot aufgefunden wurde in der 78. Woche der Versuchsperiode, ohne ihm zu sagen, ob die Gruppe, zu der das Tier gehörte, eine der 4 Versuchsgruppen war oder die Kontrollgruppe. Angabe der Gruppen-Zugehörigkeit ist indessen wichtig, weil leichte Wirkungen der Behandlung eher erkannt werden können, wenn man verschiedene Tiere der gleichen Gruppe mit verschiedenen Tieren der anderen Gruppe vergleicht, als wenn man das einzelne Tier von den anderen zeitlich getrennt untersucht. Besonders wenn man minimale Veränderungen in mikroskopischen Leberschnitten auswerten will, haben wir gefunden, daß eine solche Verschlüsselung vorteilhaft ist, weil man sonst nämlich eine geistige Anstrengung machen müßte, um die Kenntnis der Dosierung zu unterdrücken, denn eine solche Kenntnis könnte mitbestimmend sein bei der Auswertung der histologischen Veränderungen.

Auswertung der histologischen Veränderungen. Die Auswertung der mikroskopischen Pathologie verlangt nach einem sorgfältigen, nicht cursorischen Vorgehen. Es ist nicht damit getan, daß man sich die Schnitte der Kontrolltiere ansieht, dann die der behandelten Tiere und daß man dann im Geiste die beiden miteinander vergleicht und protokolliert. Ein solches Verfahren wäre nur geeignet, wenn man nur ganz ausgesprochene Veränderungen sucht; aber es muß mit Nachdruck gesagt werden, daß dieses Verfahren nicht geeignet ist, wenn die allerfeinsten Veränderungen, und zwar bei jener Grenzdosierung, bei welcher gerade die Wirkung des Chemikale beginnt, nachgewiesen werden sollen. Die groben Veränderungen bei höherer Dosierung, deren Nachweis ebenso notwendig ist, um das „Spektrum" der Toxicität des Chemikale zu begreifen, werden ja sowieso leicht erkennbar sein.

Ein sorgfältiges Vorgehen verlangt nach detaillierter Protokollierung in Tabellenform, vor allem für diejenigen Organe, die vornehmlich Veränderungen aufweisen. Z. B. wurden bei Untersuchung bestimmter chlorhaltiger Insecticide die folgenden Faktoren in den Leberschnitten nach Grad der Veränderung protokolliert: Die charakteristische „chlorhaltige Insecticid"-Veränderung bei Nagetieren, Vacuolen-Bildung in der Leberzelle, Proliferationsvorgänge in den Gallengängen, durchschnittliche Größe der Leberzellen, Unregelmäßigkeit in der Größe der Leberzellen, Desorganisation des normalen Leberläppchens und Herde von kleinen Leberzellen. Jedes einzelne mikroskopische Präparat sollte so durchgesehen und protokolliert werden, vorzugsweise in Tabellenform. Solche Tabellen brauchen nicht besonders geschmackvoll oder hübsch zu sein und doch sollten sie die einzelnen Ausgangsbeobachtungen enthalten, auf denen später die Folgerungen und Zusammenfassungen aufgebaut werden können und alle solchen Protokolle sollten den Forderungen wissenschaftlicher Forschung genügen.

k) Statistik

Von Bert J. Vos

Statistiker erinnern uns häufig daran, daß man von ihren Diensten am besten Gebrauch macht, wenn man ihren Rat vor Beginn des Experiments einholt und nicht, wenn dieses fertiggestellt ist. Die Tatsache, daß dieser Abschnitt erst am Schluß behandelt wird, sollte uns darauf hinweisen, daß dieser Punkt auch weiterhin zu beachten ist. Die exakte Planung eines toxikologischen Experiments muß ebenso auf einer gesunden statistischen Grundlage beruhen wie auf der vollständigen Kenntnis der Charakteristika der einzelnen Versuchstiere bei ihrer Reaktion auf die verschiedenen chemischen Substanzen. Die experimentelle Planung, wie sie in den vorhergehenden Abschnitten beschrieben worden ist, sollte man nicht als starre Anweisung nehmen, vielmehr als Ausgangspunkt, von dem aus der Toxikologe Experimente aufbauen kann, die den besonderen Notwendigkeiten des betreffenden Problems Rechnung tragen. Ein Forscher, der eine stereotype Reihe von Anweisungen verfolgt, kann unter Umständen einen sehr ärmlichen Gebrauch machen von den experimentellen Ergebnissen, die ihm zur Verfügung stehen.

Die Frage, wieviel Tiere man nehmen soll, stellt sich häufig bereits im Beginn der Planung einer Toxicitäts-Untersuchung. Da jedes zusätzliche Tier, wenn es sachmäßig benutzt wird, uns zusätzliche Informationen über die fragliche Substanz liefert, so kann die obige Frage auch umgedreht werden und man kann den Fragenden fragen, wieviel Information er haben will. Je nach dem, ob die Antwort auf diese letztere Frage unbestimmt oder sehr weitreichend ist, muß man auch die erstere Frage beantworten. Die Tatsache, daß ein Mehr an Informationen nur im Verhältnis zur Quadratwurzel der Zahl der verwendeten Tiere gewonnen wird und nicht proportional der Zahl selber, kann allzu ausgedehnte Planungen entmutigen. Häufig entsteht die Zahl der Versuchstiere, für die man sich zuletzt entschließt, aus einem Kompromiß zwischen dem, was man zu wissen wünscht, und was man sich an Beobachtungen erlauben kann.

In einem akuten Toxicitätsversuch muß die Frage, wieviele Tiere man nehmen soll, beantwortet werden mit dem Fortschreiten des Experimentes. Dies muß so sein, weil die Exaktheit, mit der die LD 50 bestimmt wird, abhängig ist von der Neigung der Dosis-Wirkungs-Kurve und ebenso von der Zahl der verwendeten Tiere. Wenn die betreffende Verbindung eine sehr steile Kurve ergibt, so sind weniger Tiere notwendig, um die LD 50 mit einer größeren Exaktheit zu bestimmen, als wenn die Kurve sehr flach läuft. Zum Glück erlaubt einem die Art des akuten Toxicitäts-Versuchs ohne große Umstände zusätzliche Tiere anzuwenden, bis die gewünschte Exaktheit erreicht ist oder bis es deutlich wird, daß die Dosis-Wirkungs-Kurve so flach verläuft, daß eine größere Exaktheit schwierig zu erreichen ist. Im Falle kostspieliger Tiere, wie z. B. Meerschweinchen, Kaninchen, Katze oder Hund, ist man gewöhnlich zufrieden mit einer verhältnismäßig ungenauen Annäherung an die LD 50.

In subakuten und chronischen Experimenten ist die Angabe einer korrekten Zahl von Tieren schwieriger, und zwar aus zwei Gründen. In erster Linie wegen der längeren Dauer dieser Experimente; es ist nämlich selten durchführbar, zusätzliche Tiere in den Versuch zu nehmen, wenn das offensichtlich nötig wird; hier wird es im allgemeinen notwendig sein, das ganze Experiment zu wiederholen. In zweiter Linie verfolgen diese langdauernden Experimente vor allem das Ziel, diejenige Dosierung festzustellen, bei welcher der erste minimale toxische Effekt bemerkbar wird. Solche Effekte aber wird man nur bei den empfindlicheren Tieren finden und je größer die Gruppe, desto größer ist die Wahrscheinlichkeit, daß empfindliche Tiere dabei sind. Als Beispiel für die Zahl der Tiere, die notwendig sind, um geringfügige Effekte zu entdecken, soll hier gesagt sein, daß ein Effekt, der nur bei 1% der Versuchstiere vorkommt, mit einer Wahrscheinlichkeit von 37% übersehen wird, wenn man nur 100 Versuchstiere nimmt. Wenn dieser Effekt zu denen gehört, die auch spontan bei den Kontrolltieren vorkommen und wenn wir daran interessiert sind, eine um 1% vermehrte Häufigkeit seines Auftretens bei den Versuchstieren aufzudecken, so ist diese Aufgabe geradezu fürchterlich. Und doch, wenn dieser Effekt bei einer Bevölkerung in einem Lande von der Größe der Vereinigten Staaten auftreten würde, so ergäbe sich eine eindrucksvolle Gesamtzahl. Glücklicherweise ist das Verhalten einer solchen Verbindung bei höheren Dosierungen eine beträchtliche Hilfe, um die Beobachtungen bei der Minimal-Dosis zu interpretieren. Im Prinzip kann man dann eine annähernde Dosis-Wirkungs-Kurve zusammenstellen in der Art, wie man sie auch bei den akuten Toxicitäts-Versuchen benutzt.

Verschiedene Stämme der gleichen Tierart können beträchtlich in ihrer Empfindlichkeit gegenüber giftigen Substanzen schwanken. Sogar die Empfindlichkeit des einzelnen Stammes im gleichen Laboratorium kann sich von Jahr zu Jahr verändern. Wenn man irgendein Maß für diese Veränderung der Empfindlichkeit finden könnte, so wäre das von großer Hilfe, wenn man die späteren Ergebnisse mit einer neuen Substanz bewerten will. Man hat vorgeschlagen, daß man eine besondere Gruppe von Tieren mit einem nahe verwandten, bekannten Gift behandelt — mit einer sogenannten positiven Kontroll-Gruppe — und daß man eine solche Gruppe jedem Experiment anschließt, um dieser Schwierigkeit zu entgehen. Bei der Testierung eines neuen chlorhaltigen Kohlenwasserstoff-Insecticid z. B. würde eine Tiergruppe zum Vergleich DDT erhalten. Wenn in diesem Experiment DDT weniger toxisch erschiene als gewöhnlich, dann sollte man zurückhaltender sein bei der Auswertung der Ergebnisse mit dem neuen Insecticid. Die Schwäche eines solchen Verfahrens besteht darin, daß man eine Korrelation in der Reaktion der Tiere auf die beiden Substanzen voraussetzt. Auf diesem Gebiete der Testierung ist aber eindeutig gezeigt worden, daß eine nahe chemische Verwandtschaft keine Sicherheit dafür liefert, daß nun auch eine Ähnlichkeit in Hinblick auf die veränderte Empfindlichkeit des Versuchstieres vorliegen muß. Strophantin z. B. hat sich als ein sehr schlechtes Standard-Präparat zum Vergleich der Wirksamkeit von Digitalis-Präparaten erwiesen.

Ein wirklich zufriedenstellendes statistisches Verfahren, um Wachstumskurven auf signifikante Unterschiede hin zu untersuchen, ist uns unbekannt. Gewöhnlich markieren wir die Ergebnisse auf Millimeterpapier und bilden uns visuell einen Eindruck, bei welchen Dosierungen eine signifikante Veränderung gegenüber den Kontrollen vorliegt. Sofern der Unterschied gegenüber den Kontrollen nur gering ist, kann man zur genaueren Beurteilung einen bestimmten Zeitpunkt der Wachstumskurve mit besonders starkem Wachstum herausgreifen und für diesen Zeitpunkt durch Rechnung feststellen, ob eine signifikante Veränderung im Gewicht der Kontrollen einerseits, der Testtiere andererseits besteht. Für diesen Zweck benutzt man entweder den „t"-Test oder die Varianz-Analyse, je nach der Vorliebe des Untersuchers. Wenn das Experiment von Tieren des gleichen Wurfs ausgeht, sollte man diesen Vorteil benutzen, indem man untersucht, ob das Mittel der Differenz bei den einzelnen Tierpaaren in signifikanter Weise von 0 abweicht. An diesem Punkt sollte man vorsichtig sein, wenn man Tiere vor sich hat, die bei der einen oder anderen niedrigen Dosierung der Testsubstanz eine Wachstumsbeschleunigung aufweisen. Wenn derartiges beobachtet wird, ist man leicht geneigt, es nicht zu glauben und die Annahme zu machen, daß die Kontrollgruppe aus irgendeinem Grunde ein Mindergewicht hat. Wenn dann auf Grund einer solchen Annahme die Tiere mit beschleunigtem Wachstum zusammen mit den Kontrolltieren gemeinsam ausgewertet werden — oder noch schlimmer, wenn diese Tiere mit beschleunigtem Wachstum selbst als Kontrolltiere geführt werden, dann läßt sich nichts Eindeutiges mehr darüber aussagen, welche der verschiedenen Dosierungen zu deutlicher Verminderung des Wachstums geführt hat.

Bei der Auswertung der Ergebnisse eines biologischen Experiments ist die hierfür verwendete Methode der statistischen Analyse abhängig von der Versuchsplanung. Die richtige Planung und die spätere Analyse zusammen erlauben, ein Maximum von Informationen aus den experimentellen Ergebnissen zu entnehmen. Grundsätzlich vergleicht die statistische Analyse den Effekt, der durch die Verschiedenheiten der Behandlung herbeigeführt wird, mit einer verbindlichen Schätzung des experimentellen Fehlers. Die Wahrscheinlichkeit, daß die Ergebnisse des Experimentes auf die Verschiedenheit der Behandlung und nicht auf zufällige Variation zurückzuführen sind, kann dann berechnet werden.

Zusammengefaßt läßt sich sagen, daß die experimentellen Verfahren, die in den vorhergehenden neun Abschnitten in großen Zügen dargestellt worden sind, einen Arbeitskompromiß hinsichtlich der Zahl der Tiere und hinsichtlich der Zuverlässigkeit der Methoden darstellen. Sie sind ersonnen worden, um einen möglichst aufschlußreichen Gebrauch von den Versuchstieren und der Arbeitszeit des einzelnen Forschers unter den Bedingungen des Laboratoriums möglich zu machen. Wer unter anderen Bedingungen arbeitet, wird vielleicht bald herausfinden, daß in seinem Fall das Gewicht der Versuche anders verteilt werden muß, um diesen veränderten Bedürfnissen zu entsprechen.

l) Interpretation der Giftigkeit bei Tieren im Hinblick auf die mögliche Giftigkeit beim Menschen

Von A. J. Lehman und Geoffrey Woodard

Dr. A. L. Tatum, emeritierter Professor der Pharmakologie an der Universität von Wisconsin, hat sich folgendermaßen geäußert:

„Das Schicksal des Menschen ist selten vorauszusehen; sie sterben nicht immer, wenn man dies eigentlich erwartet und erholen sich nicht immer, wenn sie es eigentlich tun sollten. Alles in allem müssen wir uns weitgehend auf das Laboratoriums-Experiment verlassen, um gesunde und kontrollierbare Grundsätze zu entwickeln."

Die experimentelle Arbeit, die notwendig ist, um solche Grundsätze zu entwickeln, wird in erheblichem Grade beeinflußt durch die Zielrichtungen, die diejenigen im Auge haben, die sich für die mögliche Toxicität von Chemikalien beim Menschen interessieren. Auf Grund eigener Erfahrung können diese Zielrichtungen eingeteilt werden in die des *Klinikers,* des *Arztes des öffentlichen Gesundheitswesens* und des *Industrie-Toxikologen.*

Der *Kliniker* ist interessiert, die Dosis zu erfahren, die er ohne Risiko seinen Patienten verordnen kann. Er wünscht zu wissen, welches die Nebenwirkungen des Arzneistoffes sind, die er beachten muß. Er möchte gern eine Erklärung haben für die pharmakodynamischen Wirkungen des Arzneistoffes, so daß er Hilfsmaßnahmen im Fall einer Überdosierung in Händen hat. Er ist weiterhin interessiert zu wissen, welche weiteren Arzneistoffe ohne Risiko mit diesem einen Stoff kombiniert werden können; im Gegensatz dazu will er auch den Gebrauch von Arzneistoffen vermeiden, deren Wirkung durch diesen einen Stoff potenziert wird. Schließlich möchte er den Arzneistoff gern in genügender Dosis geben und in richtigem zeitlichen Abstand, um einen therapeutisch wirksamen Blutspiegel oder Gewebsspiegel zu erzeugen.

Der *Arzt des öffentlichen Gesundheitswesens* ist interessiert an der möglichen Toxicität eines Chemikale, das benutzt werden soll zur Schädlingsbekämpfung, zur Sanierung, zur Vorratshaltung oder zur Lebensmittel-Herstellung. Er ist im wesentlichen interessiert an dem langanhaltenden Kontakt mit kleinen Mengen des Chemikale bei seiner Einwirkung auf den Menschen, z. B. in Lebensmitteln. Er möchte wissen, welche Menge des Chemikale ohne Schaden in den Lebensmitteln verzehrt, oder absorbiert oder eingeatmet werden kann, und zwar über lange Zeitdauer und ohne nachweisbare Schädigung des Menschen. Ein besonderes Anliegen für einen solchen Arzt besteht darin, die weitverbreitete Anwendung von Chemikalien zu verhindern, die krebserzeugend sind oder die Sensibilisierung zur Folge haben, und besteht weiter darin, daß er Sicherheiten haben möchte, daß die bei der Anwendung erforderlichen Mengen des Chemikale keine Schädigung irgendeines lebenswichtigen Organs oder eines Systems des Körpers herbeiführen, auch nicht bei empfindlichen Menschen. Er muß außerdem in realistischer Weise die vielen Probleme betrachten, die sich herleiten aus der modernen, industriellen Bearbeitung der Lebensmittel, ihrer Verpackung und ihrer Verteilung im Handel.

Der *Industrie-Toxikologe* hat 2 primäre Zielrichtungen. Seine Aufgabe ist es, die Belegschaft der Fabrik vor gefährlichem Staub und gefährlichen Gasen zu schützen, und er muß Sicherheit haben, daß die Erzeugnisse seiner Gesellschaft auf ihrem Weg durch die Handelskanäle ohne Risiko bewegt werden können. Da die Endbestimmung eines Chemikale nicht immer kontrolliert oder auch nur vorausgesehen werden kann, ist es sogar notwendig, das Risiko des Chemikale für Haustiere zu kennen. Wenn das im Handel verteilte Produkt ein potentielles Risiko besitzt, dann müssen verläßliche und zweckentsprechende Bedienungs-Vorschriften verfaßt werden, die dem möglichen Verbraucher verständlich sind.

Wenn man im Experiment die nötigen Informationen zusammenträgt, um die Bedürfnisse der 3 Gruppen zu befriedigen, so hat man sich zunächst mit der weitverbreiteten Meinung auseinanderzusetzen, die in verschiedenen Fassungen und von vielen Menschen verbreitet wird, daß es nämlich bei der endgültigen Analyse eines Chemikale die Erfahrung am Menschen ist, die wirklich zählt. Indessen kann diese Erfahrung am Menschen in ihren Folgen sehr schmerzhaft und sogar tragisch sein; sie ist aber in erheblichem Maße vermeidbar. In weitem Umfang kann das Elend, das mit Experimenten am Menschen verbunden ist, wesentlich vermindert werden, wenn man vollen Gebrauch macht von den Vorteilen des toxikologischen Tierversuches. Die Nützlichkeit solcher Versuche ist in klarer Weise durch J. H. BURN von der Universität Oxford umrissen worden; er sagt:

„Die einzige Methode, welche zu verläßlichen Ergebnissen führt, ist die experimentelle Methode . . . Biochemische Untersuchungen deuten darauf hin — insofern man die Vorgänge bei der Ausnutzung von Futter und Trank im Tierkörper betrachtet — daß die Ratte, das Kaninchen und besonders der Hund vieles gemeinsam mit dem Menschen haben, und was für diese Tiere zutrifft, gilt ebenso für den Menschen. Das Kaninchen unterscheidet sich dadurch, daß es Pflanzenfresser ist und von Gras und Blättern lebt, während der Hund in seinem Verdauungs-System sehr ähnlich dem Menschen ist, von diesem nur in wenigen Punkten unterschieden."

Einige der bleibenden Vorteile, die sich aus solchen Tier-Experimenten ergeben, sind die folgenden:

1. Relativ große Zahlen von Tieren können in den Versuch genommen werden, und zwar unter Bedingungen, die es ermöglichen, die meisten Variablen, die mit einem biologischen Experiment verbunden sind, zu kontrollieren. Faktoren der Umgebung wie Temperatur, Feuchtigkeit, Unterbringung können konstant gehalten werden. Eine willkürlich bestimmte Diät kann laufend gefüttert werden. Ein Tierstamm mit bekannten Erbanlagen und mit voraussehbarer Entwicklung von Spontan-Läsionen kann ausgewählt werden.

2. Zu jedem Zeitpunkt dieses Tierexperiments, der sich nötig erweist, können die Tiere für eine erschöpfende oder spezielle histologische Untersuchung geopfert werden. Schäden, die mit den gewöhnlichen Test-Methoden nicht entdeckt werden können, werden oft vom Pathologen gefunden.

3. Die Lebensspanne der meisten Laboratoriumstiere ist derart, daß mehrere Jahre von Exposition des Menschen in äquivalenter Weise reduziert werden können auf ein paar Wochen oder Monate des Tierexperiments und daß die ganze Lebenszeit des Menschen etwa 2 Jahre Lebenszeit bei der Ratte entspricht. Ein eindrücklicher Beweis, daß man so vorgehen kann, hat sich auf dem Gebiete der Krebserzeugung ergeben. Hier kann die Erfahrung beim Menschen mit einer 10—30jährigen Exposition wiederholt werden in 12—30 Monaten des Tierexperiments.

4. Ethische Erwägungen verhindern eine übermäßige Steigerung der Dosen im klinischen Experiment. Im experimentellen Laboratorium können vergleichbare Ergebnisse gewonnen werden, ohne Menschenleben aufs Spiel zu setzen. Chemikalien können hier in ihrer Dosierung bis zum Punkt nachweisbarer Schäden gesteigert werden. Auf diese Weise ist es in vielen Fällen möglich, in relativ kurzer Zeit eine Schädigung der Tiere durch höhere Dosierung zu entdecken bei chemischen Stoffen, die eine solche Schädigung beim Menschen in kleiner Dosierung nur gelegentlich herbeiführen.

5. Bei den meisten biochemischen Systemen in der lebenden Natur zeigt sich eine bemerkenswerte Ähnlichkeit, ob dieses System die Hefezelle, die Mäuseleber oder der Mensch ist. Die Unterschiede sind gewöhnlich von geringer Bedeutung und nicht häufig und sie sind oft übertrieben dargestellt worden. Natürlich ist es

möglich, sich der Existenz dieser Unterschiede bewußt zu sein. Sobald aber solche Unterschiede in den biochemischen Systemen bei den verschiedenen Lebewesen festgestellt und dem wissenschaftlichen Verständnis näher gebracht sind, werden sie oft zu sehr wichtigem Handwerkszeug für den Biologen. Auffällige Beweise hierfür finden sich auf dem gesamten Gebiete der Antibiotica. Hier hat die selektive Toxicität für bestimmte Lebewesen sich ausgewirkt zum Glück der einen Species — des Menschen.

Es wäre töricht zu behaupten, daß alle möglichen Wirkungen beim Menschen voraussagbar wären aus den Ergebnissen des Tierversuchs. Gebiete, die große Schwierigkeiten gemacht haben, sind die der Analgetica, der Sedativa, der Stimulantien oder Lähmungsmittel der höheren Hirnzentren, Blut- und Knochenmark-Schädigung, sensibilisierende Stoffe und chemo-therapeutische Wirkung.

Der Mensch ist das einzig zufriedenstellende Versuchstier, um die oben erwähnten Wirkungen auf das Zentral-Nervensystem zu studieren. Glücklicherweise sind fast alle Wirkungen leicht reversibel und kein großes Unglück kann entstehen, sofern man den Versuch vorsichtig macht. Es braucht dabei natürlich nicht betont zu werden, daß jeder Arzneistoff, der auf diese Weise getestet wird, vorher bei Tieren auf andere toxische Effekte vollständig untersucht sein muß. Obwohl es notwendig ist, auf den Menschen als Versuchsobjekt zurückzugreifen, um die Nützlichkeit von Arzneistoffen mit Angriff am Zentralnervensystem bestimmen zu können — z. B. von narkotischen Stoffen —, gibt es nebenher verschiedene Möglichkeiten, um im Tierexperiment nützliche Informationen über den Effekt von Chemikalien auf das Zentralnervensystem zu erlangen. Die verschiedenen Funktionsprüfungen sind für solche Tiere ersonnen worden, wie Versuche im Irrgarten, Klettertest am vertikalen Maschendraht, Festhaltetest am gleichen Maschendraht, Benehmen der Tiere auf Reize, die normalerweise das Verhalten der Tiere verändern; Verhalten der Tiere bei Einwirkung elektrischer oder akustischer Reize und Reaktion der Tiere auf bekannte Arzneimittel. Allgemein läßt sich sagen, daß, wenn immer eine derartige Reaktion beim Tier festgestellt wird, sie auch beim Menschen zu erwarten ist. Indessen können Arzneistoffe, die bei Tieren zu keinen derartigen Reaktionen führen, trotzdem beim Menschen in dieser Hinsicht wirksam sein. Zuletzt sind quantitative Vergleiche der pharmakologischen Wirksamkeit verschiedener Verbindungen, die am Verhalten der Tiere bestimmt wurden, selten für den Menschen gültig.

Knochenmarkstörungen beim Menschen können bisher durch den Tier-Versuch nicht vorausgesagt werden. Eine Anzahl von Chemikalien wie Hydrazine, aromatische Amine, aromatische Nitro-Verbindungen führen zu unverkennbaren Wirkungen auf die Formelemente des Blutes. Sofern derartiges beim Tier vorkommt, sind ähnliche oder viel gefährlichere Wirkungen auch beim Menschen zu erwarten. Indessen sind die weniger häufig durch Arzneistoffe ausgelösten Anämien und Agranulocytosen erst nach ausgedehnter klinischer Anwendung ans Tageslicht gekommen. Sogar im Selbstversuch wird man kaum erwarten können, daß eine derartige Eigenschaft der Chemikalien zum Vorschein kommt, da sie vielleicht nur in einem Falle unter tausend beobachtet wird. Nur wenn eine solche Substanz eine größere Verbreiterung findet, läßt sich ein derartiges Risiko genauer beurteilen.

Eines der Hauptprobleme, welchem man bei der Entwicklungsarbeit an Produkten jeder Art begegnet — ob es sich um Kosmetika, Arzneistoffe, Schmiermittel, Textilien, plastische Substanzen, Klebmittel oder industrielle Chemikalien handelt — ist die chemisch herbeigeführte allergische Reaktion, gewöhnlich Sensibilisierung der Haut. Manches Produkt, das sonst in jeder Hinsicht ausgezeichnet war, mußte ausgeschieden werden, weil es Hautausschläge oder Sensibilisierung zur Folge hatte. Die meisten Tierarten sind dieser Sensibilisierung der Haut nicht unterworfen. Meerschweinchenhaut kann auf einige dieser Stoffe mit Sensibilisierung reagieren, auf andere nicht, auch wenn es sich um starke Sensibilisatoren handelt. Die Affenhaut kann auch sensibilisiert werden, indessen ist sehr wenig darüber bekannt, wie weit dieses mit den Erfahrungen beim Menschen parallel geht. Die übrigen Laboratoriumstiere sind ungeeignet, eine Neigung zu Sensibilisierung festzustellen; dann bleibt nur der Mensch übrig. Aber auch hier ist die Situation keine glückliche; Sensibilisierung, falls sie einmal entstanden ist, bleibt über viele Jahre bestehen, so daß ein Freiwilliger, wenn er erst einmal sensibilisiert ist, auf dieses bestimmte Chemikale praktisch für den Rest seines Lebens reagieren wird, so oft er mit ihm in Kontakt kommt. Zusätzlich zu diesem ethischen Problem entsteht die weitere prekäre Frage, in welchem Ausmaße die betreffende Substanz *nicht* sensibilisieren soll. Es können z. B. nicht weniger als 300 Freiwillige notwendig sein, um eine Sensibilisierungshäufigkeit von 1% herauszufinden.

Die chemo-therapeutische Aktivität eines Chemikale gegen Infektionskrankheiten liegt außerhalb des Rahmens dieser Ausführungen. Es möge genügen zu sagen, daß das Tierexperiment in dieser Hinsicht nur so gut ist wie die experimentelle Infektion.

Gute Beispiele einer Voraussage für den Menschen auf Grund von Tierversuchen in Hinblick auf seine Reaktion gegen Chemikalien sind nicht leicht zu finden, und zwar aus den folgenden Gründen: in vielen Fällen, für die ein auffälliger Parallelismus aufgewiesen wurde, ist die toxische Reaktion aus dem einen oder dem anderen Grunde zuerst beim Menschen gesehen worden. Nachträglich zeigte dann das Experiment, daß unter geeigneten Bedingungen eine ähnliche Toxicität auch beim Tier zu finden ist. Dies gilt für Diäthylenglykol, für β-Naphthylamin-Blasentumoren, für Hautkrebs beim Schornsteinfeger, für Schädigung durch Strahlungen, für Morphinsucht, für Giftigkeit von Lithiumchlorid als Kochsalzersatzmittel und für eine Menge anderer Stoffe. Man könnte daraus folgern — und dieses geschieht nicht selten —, daß man sagt: „Sicherlich! Sie finden eben eine Toxicität bei Tieren nur, wenn Sie wissen, worauf Sie zu achten haben." Weiterhin muß gesagt werden, daß, wenn ein Forscher eine interessante Beziehung zwischen den Erscheinungen, die zuerst beim Menschen gesehen wurden, dann erst im Laboratorium feststellt, dann ist dies publizierbar. Eine negative Beziehung ist selten publizierbar.

Ein 2. Gebiet — und dieses ist vielleicht das größere —, auf dem solche Beispiele sehr wohl vorkommen sollten, kann nicht sehr einfach in positiver Weise ausgewertet werden. Hier ist jenes Gebiet gemeint, auf welchem eine beträchtliche Summe von tierexperimenteller Arbeit geleistet worden ist: Die unschädliche Konzentration oder Dosis auf Grund der Schätzung durch tierexperimentelle Daten und jener Konzentrationen, die später beim Menschen zur Anwendung kommen. Soweit zu sehen ist, sind nur sehr wenige Beispiele bekannt geworden, in denen die Erfahrung am Menschen anders war als der Voraussage der unschädlichen Dosis auf Grund des Tierexperimentes entsprach. Dies kann das Ergebnis eines guten Parallelismus zwischen Mensch und Tier sein, oder das Ergebnis einer konservativen Haltung bei der Schätzung der voraussichtlich unschädlichen Konzentration beim Menschen; wahrscheinlich handelt es sich um beides. Leider erfährt dieses ganze Gebiet keine Publizität, solange es zufriedenstellend arbeitet. Und doch wird man gerade auf diesem Gebiet der tierexperimentellen Untersuchung und der Anwendung von Chemikalien die besten und häufigsten Beispiele für parallele Effekte beim Menschen und beim Tier finden. Fast alle Arzneistoffe seit 1938 fallen in dieses Gebiet, ebenso die Insecticide, Pesticide, Fungicide, die man in den letzten 20 Jahren entwickelt hat, die große Mehrzahl der chemischen Lebensmittel-Zusätze, die allgemein im Gebrauch sind, und ebenso die erst kürzlich entwickelten möglicherweise sehr gefährlichen Chemikalien der Industrie.

Überblickt man das so beschriebene Gebiet, auf dem so beträchtliche Erfolge erzielt wurden, bei der Auswertung der Toxicität im Tierexperiment zur Bestimmung der möglichen Giftigkeit beim Menschen, so entsteht die Frage: Welches sind die wichtigsten Leitgedanken? Welche Faktoren haben diese Auswertung der toxischen Daten des Tierversuchs beeinflußt? Welche allgemeinen Beobachtungen lassen sich machen hinsichtlich der verschiedenen Phasen der Arbeiten auf dem Gebiet der Bestimmung der Toxicität bei Tieren?

Vielleicht die wichtigste Lektion, die man aus der Übersicht über die tierexperimentellen Daten von einigen tausend Verbindungen entnehmen kann, ist die, daß man ein genaues Bild der vielen Facetten der Wirkungsweise eines Chemikale besitzen muß, um mit Erfolg die mögliche Toxicität beim Menschen beurteilen zu können. Versuche über akute und chronische Toxicität allein genügen *nicht*. Wir müssen Daten besitzen über Histopathologie, Hämatologie, pharmakodynamische Eigenschaften, Reizwirkungen und Sensibilisierung. Studien über Resorption, Verteilung und Ausscheidung und über die Dauer des Verbleibens im Körper sind ebenso von Vorteil.

Wir sind immer wieder beeindruckt worden von der Notwendigkeit, die verschiedensten Tierarten für jedes einzelne Stadium der Untersuchung von Chemikalien zu verwenden. Auch in unserem Laboratorium haben wir uns einer solchen rückständigen Auffassung in diesen Dingen gelegentlich schuldig gemacht. Obwohl wir ausgedehnte Toxicitätsstudien über Monochloressigsäure durchgeführt hatten, war erst das mysteriöse Auftreten von Erbrechen und Durchfall bei einigen Truppenteilen im 2. Weltkrieg — und zwar anschließend an den Genuß einer Orangeade — die eigentliche Veranlassung, daß wir entdeckten, daß der Schädling die zugesetzte Monochloressigsäure war und daß diese dann auch Erbrechen und Durchfall bei Hunden machte. Später hatten wir eine ähnliche Erfahrung mit einer bestimmten Teerfarbe — FD & C Orange No. 1 —. In den letzten Jahren sind uns auch eine ganze Zahl von biochemischen Unterschieden zwischen den verschiedenen Tierarten bekannt geworden. Sobald man sich dieser biochemischen Unterschiede bewußt wird, führt dies automatisch zur Auswahl oder zur Ablehnung einer bestimmten Tierart für ein bestimmtes Experiment. Zum Beispiel haben Hunde einen sehr schlechten Acetylierungs-Mechanismus für aromatische Amine; andererseits sind Hunde und Katzen die Tiere der Wahl beim Studium von Methämoglobinbildnern. Viele weitere Beispiele dieser Art sind bekannt.

Verschiedene Forscher haben berichtet über die relativen Organgewichte und ihren Wert, die mögliche Giftwirkung erkennbar zu machen.

Eine weitere Beobachtung ist die, daß große Vorteile dem Laboratorium zufließen, in welchem die verschiedenen Sachverständigen, Biochemiker, Physiologen, Pharmakologen und Pathologen zusammenwirken in einer engen organisierten Gemeinschaft. In einer solchen Organisation können die verschiedenen Experten ununterbrochen in Kontakt bleiben mit den verschiedenen Phasen der Untersuchung solcher Chemikalien. Der Pathologe z. B. kann teilnehmen an der Planung und Durchführung des Experiments und kann anwesend sein bei der Autopsie der chronischen Tiere. Nur allzu oft besteht der einzige Kontakt des Pathologen mit dem Experiment darin, kleine Gewebsstücke zu untersuchen, die ihm jemand, der nicht Pathologe ist, geliefert hat.

Zum Schluß — wenn die Pharmakologen die tierexperimentellen Versuche, die Biochemiker, Physiologen und Pathologen ihre damit verknüpften Untersuchungen durchgeführt haben — liegt eine große Summe von quantitativen Daten und qualitativen Beobachtungen vor, die dann der Auswertung bedürfen, und zwar in dem Sinne, daß man zu einer bestimmten Konzentration oder Dosis oder zu Angaben über Verträglichkeit oder zu anderen Folgerungen in Hinblick auf die vorgesehene Verwendung beim Menschen gelangt. Viel Mühe ist nötig gewesen, um bestimmte Schemata, therapeutische Verhältniszahlen, Sicherheitsspannen, toxische Verhältniszahlen und ähnliches festzulegen. Auf das Gewicht umgerechnet wird z. B. gesagt, daß Tiere etwa 5—10mal widerstandsfähiger sind als der Mensch. Alle diese Anleitungen sind nützlich, besonders als Ausgangspunkt für die Bewertung. Indessen sollten sie nur als allgemeine Anleitungen benutzt werden, da mit jedem Chemikale eine Menge besonderer Erwägungen verknüpft sein muß, die nur für dieses eine Chemikale zutreffen. Kein Schema, keine Verhältniszahl oder ein ähnliches Surrogat kann Ersatz sein für das reife und wohlüberlegte Urteil von Männern, die durch ihre Erfahrung und ihre Ausbildung dazu geeignet sind, die endgültigen Empfehlungen auszusprechen. Zuletzt ist es das Kaliber dieser Männer, die die Tierversuche durchführen und auswerten, welches darüber entscheidet, ob von den Daten des Experiments nützlicher Gebrauch gemacht wird.

(Schluß des Aufsatzes von A. J. Lehman und Mitarbeitern)

Aber auch mit solchen Methoden wird der Vielgesichtigkeit der menschlichen Existenz, den immer wechselnden Lebensbedingungen, der Schädigungen und Krankheiten, die auf den Menschen einwirken, in keiner Weise Rechnung getragen. Die Forderung nach einer 100%igen Sicherheit würde ein Experimentieren bis ins Grenzenlose voraussetzen, wohin keine derzeitige Forschungsmethode reicht, auch wenn die Wissenschaft in der ganzen Welt sich zu diesem Zweck zusammentut. Aber vorausgesetzt, man könne so das erhoffte Ziel erreichen, nämlich die Bestimmung des Hauptangriffspunktes dieser Substanz im lebenden Organismus und damit die Voraussage der hervorstechenden Nebenwirkungen beim Menschen, so würden die eigentlichen Schwierigkeiten bei der hygienischen Interpretation dieser Substanz jetzt erst beginnen, wie im folgenden dargelegt; wir haben uns nämlich jetzt der Wirkung der Substanz beim Menschen zuzuwenden.

4. Die Erkennung von Nebenwirkungen beim Menschen

Im vorhergehenden wurde von der Schwierigkeit gesprochen, die *total unwirksame Dosis* eines chemischen Stoffes im Tierexperiment und daher beim Menschen zu bestimmen; vergrößert man die Dosis beim Menschen, so gelangt man zur *kleinsten wirksamen Dosis*, die bei Arzneistoffen gewöhnlich nahe der *therapeutischen Dosis* liegt. Man sollte meinen, daß es für einen Arzt sehr leicht wäre, solche Wirkungen zu erkennen; sehr häufig trifft das Gegenteil zu. Als man seinerzeit im Tierexperiment ein Mittel aufgefunden hatte, um Kreislauf und Atmung anzuregen, setzte man sich zur klinischen Prüfung mit etwa 20 verschiedenen Kliniks- und Krankenhaus-Leitern in Verbindung, mit Männern nämlich, die auf diesem Gebiete besondere Erfahrung besaßen und von denen man wußte, daß sie das Mittel mit der größten Aufmerksamkeit prüfen würden. Obwohl diese hochqualifizierten Ärzte eine genaue Beschreibung der pharmakologischen Wirkungen in die Hand bekamen, aus denen sich eigentlich ableiten ließ, welche Symptome sich beim Menschen erwarten ließen, waren nur zwei von ihnen in der Lage, diese zu erkennen. Erst nachdem diese beiden Beobachter eine genaue Beschreibung der Arzneiwirkung auch für den Menschen gegeben hatten, waren auch alle übrigen 18 und dann alle deutschen Ärzte in der Lage, die Wirksamkeit des Mittels festzustellen. Ein ähnlicher Vorgang wiederholt sich oft bei Arzneistoffen, die in die klinische Prüfung gegeben werden.

Gehen wir über zur *toxischen Dosis* für den Menschen, so kann es leicht sein, Vergiftungserscheinungen als solche zu erkennen, wenn akut einsetzende, augenfällige Symptome wie etwa Erbrechen oder Durchfälle oder ähnliches zeitlich mit der Gabe des Giftes zusammenfallen, besonders dann, wenn etwa mehrere Mitglieder der Familie oder gar der Hund oder andere Haustiere mit erkranken. Liegen indessen zwischen der ersten Gabe des Mittels und den Vergiftungs-Symptomen Tage, Wochen, Monate und Jahre, so kann es überaus schwer, ja fast unmöglich sein, die Zusammenhänge zu erkennen. Es bedeutete eine heroische Leistung der Medizin, den Zusammenhang eines Blasenkrebses mit β-Naphthylamin und den eines Knochenkrebses mit Radium sicherzustellen, obwohl zwischen der Exposition und dem Auftreten der Schädigung 10 und mehr Jahre liegen können; aber ein solches Glück hat man nicht immer. (Muß man besonders erwähnen, daß Vergiftungs-Symptome, wie in den folgenden Beispielen, ebenso gut aus anderen Gründen oder als Spontan-Erkrankung entstehen könnten?) — Greifen wir nur die bekanntesten Arzneistoffe heraus, so hat es mehr als 20 Jahre gedauert, bis man feststellte, daß Pyramidon eine schwere, oft tödlich verlaufende Blutkrankheit, die Agranulocytose, auslösen kann. (Welch ruhmvolle Tat dieses einen Arztes, dem es gegeben war, solche Zusammenhänge aufzudecken!) Es hat 30 Jahre gedauert, bis zum ersten Male beschrieben wurde, daß Atophan bei empfindlichen Personen ein tödlich wirkendes Lebergift ist. (Welch jähes Erwachen für unzählige bedeutende Ärzte, denen dieser einfache Zusammenhang so lange verborgen blieb!) 50 Jahre lang herrschte Dunkel darüber, daß Aspirin bei Menschen zu gefährlichen Blutungen führen kann. (Wird nicht mancher Liebhaber solcher Stoffe sich vorkommen wie der Reiter über den Bodensee?) Bei den Nebennierenrindenhormonen hat es 10 Jahre gedauert, bei den weiblichen Geschlechtshormonen 20 Jahre, bei den Schilddrüsen-Präparaten 60 Jahre und mehr, bis man feststellte, daß nicht nur die Darreichung solcher Hormone — was man lange wußte —, sondern auch die plötzliche Entziehung dieser Hormone nach längerer Anwendung zu gefährlichen Situationen führen kann. Es brauchte schließlich mehr als 100 Jahre, bis man von Kalomel, einem viel verwendeten Abführmittel, nachwies, daß es bei Kleinkindern, z. B. in Form von Wurmkuren, eine Blaufärbung der Finger macht als Zeichen einer schweren Kreislaufstörung. (Wen wird das überraschen? Man sieht doch gewöhnlich nur, was man kennt!) Wieviele tragische Erfahrungen waren notwendig, um zu erkennen, daß sogar schwere, tödlich verlaufende Infektionskrankheiten durch chemische Stoffe wie Thioharnstoff, bestimmte Sterinkörper, Penicillin und andere Antibiotica provoziert werden können, seltene Avitaminosen durch Antibiotica. — Was für Wundertaten erwartet man eigentlich von den Ärzten, wenn sie Vergiftungssymptome durch chemische Lebensmittelzusätze als solche erkennen sollen, obwohl solche Symptome ebensogut aus anderen Gründen oder als Spontanerkrankung entstehen könnten, obwohl weder der Konsument noch der Arzt, noch die Gesundheitsbehörden die Natur des etwaigen Giftes kennen, und wenn zudem verschwiegen wird, daß dieses Gift den Lebensmitteln zugemischt worden ist?

Kann man vom Pharmakologen größere Garantien für die Unschädlichkeit eines chemischen Stoffes erwarten? Sicherlich ist dieser unter günstigen Arbeitsbedingungen in der Lage, die gröbsten Gifte herauszufinden. Aber auch die Möglichkeiten des Pharmakologen sind begrenzt. Ein gewisses Risiko bleibt immer zurück. Hervorragende Pharmakologen waren es, die vor 50 Jahren den Süßstoff Dulcin in der täglichen Nahrung zuließen; heute kennen wir seine Giftwirkung und wissen, daß er bei Versuchstieren Leberkrebs verursacht. Monochloressigsäure ist wiederholt von Pharmakologen als Konservierungsmittel für Fruchtsäfte günstig beurteilt worden; es ist ein Herzgift und macht Erbrechen und Durchfälle. Eine ganze Reihe von Farbstoffen hat die entsprechende pharmakologische Beurteilung überstanden und ist den Lebensmitteln zugesetzt worden, bis man feststellte, daß sie krebserzeugend wirken. Mineralöl ist lange Jahre hindurch als Ersatz für Olivenöl, und zwar sogar in der Krankenhausdiät benutzt worden, bis man feststellte, daß es die Resorption bestimmter Vitamine im Darmkanal verhindert, und nebenbei auch Krebs erzeugen kann. Lithiumchlorid ist auf Grund pharmakologischer Gutachten als Kochsalz-Ersatzmittel verwendet worden und wurde erst verboten, nachdem mehrere Todesfälle vorgekommen waren. Diese Reihe von Beispielen ließe sich beliebig verlängern; eine besondere Schwierigkeit für den Pharmakologen ergibt sich, wenn dieser vom Tierexperiment aus Voraussagen beim Menschen machen soll; wenn man üblicherweise annimmt, daß die Empfindlichkeit des Menschen auf das Körpergewicht berechnet etwa 10 mal höher ist als die des empfindlichsten Tieres, so können durch solch kursorische Annahmen sehr große Fehler entstehen. Die Empfindlichkeit für chronische Bleivergiftung ist z. B. beim Menschen 150 mal, für Radium 150 mal, für Selen 60 mal größer als bei der Ratte. Die einzelnen Rattenstämme gar können in weitesten Grenzen verschieden sein; so hat man bei Untersuchungen von Thioharnstoff einen Rattenstamm beobachtet, der 160mal empfindlicher war als andere und 400mal empfindlicher als wilde Ratten. Die Aufzählung solcher Schwierigkeiten aber soll zeigen, daß das gewissenhafteste pharmakologische Gutachten immer nur dem derzeitigen Stande der Wissenschaft entsprechen kann und daß nahezu in jedem Fall mit dem Fortschritt der Wissenschaft neue Befunde, neue praktische Erfahrungen, neue Bedenken, bekannt werden, die die Beurteilung der betreffenden Substanz grundlegend verändern können.

Drohend stehen vor uns jene Stoffe, von denen wir wissen, daß sie irgendwie im Organismus hängen bleiben; man spricht dann von *kumulativen Wirkungen*. Die Zahl solcher Stoffe ist Legion; die meisten Gewerbegifte gehören hierher. Auf dem Lebensmittelgebiete hatte man geglaubt, ein besonders gutes und unschädliches Konservierungsmittel in der Dehydro-Essigsäure zu besitzen, und sie wurde zur Konservierung verwendet, bis sich herausstellte, daß diese Säure nach einmaliger Gabe mehrere Tage lang, sogar über 2—3 Wochen im Blute des Menschen nachweisbar ist und außerdem in die Oxydationen der Zelle eingreift. Das bekannte Insecticid DDT bleibt gar monate- und jahrelang im Fettgewebe des Menschen nachweisbar; auch Spuren von DDT in der Nahrung (z. B. 1 mg DDT pro Kilogramm Lebensmittel) werden in diesen Geweben angehäuft und niemand kennt die Folgen dieser naturwidrigen Veränderung auf lange Sicht. Die große Masse der Lebensmittel-Zusätze ist im Hinblick auf kumulative Wirkungen nicht untersucht; es gibt gewöhnlich nicht einmal Bestimmungsmethoden, die den Nachweis dieser Stoffe im Blut, Harn, Geweben erlauben würden; in Zukunft wird die Anwendung radioaktiver Methoden in dieser Frage schneller als bisher weiter führen.

Aber es gibt nicht nur eine Kumulation der Stoffe, sondern auch eine *Kumulation der Wirkungen* (Allobiose) und sogar Stoffe, die auch in kleinster Dosierung irreparable Schäden hinterlassen. Wiederholen sich diese kleinsten Schäden genügend oft, kann Carcinom auftreten. Man spricht dann mit DRUCKREY von „*Summationsgiften*". Dieser Pharmakologe hat nämlich darauf hingewiesen, daß Buttergelb eine Substanz ist, welche nach der Einnahme schnell und vollständig wieder ausgeschieden wird; trotzdem entfaltet sie ihre allobiotische Wirkungen, so daß — wie seit langem bekannt — nach bestimmter einmaliger Dosis im Versuch an Ratten Krebs auftritt. DRUCKREY hat nun gezeigt, daß Krebs auch auftritt, wenn man diese wirksame Gesamtdosis fraktioniert in viele Einzeldosen über einen langen Zeitraum verteilt. Die Summe der kleinsten Dosen, welche krebserregend wirkt, war in seinen Versuchen die gleiche wie die einmalig wirksame Gesamtdosis; nichts von der Wirkung der kleinsten Dosis geht bei solchen Summationsgiften verloren, auch die kleinste Dosis hinterläßt unauslöschliche Spuren im Körper, und zwar wahrscheinlich über die ganze Lebenszeit. Solche Summationsgifte verhalten sich dann ähnlich wie Röntgenstrahlen (B. RAJEWSKY) oder radioaktive Isotope (H. HISCO), bei welchen ebenfalls die gesamte Strahlungsmenge für die toxische Wirkung entscheidend ist, gleichgültig ob diese Gesamtmenge auf einmal zugeführt oder ob sie über die ganze Lebenszeit verteilt wird. Zu diesen Summationsgiften gehören 4-Diaminoazobenzol und 4-Dimethylamino-Stilben (DRUCKREY), die carcinogenen aromatischen Kohlenwasserstoffe, z. B. 9,10-Dimethyl-1,2-Benzanthracen (I. BERENBLUM, A. GRATTI) u. a. (siehe S. 92). Auch die erythemerzeugende Wirkung von Strahlen scheint im Bereich von 0,25—2500 min unabhängig von der zeitlichen Verteilung der Dosis und damit eine Summationserkrankung zu sein (H. MUTH).

Als $C \times T$-*Gifte* werden alle diejenigen Gifte bezeichnet, deren Wirkung innerhalb der Beobachtungszeit (bei Kampfgasen z. B. bis 24 Std) irreversibel ist, so daß die Wirkung durch das Produkt aus Konzentration und Zeit gegeben wird.

Als *Summationsgifte* werden dagegen nur solche Gifte bezeichnet, deren Wirkung über die ganze Lebensdauer irreversibel ist, so daß sich die Wirkungen auch in kleinsten Giftdosen über die ganze Lebenszeit summieren können; die Summationsgifte stellen also den reinen Extremfall der „$C \times T$"-Gifte dar.

Unbekannte Wissenschaft sind die Ausscheidungs- und Entgiftungsgeschwindigkeiten der meisten chemischen Stoffe in Lebensmitteln; nur ein Bruchteil dieser Stoffe ist bisher auf kumulative Wirkung oder auf Summationswirkung geprüft worden. Wie brennend diese Frage ist, ergibt sich aus der einfachsten Feststellung, daß mehr als 10 derartige Summationsgifte in Lebensmitteln verwendet worden sind (Mineralöle, Dulcin, die Farbstoffe Öl-Orange E, Benzopurpurin, Nigrosin, weitere grüne, blaue, rote und orangefarbene Farbstoffe, Polyoxyäthylen-Monostearat). Dies ist eine beträchtliche Zahl, wenn man bedenkt, wie wenige dieser Lebensmittelzusätze auf Summationswirkung bisher überhaupt untersucht worden sind. In einer Zusammenstellung von 1329 Stoffen, die auf carcinogene Wirkung untersucht wurden, fanden sich 322, die maligne Tumoren auslösten (HARTWELL). Nun kann natürlich keine Rede davon sein, daß alles Unglück der Jetztzeit allein aus den chemischen Fabriken kommt. Es gibt andere, vielleicht bedeutsamere Quellen von Summationsgiften; so können Fette und Öle bei hoher Temperatur, besonders wenn sie unter Druck behandelt werden, carcinogene Eigenschaften entwickeln; auch Eiweißkörper werden unter diesen Umständen zum mindesten unverdaulich; daß solche Substanzen nicht in die tägliche Nahrung gehören, sollte auch einem naiven Gemüt begreiflich sein.

II. Die toxische Wirkung bei gleichzeitiger Anwendung mehrerer chemischer Stoffe in Lebensmitteln

1. Chemische Unverträglichkeiten

Es ist seit langem bekannt, daß bei Kombination mehrerer chemischer Stoffe die Giftwirkungen der einzelnen Substanz sich verändern können. Die für den Chemiker naheliegende Erklärung für das Auftreten unerwarteter Erscheinungen ist die, daß eine *chemische Unverträglichkeit* vorliegen kann. Ebenso wie die Arzneistoffe sind nämlich die Lebensmittelzusätze zum Teil überaus reaktionsfähige chemische Körper, die miteinander reagieren können, sich dabei gegenseitig zerstören oder gegenseitig stabilisieren oder zur Bildung dritter, pharmakologischer Substanzen Anlaß geben. Für den Arzt und den Apotheker haben diese Inkompatibilitäten der Arzneistoffe eine hohe Bedeutung; sie sind häufig in sogenannten Arzneiverordnungsbüchern in Tabellen zusammengestellt; der Apotheker findet sie in den Pharmakopöen sowie in immer neuen Variationen in seiner Spezialliteratur; es ist ein Lied, das nimmer endigt. Um z. B. einige chemische Stoffe zu nennen, die man ziemlich bedenkenlos den Lebensmitteln zumischt, so reagiert Citronensäure mit Salicylaten, Benzoaten, löslichen Kaliumtartraten, Kaliumpermanganat und anderen Oxydationsmitteln; Tannin setzt sich um mit

Schwermetallsalzen, Gelatine, Gummi, Eiweißkörpern, vielen Alkaloiden und Glykosiden, mit Kaliumchlorat und anderen Oxydationsmitteln; überaus vielseitig sind auch die Umsetzungen der Nitrite, z. B. mit Säuren, Oxydationsmittel, Gallussäure, Gerbsäure, Jodide, Bromide, Hypophosphite, Antifebrin u. a. Für den Arzt hat dies z. B. zur Folge, daß wenn er Kaliumjodid zusammen mit Natriumnitrit verordnet — weil beide Stoffe bei Arteriosklerose wirken —, im Magensaft durch eine chemische Reaktion Jod in Freiheit gesetzt wird, welches dann unter Umständen zu Erbrechen führt. PAUL TRENDELENBURG sagt in seinem bekannten Lehrbuch der Arzneiverordnung, daß für den Arzt, „der auf gewagte Arzneikombinationen im Rezept prinzipiell verzichtet, die Kenntnis der wichtigsten Unverträglichkeiten genügt. Sollen mehrere Mittel gleichzeitig gegeben werden, so hält man sich an bewährte, überlieferte Rezeptvorschriften oder gibt die Mittel getrennt voneinander." In der Lebensmitteltechnik ist es üblich, die gleichen Stoffe — denn viele Lebensmittelzusätze sind auch als Arzneistoffe benutzt worden — unbekümmert durch Laienhände zusammenmischen zu lassen, und zwar unter Verzicht auf die Kontrolle des Apothekers oder die Erfahrung des Arztes.

Unbekannte Wissenschaft sind die meisten chemischen Unverträglichkeiten unter den 1000 Stoffen im regelmäßigen Lebensmittelkonsum. In der ganzen wissenschaftlichen Welt gibt es keine Stelle, welche sich systematisch mit diesen chemischen Unverträglichkeiten beschäftigen würde; nur durch Zufall werden solche Reaktionen gelegentlich bekannt; so mußte z. B. der Gebrauch eines bestimmten Vitamin K-Präparates als Konservierungsmittel aufgegeben werden, weil die so behandelten Lebensmittel sich verfärbten; hier war glücklicherweise die chemische Unverträglichkeit durch eine Farbreaktion sinnfällig gemacht worden. Die gefährliche Reaktion von Stickstofftrichlorid mit Methionin und der dadurch herbeigeführten Vergiftung des gebleichten Mehles durch Methionin-Sulfoximin ist bereits oben dargestellt worden. Wieviel neue, chemisch und pharmakologisch noch völlig unbekannte Stoffe entstehen, wenn man etwa 100 reaktionsfähige Stoffe, die den Lebensmitteln zugesetzt werden, miteinander und mit Bestandteilen der Lebensmittel reagieren läßt, ist gänzlich unbekannt; aus 100 Stoffen, die man den Lebensmitteln zusetzt, können dann leicht 1000 werden, wenn man die Erfahrungen mit Arzneistoffen auf die Lebensmittelzusätze anwendet. Wer gibt die Garantie, daß unter diesen Hunderten von neu entstehenden Stoffen, die niemals auf Toxicität geprüft worden sind, der eine oder andere sich findet, der wie Methionin-Sulfoximin durch höchste Wirkungsintensität sich auszeichnet. Je mehr reaktionsfähige Stoffe aufeinander stoßen, um so größer ist die Gefahr solcher chemischen Umsetzungen; allein aus diesem Grunde sollte die Zahl der chemischen Stoffe im Lebensmittelkonsum so klein wie möglich gehalten werden.

Wenden wir uns nun den *pharmakologischen Wirkungen* solcher Kombinationen zu, so ist allgemein bekannt, daß die Giftwirkungen der einzelnen Substanz sich in der Kombination verändern können. Als *Synergismus* bezeichnet man dabei die Beobachtung, daß zwei oder mehrere Stoffe sich in ihrer Wirkung addieren *(Addition)* oder gar mehr als additiv steigern können (*Potenzierung*); als *Antagonismus* bezeichnet man die Abschwächung oder gar Aufhebung der Wirkung eines einzelnen Stoffes durch einen zweiten; doch können sich auch völlig neue Wirkungen ergeben, die weder dem einen, noch dem anderen Stoff zukommen.

Der hervorragende Berner Pharmakologe E. Bürgi hat sich als erster mit der toxikologischen Analyse einer Kombination chemischer Substanzen beschäftigt und sprach ein Gesetz aus, wonach Stoffe eine additive Wirkung haben, wenn sie am gleichen Angriffspunkt wirken, hingegen potenzierte Wirkung, wenn der Angriffspunkt verschieden ist.

Unbekannte Wissenschaft ist der pharmakologische Angriffspunkt der meisten chemischen Stoffe, die sich im Lebensmittelkonsum finden; es ist daher nicht möglich, Vermutungen zu äußern, ob additive oder potenzierte Wirkungen auftreten werden.

Die überadditive Wirkung bei Kombination mehrerer Stoffe läßt sich nun heute in viel exakterer Weise analysieren, als dies zur Bürgischen Zeit möglich war.

2. Gegenseitige Beeinflußung durch Wirkung auf Aufnahme, Verteilung und Ausscheidung

Potenzierung der Wirkung kann auftreten, wenn *Aufnahme, Verteilung* oder *Ausscheidung* eines bestimmten Giftes durch ein zweites Gift beeinflußt wird. Alkohol und alkoholische Getränke sind besonders berüchtigt durch ihre Eigenschaft, zweite Substanzen besonders schnell zur Resorption zu bringen. Auf dem Gebiete der Arzneistoffe läßt sich hierüber vieles sagen; alle Wurmmittel z. B. und ein großer Teil der Schlafmittel werden giftiger, wenn sie zusammen mit Alkohol gegeben werden, und dies kann lebensgefährlich sein. Auf dem Gebiet der gewerblichen Gifte kennt man die erhöhte Anfälligkeit von Arbeitern, die in ihren Betrieben mit Blei, Quecksilber u. a. in Berührung kommen bei gleichzeitigem Alkoholgenuß. Ganz besonders auffällig ist die Steigerung der Giftigkeit von Kalkstickstoff bis zum 30fachen und die von Anilin bis zum 12fachen, insofern Alkohol zugegen ist. Bei der Prüfung der Giftigkeit von Gamexan von der Haut aus hat man festgestellt, daß man mehr als 4 g aufbringen muß, um das Tier zu vergiften; applizierte man Gamexan in Creme, so waren es 50 mg, das bedeutet eine Steigerung der Giftigkeit auf nahezu das 100fache.

Unbekannte Wissenschaft ist die gegenseitige Beeinflussung der chemischen Zusatzstoffe in Hinblick auf die erhöhte Resorptionsgeschwindigkeit chemischer Stoffe; es sei aber darauf hingewiesen, daß sich ähnlich wie Alkohol die Glykole, die Saponine, die Emulgatoren, Tweens und Spans u. a. verhalten.

Die Ausscheidung körperfremder Stoffe erfolgt vornehmlich mit dem Harn, daneben mit dem Kot, der Atemluft, dem Schweiß, der Milch usw. Besonders durch Schädigung der Niere können Stoffe giftiger werden, und zwar dann, wenn sie durch den Harn zur Ausscheidung kommen. Es ist bekannt, daß das brasilianische Pfeilgift Curare vom Magen aus völlig harmlos ist. Die mit solchen Pfeilen erlegten Tiere werden ohne Schaden verzehrt, wie eine tausendjährige Erfahrung gezeigt hat; dieses Gift wird nämlich mit derselben Geschwindigkeit, wie es in das Blut übertritt, auch schon wieder mit dem Harn ausgeschieden. Versagt die Niere oder der Harnfluß, so wird Curare auch vom Magen her giftig.

Es ist verständlich, daß alle Nierengifte, die grobe Veränderungen an der Struktur der Niere zur Folge haben, die Ausscheidung harnfähiger Stoffe beeinflussen können, so daß dann eine curarevergiftete Jagdbeute gefährlich wird. Ein Mensch mit solchen Nierenkrankheiten ist dann auch überempfindlich gegen

Kochsalz, Kaliumsalze, Magnesiumsalze, wie gegen bestimmte Schlafmittel u. a. — Es hat sich aber herausgestellt, daß bestimmte Stoffe die Ausscheidung zweiter Stoffe durch die Niere in auffallendster Weise auch ohne jede sichtbare Veränderung der Nierenstruktur beeinflussen können; so kommt es zustande, daß nicht wenige gewöhnlich gut verträgliche Substanzen die Wasserbewegungen im Körper erheblich verändern können; Pyramidon z. B. kann dann dazu führen, daß von einem Tage zum andern Wasser literweise zurückgehalten wird. In den letzten Jahren sind chemische Stoffe gefunden worden, die durch einen bestimmten Abschnitt der Nierenkanälchen sezerniert werden. Es hat sich herausgestellt, daß solche Stoffe miteinander in Konkurrenz treten können; eine sonst völlig harmlose Substanz wie p-Aminohippursäure kann dann dazu führen, daß Penicillin länger im Körper bleibt; die Penicillinwirksamkeit wird dadurch verstärkt; auf dieser Beobachtung aufbauend, hat man besondere chemische Stoffe mit Retard-Wirkung hergestellt, welche die bekannte Wirkung von Penicillin auf das Vielfache steigern; eine ähnliche Wirkung beobachtet man bei Farbstoffen wie Phenolrot.

Unbekannte Wissenschaft ist die Wirkung aller Lebensmittelzusätze auf die Ausscheidungsvorgänge für zweite Stoffe in der Niere.

3. Potenzierung durch Ferment-Lähmung

Potenzierung der Wirkung zeigt sich besonders auffällig, wenn *Fermentgifte* im Spiele sind. Das klassische Beispiel ist hier die Kombination von Physostigmin mit Acetylcholin. Der unvergeßliche HERMANN FÜHNER, der frühere Bonner Pharmakologe, entdeckte diesen Effekt am Blutegelpräparat. An diesem Objekt kann die Acetylcholin-Wirkung auf das Millionenfache gesteigert werden, wenn man gleichzeitig Physostigmin gibt. Die Erklärung hierfür lautet, daß Acetylcholin im Tierkörper durch bestimmte Fermente, die man als Cholin-Esterasen bezeichnet, gespalten wird und dadurch seine Wirksamkeit rasch verliert. Lähmt man die Cholin-Esterase durch Physostigmin, so wird der Abbau von Acetylcholin gehindert, seine Wirkung entsprechend gesteigert. In einem Aufsatz, den H. FÜHNER selber als „Mein Testament" bezeichnet hat, nimmt er Bezug auf diese millionenfache Wirkungsverstärkung zweier chemischer Substanzen und kommt zum Schluß, daß es eine der wichtigsten Aufgaben der pharmakologischen Forschung der Zukunft sein wird, Arzneimittel aufzufinden, die auch in ihrer Anwendung am Menschen einen derart stark ausgeprägten Synergismus zeigen. Sollten vielleicht schon heute unter den tausend Substanzen im regelmäßigen Lebensmittelkonsum solche enthalten sein, die bei der zufälligen Kombination in ihrer toxischen Wirkung auf das Hundertfache gesteigert werden? Das könnte eine Katastrophe bedeuten.

Ein weiteres eindrucksvolles Beispiel ist das Fermentgift Antabus (Tetraäthyl-thiuramdisulfid), welches in den Abbau von Äthylalkohol eingreift; hierbei entsteht nämlich als Zwischenprodukt Acetaldehyd, welcher unter Mitwirkung eines bestimmten Fermentes zu Kohlensäure und Wasser oxydiert wird; dieses Ferment wird nun durch Antabus gelähmt, so daß sich Acetaldehyd im Blut ansammelt und zu sehr unangenehmen Vergiftungssymptomen führt, sobald der Betreffende Alkohol, auch in kleinen Mengen, zu sich nimmt. Von anderen Autoren (WINTERFELD-ZERWICK) wird ein ähnlicher Mechanismus für Kalkstickstoff angenommen; hier soll es sich allerdings um eine Reaktion mit Glutathion handeln, wodurch eine Anhäufung von Acetaldehyd oder von ähnlichen Produkten ausgelöst wird, jedoch sind diese Vorgänge noch wenig geklärt. Zum Schluß sei hier bemerkt, daß auch bei Genuß des als Speisepilz bekannten und nur bedingt giftigen Faltentintlings (Coprinus atramentarius) eine Überempfindlichkeit gegen Alkohol beobachtet wird, wobei man ebenfalls eine solche Fermentwirkung zu vermuten hat (HAUSCHILD). Gleich 3 verschiedene Stoffe können hier also angeführt werden, die die Eigenschaft besitzen, die Giftwirkung des Alkohols zu steigern; die Reihe ließe sich verlängern; es darf hier also nicht von Kuriositäten gesprochen werden, sondern von Gesetzmäßigkeiten.

Antabus ist früher gelegentlich als Wurmmittel verwendet worden, ohne daß seine spezifische Fermentwirkung von Ärzten erkannt worden wäre. Es diente als Vulkanisations-Beschleuniger in der Gummi-Fabrikation und hierbei ist seine Unverträglichkeit mit Alkohol durch Zufall von einem Laboratoriumschemiker entdeckt worden. Chemiker, die nach immer neuen Anwendungsgebieten ihrer Chemikalien Ausschau halten und die auch vor Lebensmitteln nicht Halt machen, haben dann auch gefunden, daß Antabus das Ranzigwerden der Butter verhindert. Wäre nicht vorher die scheußliche Nebenwirkung bekannt gewesen, so müßten wir uns wahrscheinlich auf das Vorkommen dieses Stoffes in der Butter gefaßt machen.

Als letztes Beispiel sei die *Fluoressigsäure* angeführt. Diese Substanz wurde schon früher unter den gefährlichen pflanzlichen Giften aufgeführt; sie wird zwar nicht absichtlich in Lebensmitteln verwendet, ist hingegen ein bekanntes Rattenvertilgungsmittel, welches durch Versagen der Herztätigkeit tötet und welches in einem anderen Lande infolge leichtfertiger Verwendung als Rattengift in Lebensmittel hereingeraten ist. Es lähmt die Fermenttätigkeit an einer bestimmten Stufe des KREBSschen Citronensäurecyclus, so daß in der Zelle (PETERS u. a.), auch im Herzmuskel (FAWAZ) Citronensäure angehäuft wird; bei Zufuhr von Citronensäure müßte sich diese unnatürliche Veränderung noch viel rascher entwickeln.

Als *Fermentgifte* sind die folgenden Lebensmittelzusätze registriert worden: niedere Fettsäuren, Chloressigsäure, Bromessigsäure und deren Ester, Benzoesäure, Chlorbenzoesäure, Ester der p-Oxybenzoesäure, Salicylsäure, Borsäure, Schwefeldioxyd und Salze der Schwefligen Säure, Chlor, Peroxyde und andere oxydierende Stoffe, Äthylenoxyd und andere Äthoxyde, Fluoride, Formaldehyd, Dehydro-Essigsäure; *unbekannte Wissenschaft* ist die Fermentlähmung durch andere Lebensmittelzusätze.

Ein weiterer Sonderfall kann darin liegen, daß ein Gift für sich allein symptomlos vertragen wird, weil der Organismus in seinem Stoffwechsel über gewisse Sicherheitsvorrichtungen verfügt; wenn z. B. eine Zelle die notwendige Energie nicht durch Oxydationsvorgänge, d. h. durch Atmung erzeugen kann, so kann sie unter Umständen auf Gärung umschalten und dadurch Energie gewinnen; man spricht dann von der sogenannten PASTEURschen Reaktion; das führt dann dazu, daß ein Fermentgift der Atmung in einem solchen Falle ohne Wirkung ist, weil die Zelle auf Gärung umschaltet, und daß ein Gärungsgift harmlos scheint, weil die Zelle auf Oxydation umschaltet; erst bei der Kombination beider zeigt sich dann der Effekt und imponiert durch Potenzierung. — Es ist unbekannt, welchen Fermentgiften unter den Lebensmittelzusätzen die Eigenschaft zukommt, bei der Kombination gleichzeitig die Haupt- und Nebenwege des Stoffwechsels zu blockieren mit Ausgang in potenzierte Giftwirkung.

4. Potenzierung durch Katalyse

Von *Katalyse* spricht man, wenn Stoffe oder Stoffgemische die Reaktions-geschwindigkeit einer chemischen Umsetzung beschleunigen oder in bestimmte Richtung lenken. In der Großtechnik gelingt es durch Anwendung bestimmter Stoffgemische, aus dem gleichen Ausgangsprodukt wie etwa Wassergas ($CO + H_2$) die allerverschiedensten Endprodukte zu erzeugen wie Methylalkohol, Propyl-alkohol, Isopropylalkohol u. a. Die Chemiker sind heute imstande, auch organische Stoffe mit katalytischer Wirkung künstlich darzustellen; im Prinzip haben viele organische Stoffe diese Eigenschaft, insbesondere solche mit bestimmtem Oxy-dations-Reduktions-Potential. — Katalytische Vorgänge im Tierkörper ließen sich in eigenen Versuchen nachweisen, wenn z. B. Pyrogalloldisulfosäure im Blute mit zweiwertigen Eisenverbindungen zusammentrifft; diese Sulfosäure nämlich besitzt an sich auch in hoher Dosierung keine besondere Wirkung; in Gegenwart von zweiwertigem Eisen wird sie hingegen in eine andere Substanz umgewandelt; aus der harmlosen Sulfosäure entsteht dann ein schweres Krampfgift. Diese Reaktion ist so scharf, daß man die feinsten Unterschiede in der Wirksamkeit von Eisensalzen damit bestimmen kann. Als Pyrogalloldisulfosäure kann sie großzügig dosiert werden; ein bißchen mehr oder weniger verändert nichts. Zu-sammen mit Ferrosalzen muß sie sehr genau dosiert werden; ein bißchen mehr und die Tiere gehen zugrunde. — *Unbekannte Wissenschaft* auf dem Gebiet der Lebensmittelzusätze ist die mögliche Potenzierung der Wirkung durch kataly-tische Einflüsse.

5. Co-Carcinogene

Eine weitere wichtige Beobachtung über Kombination zweier Stoffe betrifft das Zusammenwirken einer krebserzeugenden Substanz wie 20-Methylcholanthren mit dem nicht-krebserzeugenden Crotonöl. Wenn z. B. sehr kleine Mengen der ersteren Substanz auf die Haut appliziert werden, so geschieht anscheinend nichts; wird aber die Haut anschließend — auch nach einem Intervall von mehreren Monaten — mit Crotonöl eingerieben, so entsteht Krebs. Solche Stoffe bezeichnet man als Co-Carcinogene (BERENBLUM); ihre Wirkungsweise ist gänzlich un-bekannt. Sogar nach Kombination von zwei derartigen, an sich nicht-carcinom-bildenden Stoffen kann Krebs auftreten (HEARINGS 1950, S. 640).

Die Situation hat sich hier in dramatischer Weise weiterentwickelt; Polyoxy-äthylen-Sorbitan-Monostearat (Tween 60) ist ein Emulgator, der in anderen Ländern in Lebensmitteln, sogar in Brot, weit verbreitet ist; viele bedeutende Autoren sind auf Grund von Experimenten über lange Zeit für die Harmlosigkeit der Substanz eingetreten; in einer besonders gewissenhaften Arbeit haben kana-dische Autoren (GRAHAM u. a.) die mögliche Schädigung bei Verwendung im Brot für das kanadische Gesundheitsministerium geprüft und gutgeheißen. Nach allen diesen Mühen, die einer besseren Sache würdig gewesen wären, kommt wie ein Blitz aus heiterem Himmel der Bericht über unerwartete Nebenwirkungen; behan-delt man ein Tier einmalig mit einer unwirksamen! Dosis eines carcinogenen Kohlen-wasserstoffs (z. B. 9,10-Dimethyl-1,2-Benzanthrazen), so ruft eine anschließende Pinselung der Haut mit Tween 60 Tumoren hervor; ähnlich verhält sich ein zweites Netzmittel nämlich Sorbitan-Fettsäure-Ester (Span 20) (K. SETÄLA u. a.). Wollen die Menschen aus solchen Erfahrungen immer noch nicht lernen? — *Unbekannte Wissenschaft* ist die etwaige Co-Carcinogennatur der übrigen Lebensmittelzusätze.

6. Sonstiges

Der Vollständigkeit halber sei schließlich angeführt, daß potenzierte Wirkungen auch beobachtet werden können, wenn bestimmte zweite Stoffe im Stoffwechsel fehlen oder schneller als gewöhnlich verbraucht werden. Calciumsalze können bei kochsalzarmer Ernährung dreimal stärker wirken als gewöhnlich. Wie verhält sich die Resorption, die Verteilung, die Ausscheidung von Mineralsalzen unter dem Einfluß der Lebensmittelzusätze? Auf eine solche Wirkung der sonst so harmlosen Citronensäure ist bereits oben hingewiesen worden.

Beim Ausmahlen des Getreidekorns werden gesundheitlich wichtige Bestandteile des Korns (B-Komplex-Vitamine, Pantothensäure, die Vitamine E und K, Eiweißkörper mit ihrem Gehalt an Methionin, Cystin, Lysin, Tryptophan), weiterhin Phosphate, Eisen, Jod und andere Spurenelemente mehr oder weniger vollständig entfernt. Die Abfallprodukte werden an Haustiere verfüttert und man erreichte dadurch beträchtliche wirtschaftliche Vorteile wie schnelleres Wachstum, vermehrte Milchlieferung, Stärke und Gesundheit der Tiere, Resistenz gegen Krankheiten und andere lobenswerte Effekte, die man dem Menschen aus technischen Gründen vorenthält. Es ist unbekannt, wie sich ein Organismus gegen Gifte verhält, wenn er an Stelle des gemahlenen Getreidekorns mit dem Mehl des Handels gefüttert wird, welches oft nur noch aus Stärke besteht.

Nach vielen Arzneistoffen und gewerblichen Giften, auch z. B. durch den hohen Stärkegehalt der Nahrung wird der Bedarf an Vitaminen, z. B. an Vitamin B_1 gesteigert, und es können Avitaminosen auftreten. Wie verhalten sich die Lebensmittelzusätze in dieser Hinsicht? — Beim Fehlen von Nebennierenrindenhormon wird die gewöhnliche Dosis von Insulin lebensgefährlich, die Wirkung von Schlafmitteln wie Pentothal-Natrium kann auf das 360fache verlängert werden. Gibt es unter den chemischen Stoffen in Lebensmitteln solche, die auf die Funktion der Nebennierenrinde einwirken? Im Tierexperiment hat Thioharnstoff diese Eigenschaft. Wie wirken solche Zusätze auf die anderen innersekretorischen Drüsen? Von hier aus ist nur ein kurzer Weg bis zu der Frage, inwieweit der pharmakologische Effekt chemischer Stoffe durch Krankheitsvorgänge gesteigert wird; hierzu ließen sich viele Einzelbeispiele aus der ärztlichen Wissenschaft und Praxis anführen.

Ein großes, ganz unsicheres Gebiet haben wir mit diesen Fragen betreten; wir konnten nur Möglichkeiten zur Diskussion stellen; wir können nur ahnen oder vermuten, da die experimentelle Bearbeitung dieser Probleme noch gar nicht begonnen hat. Jeder aber, der chemische Stoffe in Lebensmitteln verwendet, sollte sich vor Augen halten, daß auch das gewissenhafteste Gutachten über den einzelnen Stoff unvollständig ist, daß nur ein zweiter oder dritter Stoff hinzuzutreten braucht, damit die Grundlagen dieser Gutachten unter Umständen in sich zusammenfallen. Wir wollen allen Beteiligten zugute halten, daß eine ernste Diskussion dieser Verhältnisse erst jetzt beginnt; wir können niemandem Vorwürfe machen, der überhaupt nicht wissen kann, was er tut. Aufklärung ist das Gebot der Stunde. Wenn zwischen gesetzlichem Zwang und Aufklärung entschieden werden muß, so sollte Aufklärung immer an erster Stelle stehen, und in dieser Hinsicht ist viel versäumt worden. Aufklärung ist aber unmöglich, wenn die derzeitige Situation weiterbesteht und jedermann das Recht hat zu verschweigen, was mit den Lebensmitteln geschehen ist.

III. Die Beurteilung eines chemischen Lebensmittel-Zusatzes im Rahmen der toxischen Gesamtsituation

In unseren Flüssen gehen die Fische zugrunde; selten aber ist eine einzige Giftsubstanz daran schuld, denn sonst könnte man den betreffenden Täter auf Schadenersatz verklagen; es ist vielmehr gewöhnlich nicht das einzelne Gift, sondern die Gesamtheit der Gifte, mit denen an hundert und aberhundert verschiedenen Stellen der Fluß verseucht wird und diese Gesamtheit der Gifte ist es, die die Fische zugrunde richtet.

Offensichtlich ist es nicht dasselbe, ob ein Gutachter die Wirkung des einzelnen Stoffes als solchen beurteilen soll oder ob er diesen Stoff im Rahmen der toxischen Gesamtsituation zu betrachten hat. Untersucht man die Toxikologie des einzelnen Stoffes z. B. der Benzoesäure in der Art, wie sie von unseren besten Sachverständigen gefordert wird, so sollte eine genügend große Spanne bestehen zwischen derjenigen Dosis, die sich bei der Anwendung im Lebensmittel als technisch notwendig erwiesen hat, und denjenigen Dosen, die zu pharmakologischen oder zu toxischen Effekten oder zum Tode des Versuchstieres führen. Im einzelnen wird z. B. von A. C. FRAZER angenommen, daß, wenn man die diätische Dosis zugrunde legt, die 10fache Menge davon keine auffällige Veränderung in der Struktur oder Funktion beim Versuchstier auslösen darf; die 100fache Menge dürfte eine deutliche Veränderung der Struktur herbeiführen, die 1000fache Menge dürfte sichere Gewebsschädigung herbeiführen; erst die 10000fache Menge dürfte tödlich wirken. Solche Forderungen werden auch in Zukunft für den Pharmakologen Gültigkeit haben, da man so eine wichtige Charakterisierung der isoliert betrachteten einzelnen Substanz erhält. Diese Art von Gutachten hat aber automatisch dazu geführt, daß immer mehr chemische Stoffe als „gesundheitlich unbedenklich" in die Lebensmittel eingeführt wurden. Man ging soweit zu sagen, daß es möglich sein müßte, eine toxische Grenzzahl für den einzelnen chemischen Stoff anzugeben, den kein Lebensmittel-Fabrikant überschreiten dürfe. Ein solcher Vorschlag bedeutet unbeschränkte Vollmacht für den Fabrikanten und schafft für diesen eine sehr einfache, für den Konsumenten hingegen eine sehr gefährliche und für die Gesundheitsbehörde des Staates, die den Schutz dieses Konsumenten zu übernehmen hat, eine untragbare Situation.

Fragen der Lebensmittel-Toxikologie unterscheiden sich indessen in vieler Hinsicht von Fragen, welche die Toxikologie der Arzneistoffe oder die der gewerblichen Vergiftungen betreffen, weil hier die Vergiftung durch den einzelnen Stoff oder durch eine Kombination von wenigen Stoffen weit im Vordergrund des Interesses steht, während dort — bei der Beurteilung eines chemischen Stoffes nämlich, welcher mit der Nahrung aufgenommen wird — dieser Stoff niemals isoliert betrachtet werden kann, denn er gelangt zusammen mit Dutzenden oder Hunderten von anderen Chemikalien in den Körper; die Beurteilung eines solchen Stoffes hätte daher im Rahmen der toxischen Gesamtsituation zu erfolgen; hierzu könnte man die folgenden Überlegungen anstellen:

Nehmen wir an, es solle Marmelade mit Benzoesäure versetzt werden — was isoliert betrachtet nichts ist als eine Bagatelle, denn Benzoesäure gehört mit zu den harmlosesten, wenn auch für den Menschen nicht indifferenten Konservierungsmitteln. Aber mit diesem Zusatz von Benzoesäure ordnet sich der betreffende Fabrikant mit seiner Marmelade in die toxische Gesamtsituation ein; er hat die gemeinsame Verantwortung mit zu tragen; er gehört nicht mehr zu denen, die Lebensmittel in ihrer natürlichen, unverfälschten Form liefern; er setzt sich dadurch notwendigerweise der toxikologischen Kritik aus, die etwa folgendermaßen lauten würde: Wenn man die Annahme macht,

1. daß neben der Benzoesäure, die in der betreffenden Marmelade vorkommt, noch 500—800 weitere chemische Stoffe im übrigen regelmäßigen Lebensmittelkonsum gefunden werden;

2. daß diese weiteren chemischen Stoffe in annähernd gleich großen Mengen im regelmäßigen Lebensmittelkonsum gefunden werden wie die Benzoesäure;

3. daß diese weiteren Stoffe etwa gleich intensive Giftwirkungen entfalten wie die Benzoesäure;

4. daß diese Giftwirkungen sich einfach addieren;

so würde die Frage an den Sachverständigen, der die toxikologische Gesamtsituation zu berücksichtigen hat, dahin lauten, ob die 500—800fache Menge an Benzoesäure, die mit der betreffenden Marmelade konsumiert wird, noch als gesundheitlich unbedenklich zu betrachten ist; oder schärfer präzisiert, ob für diese errechnete Giftmenge die Spanne bis zu deutlichen Gifterscheinungen oder bis zum Tode noch genügend groß ist. Mit anderen Worten müßte der Fabrikant, der seiner Marmelade Benzoesäure zusetzt, sich verhalten, als ob gleichzeitig in anderen Lebensmitteln die 500—800fache Menge des Giftes konsumiert wird.

Zu 1. Die willkürlichen Annahmen, die einer solchen Berechnung zugrunde liegen, treffen nun im einzelnen nicht zu; man könnte zunächst einwenden, daß ein großer Teil der 500—800 Stoffe nur für eine gelegentliche Anwendung in Lebensmitteln in Betracht kommt; in der regelmäßigen Ernährung des einzelnen Menschen findet sich vielleicht nur ein Zehntel dieser Zahl, also vielleicht 50 bis 80 Chemikalien. Hierzu aber ist zu sagen, daß Benzoesäure gemäß Gesetzentwurf nicht nur für Marmelade zugelassen ist, sie findet sich gesetzlich gestattet, und wenn das Unglück für den Einzelnen es will, in weiteren 15—20 Lebensmitteln. — Man könnte weiterhin gegen diese Berechnung anführen, daß der tägliche Verzehr an Marmelade vielleicht 50 g beträgt, der tägliche Gesamtverzehr an Lebensmitteln aber etwa 3000 g; daraus würde sich ein Multiplikationsfaktor von höchstens 60 ergeben. Aber dieses Beispiel von Marmelade mit einem ausschließlichen Zusatz von Benzoesäure ist viel zu einfach; in den übrigen Lebensmitteln finden sich nämlich unter Umständen außerdem noch Farbstoffe, Aromastoffe, Bleichmittel bzw. ihre Umsetzungsprodukte, chemische Emulgatoren, insecticide Mittel, Antioxydantien und vieles andere, auch alles zugleich im selben Lebensmittel; und wer der Meinung wäre, daß auch unter Berücksichtigung dieser Tatbestände der Multiplikationsfaktor von 500—800 noch zu hoch ist, der sollte sich daran erinnern, daß gleichzeitig durch die Atmung, durch die Haut, in Form von Arzneistoffen eine beträchtliche Zahl weiterer körperfremder chemischer Stoffe in den Körper gelangen kann, die dann in unbekannter Weise mit der einzelnen chemischen Substanz zusammenwirken.

Zu 2. Auch die willkürliche Annahme, daß die anderen chemischen Stoffe in annähernd gleich großer Menge in der regelmäßigen Nahrung gefunden werden können wie Benzoesäure, die mit Recht besonders beliebt ist, trifft sicher nicht zu; im Durchschnitt wird die Menge der anderen Lebensmittel-Zusätze kleiner sein.

Zu 3. Aber der dadurch entstandene Rechenfehler wird mehr als ausgeglichen dadurch, daß die dritte Annahme ebenfalls nicht zutrifft; es ist nämlich für jeden Sachverständigen mehr als wahrscheinlich, daß die meisten übrigen Stoffe, von denen hier gesprochen wird, intensivere Giftwirkungen aufweisen als die Benzoesäure, die mit das am wenigsten anrüchige aller Chemikalien ist, die je der Nahrung zugesetzt wurden. Aber auch die vierte Annahme, daß nämlich die Giftwirkungen dieser Stoffe sich einfach addieren sollen, ist sicherlich unzutreffend.

Zu 4. Die Frage der toxikologischen Resultante bei der Kombination von Dutzenden und Hunderten von chemischen Stoffen ist nämlich durchaus ungeklärt; diese unbekannte Wissenschaft muß erst noch begründet werden; kaum die Anfänge dazu für Kombination von 2 oder 3 solcher Stoffe sind vorhanden. Da die Wahrscheinlichkeit eines Antagonismus innerhalb dieser Stoffe äußerst gering, die Gefahr einer Summation oder einer Potenzierung groß ist, so kann für eine Kombination einer Vielfalt von Chemikalien derzeit nur gesagt werden, daß die Wahrscheinlichkeit einer gesteigerten Giftwirkung des einzelnen Stoffes durch einen zweiten Stoff — und dies gilt auch für die Benzoesäure — um so größer ist, je mehr solcher Chemikalien hierbei ins Spiel kommen; auch die verstärkte Allergiegefahr müßte berücksichtigt werden. In Zukunft werden sich voraussichtlich genaue Zahlen über die Potenzierungseffekte geben lassen, wenn man 10, 20 oder 100 der verschiedenen Chemikalien miteinander kombiniert; solche Untersuchungen aber wären notwendig, denn hier liegt das eigentliche Problem bei der Anwendung einer Vielzahl von Chemikalien im regelmäßigen Lebensmittelkonsum. Sobald die Theorie der Giftwirkungen solcher Kombinationsreihen, die bisher überhaupt noch nicht diskutiert worden ist, der experimentellen Nachprüfung in Zukunft unterzogen wird, ist mit großen Überraschungen zu rechnen und auch die Benzoesäure wird dabei kaum eine Ausnahmestellung für sich beanspruchen können.

Gleichgültig aber, ob ein Multiplikationsfaktor von 500—800 oder ein solcher von 50—80 richtig wäre, in jedem Fall ist daraus zu schließen:

1. daß ein an sich harmloser Zusatz von Chemikalien zu Lebensmitteln in einer bestimmten toxischen Gesamtsituation durch Addition oder Potenzierung gefährlich werden kann;

2. daß jedes neue Chemikale, das einem Lebensmittel zugesetzt wird, zu einer Revision der bisher schon angewandten chemischen Stoffe in Hinblick auf Giftwirkungen führen muß;

3. daß eine obere Grenze der Zahl der zugelassenen Stoffe existieren muß, die nicht überschritten werden darf, ohne die Gesundheit zu gefährden, gleichgültig, ob jeder einzelne Stoff als „gesundheitlich unbedenklich" beim derzeitigen Stande der Wissenschaft zu bezeichnen ist oder nicht;

4. daß eine toxische Grenzzahl oder eine gesetzlich festgelegte Höchstmenge im einzelnen Lebensmittel nicht verantwortet werden kann, weil die Einflüsse, die aus der toxischen Gesamtsituation kommen, sich mit der Zahl und Natur der übrigen Chemikalien in der Nahrung verändern; ein Konsument kann mit den

übrigen Lebensmitteln bereits so viele andere Gifte aufnehmen, daß die toxische Grenze für den einzelnen Stoff, der zur Debatte steht, sehr schnell erreicht ist[1].

5. Für den Konsumenten schließen wir, daß die Gefahr des einzelnen Lebensmittels, welches einen chemischen Zusatz erhalten hat, um so geringer wird, je mehr Lebensmittel er gleichzeitig in natürlicher Form zu sich nimmt. Dies alles sind so simple Weisheiten, daß es keiner besonderen Vorbildung bedarf, um sie zu beurteilen.

Es ist aber sehr schwer, dem heutigen Menschen solche Weisheiten plausibel zu machen, denn es gibt heute niemanden mehr, der die nötige Autorität besäße, das zu tun. Die Heilige Hildegard von Bingen — in ihrem Buch Hildegardis causae et curae, das von Hugo Schulz auf seinem letzten Krankheitslager übersetzt worden ist und ihm — wie Sauerbruch bezeugt — schwere Leidenstage mit innerer Stärke ertragen half — sagt von Podagra folgendes: „Wer reiches, üppiges Fleisch an seinem Körper hat und häufig allerlei Leckerbissen verspeist, wird leicht von Podagra befallen. Hat nämlich jemand 2 gute und gesunde Gerichte genossen und als drittes ein schädliches und wenig nahrhaftes, so bewältigen die zwei guten und gesunden Speisen das dritte, schädliche und wenig nahrhafte, so daß es dem Menschen, der es verspeist,

---

[1] Die Festlegung einer zulässigen Höchstdosis für das einzelne Konservierungsmittel ist aber noch aus weiteren Gründen unmöglich oder unratsam. Vom ärztlichen Standpunkt aus sollte nämlich eine gesetzliche Regelung dahin tendieren, den Produzenten zu veranlassen, die untere Grenze der wirksamen Konzentration anzuwenden; wird eine Höchstdosis bestimmt, so wird damit der Produzent unter Umständen veranlaßt, aus Gründen der Bequemlichkeit, der zusätzlichen Sicherheit u. a. mehr von dem Zusatzmittel zu gebrauchen als technisch notwendig ist. Im Fall der Benzoesäure schwanken die technisch-notwendigen Konzentrationen, die durch die Natur des zu konservierenden Nahrungsmittel bestimmt werden, zwischen 0,05 und 1%; im ersteren Fall liegt die technische Höchstdosis für jeden Einsichtigen 20mal niedriger als im zweiten Fall; die technisch notwendige Höchstdosis ist also ganz verschieden und hiervon hätte jede gesetzliche Regelung auszugehen; durch Verzicht auf den Nachweis der technischen Notwendigkeit in jedem einzelnen Falle und durch Verzicht auf die Zulassung in bestimmter Konzentration für das bestimmte Lebensmittel wird der Gesundheitsverwaltung eine Kontrolle dieser Stoffe in den Lebensmitteln unmöglich gemacht, und darin ist wohl der tiefere Sinn solcher Vorschläge zu suchen; damit gleichzeitig aber entfällt jeder wirksame Schutz des Konsumenten durch die Gesundheitsverwaltung. Die grundsätzlichen Erwägungen bei der Beurteilung eines Lebensmittel-Zusatzes, die auf S. 149 dargestellt wurden, machen die Festlegung einer solchen Höchstdosis illusorisch. Zudem muß der pharmakologische Gutachter damit rechnen, daß die verträgliche Dosis des Mittels je nach der Natur des damit behandelten Lebensmittels verschieden sein kann. In dieser Frage besteht weiterhin die Auffassung von E. Rost und des damaligen Reichsgesundheitsamtes zu Recht: *Die Fragestellung hat nicht zu lauten, welche Mengen des Stoffes dem Lebensmittelgewerbe noch als gesundheitsunschädlich zugebilligt werden können, sondern ob die zur Haltbarmachung als notwendig beantragten Mengen oder Konzentrationen nach der vorliegenden wissenschaftlichen Untersuchung noch als im Rahmen des unter allen Verhältnissen des vielgestaltigen Lebens Unschädlichen liegend gelten können.* Die Abneigung weiter Kreise gegen dieses Prinzip des damaligen Reichsgesundheitsamtes ist wohlbegründet: In sehr vielen Fällen der Verwendung von Chemikalien in Lebensmitteln kann nämlich ein solcher Nachweis der technischen Notwendigkeiten nicht geführt werden; allzuoft hat die Begeisterung des Erfinders diesen mitgerissen und ein unparteiisches Forum könnte seinen Angaben widersprechen. Es gibt auch Kreise, die völlige Freiheit haben wollen, ohne jedes technische Bedürfnis immer neue Geschmacksrichtungen in das anfällige Publikum hineinzupflanzen und dieses dann wirtschaftlich auszunützen. Wenn es nämlich allein auf den Geschmack des Konsumenten ankäme, hätten wir schon längst einen Wein, der in seiner Entstehungsgeschichte niemals mit Traubensaft in Berührung kam, ein Brot, zu dessen Herstellung man kein Getreidekorn nötig hat, Würste, die kein Fleisch, und Käse, welche keine Milchprodukte mehr enthalten. Auch Bienen wären nicht mehr nötig, um Honig zu gewinnen. In dieser Richtung laufen die Bestrebungen gewisser Kreise, und bei der Käuflichkeit intellektueller Leistungen ist der Widerstand gegen eine solche Entwicklung als äußerst gering einzuschätzen.

weniger schädigt. Verzehrt aber jemand 2 schlechte, ungeeignete Speisen und gleichzeitig als drittes ein gutes, bekömmliches Gericht, so bewältigen die beiden schlechten und unpassenden Speisen die dritte gute und gesunde und lassen es nur selten dahin kommen, daß dieses sich zum Wohlbefinden des Menschen entwickeln kann." Das ist noch heute eine gute Lebensregel.

Die Frage, ob man bei der Herstellung von Marmelade Benzoesäure anwenden soll oder nicht, rührt aber gleichzeitig an Grundsätze allgemein-biologischer Natur. Ein solches naturreines Lebensmittel kann schon dadurch Schutzeigenschaften entfalten, daß die möglichen Gifte verdünnt werden, die mehr oder weniger zwangsläufig in der übrigen Nahrung enthalten sind und denen man in der derzeitigen toxischen Gesamtsituation gar nicht entgehen kann. Darüber hinaus spricht man von „spezifischen" Schutzeigenschaften der natürlichen Nahrung, die bis heute viel zu wenig untersucht sind; es ist weitgehend unbekannt, wie sich diese Schutzeigenschaften der natürlichen Lebensmittel unter dem Einfluß von Lebensmittel-Zusätzen verhalten. Es sei hier erinnert an das eindrucksvolle Beispiel der Schwefligen Säure, die seit Jahrtausenden zu Konservierungszwecke verwendet worden ist und die noch vor zwei Jahrzehnten als ein Optimum an Indifferenz angesehen worden ist; sie ist heute als der große Zerstörer des Vitamingehaltes der Pflanze entlarvt worden; vergessen wir nie, daß wir als medizinische Gutachter erst im Beginn eines neuen Kapitels der Wissenschaft stehen.

Anhang: Die toxische Gesamtsituation und die Arzneitherapie

Die heutige medizinische Wissenschaft bekennt sich aus vielen Gründen zum Prinzip, daß Arzneistoffe unvermischt zu verordnen sind; nur solche Arzneikombinationen sollten angewandt werden, deren Wirkungen und Nebenwirkungen, eingeschlossen deren mögliche synergistische und antagonistische Wirkungen, genau bekannt sind und die vor dem Forum der ärztlichen Wissenschaft vertretbar sind. Das Hauptmotiv dieser Beschränkung auf unvermischte Arzneistoffe ist die beinahe selbstverständliche Forderung an den Arzt, Arzneistoffe *nach der Wirkung zu dosieren*, d. h. das Wirkungsbild des Pharmakons als Leitmotiv zu benutzen, um im gegebenen Fall die von einem Menschen zum anderen in weiten Grenzen schwankende Dosierung festzulegen. Dieses Wirkungsbild aber kann sich in Kombinationen völlig verändern und ins Entgegengesetzte umschlagen. Die im Handel befindlichen Kombinationen von Arzneistoffen sind — soweit sie vor dem Forum der Wissenschaft vertretbar sind — in Hinblick auf Synergismen und Antagonismen, in Hinblick auf Haupt- und Nebenwirkungen untersucht; der Arzt, der solche anerkannten Arzneikombinationen anwendet, ist sich nicht im unklaren darüber, daß das Wirkungsbild verschieden ist von dem der Einzelstoffe; er lernt in seiner ärztlichen Erfahrung dieses veränderte Wirkungsbild als eine neue Einheit erkennen und bewerten und kann dann bei der praktischen Anwendung einer Kombination häufig so vorgehen, als ob es sich um eine einheitliche Substanz handeln würde, und er hat dabei die Unterstützung der Pharmakologie, die ihn lehren soll, das richtige Mittel in richtiger Dosis, in richtiger Form, am richtigen Ort, zur richtigen Zeit anzuwenden, unter Berücksichtigung des Krankheitszustandes und der individuellen Erfordernisse und nach Maßgabe der Testphänomene.

Auch viele der Lebensmittel-Zusätze sind pharmakologisch aktive Stoffe. Ein mit den Regeln seiner Kunst vertrauter Arzt sieht sich nunmehr vor die erschreckende Situation gestellt, daß allen seinen Arzneistoffen von anderer Seite mit der Nahrung eine unbekannte Anzahl unbekannter chemischer Stoffe in unbekannter Dosis zugemischt werden. TROPP hat eine Berechnung angestellt, die leider bisher die Gemüter wenig erregt hat, daß wir nämlich im täglichen Lebensmittelkonsum 2,2 g chemische Stoffe ungewollt und unkontrolliert zu uns nehmen können, also mehr als die gewöhnliche tägliche Dosis der üblichen vom Arzt verordneten Arzneistoffe; die exakte Zahl wäre wohl ohne besondere Schwierigkeit zu bestimmen, wenn man die industrielle Produktion an Lebensmittel-Zusätzen bekannt geben würde. Der heutige Arzt operiert also mit seiner Arzneitherapie in einem Organismus, der sowieso schon mit Chemikalien beladen ist; er kombiniert seine Arzneistoffe ungewollt und unkontrolliert mit chemischen Stoffen, die ihm nach Namen, Zusammensetzung und Dosierung unbekannt sind, die chemisch zum Teil äußerst reaktionsfähig, gewöhnlich pharmakologisch aktiv, in ihren Synergismen und Antagonismen mit dem eigentlichen Arzneistoff völlig unbekannt sind; er kann auch nicht kontrollieren, ob sie zur rechten Zeit oder am richtigen Ort oder in der richtigen Form gegeben werden; dies alles geschieht auf gut Glück; von den Laien, die solche Lebensmittel-Zusätze verwenden, fragt niemand nach den besonderen Bedürfnissen bei etwaigen Krankheiten oder nach den individuellen Bedürfnissen des Konsumenten, wie das für einen Arzt bei der Verwendung anderer pharmakologisch aktiver Substanzen selbstverständlich ist. Wundert sich dieser Arzt eigentlich noch, wenn sein Arzneistoff auch bei gewissenhaftester Berücksichtigung aller bekannten Haupt- und Nebenwirkungen in bestimmten Fällen unerklärliche, auch gefährliche Nebenwirkungen entfaltet? Wo bleibt der Protest der Ärzteschaft gegen diese Zerrüttung jeder rationellen Arzneitherapie?

D. Spezielles zur Pharmakologie der wichtigsten chemischen Lebensmittel-Zusätze

Im folgenden wird eine Reihe von Chemikalien aufgeführt, die in unseren Lebensmitteln beinahe schon Heimatrecht erworben haben und deren bekannte pharmakologischen Eigenschaften kurz geschildert sein sollen. Es wird nur von diesen einfachsten Stoffen gesprochen, weil sie gewöhnlich pharmakologisch wohl untersucht oder weil ihre mögliche Giftwirkung mit einiger Genauigkeit interpretiert werden kann. Der Verfasser geht soweit zu behaupten, daß alle Lebensmittel-Zusätze um so unbedenklicher sein müssen, je besser sie pharmakologisch bekannt sind; denn nur unter solchen Umständen lassen sich die möglichen Nebenwirkungen einigermaßen übersehen und diese lassen sich abwägen gegenüber dem technischen Vorteil, der zu erwarten wäre. Bei auffälligen Giftwirkungen käme eine solche Substanz als Lebensmittel-Zusatz sowieso nicht in Frage.

Der Sinn dieser Darstellung soll darin bestehen, an wenigen Beispielen auch dem Außenstehenden klarzumachen, in welch schwierige Situation der pharmakologische Gutachter sich gewöhnlich begibt, wenn er sich zur gesundheitlichen Unbedenklichkeit einer Substanz äußern soll; eine ganze Skala steigendenRisikos läßt sich anführen, beginnend mit Stoffen, die beim derzeitigen Stand der Wissenschaft als harmlos zu gelten haben — obwohl wir über die zukünftige Beurteilung nichts Sicheres wissen — zu Stoffen übergehend, bei denen gesundheitliches Risiko und technischer Vorteil gegeneinander abgewogen werden können — wobei manchmal der technische Vorteil schwerer wiegt, manchmal das gesundheitliche Risiko — bis zu Stoffen, von denen man gar nichts weiß — das sind die gefährlichsten — und zu solchen mit ausgeprägter Giftwirkung, vor denen man sich zu fürchten hat.

Fast in jedem Falle wird eine Gewissensentscheidung vom Gutachter gefordert. Eine unbeschränkte Vollmacht für die Anwendung irgend eines dieser Stoffe, könnte ein solcher gewissenhafter Sachverständiger niemals erwägen, mit Ausnahme vielleicht von ganz wenigen Stoffen, die im folgenden angeführt werden. Für das Gros der Lebensmittelzusätze aber muß weiterhin, wie in den meisten Kulturnationen, gefordert werden, daß der Nachweis der technischen Notwendigkeit zunächst den Verwaltungsbehörden erbracht sein muß, bevor der Pharmakologe überhaupt Anlaß hätte, ein Gutachten über die gesundheitliche Unbedenklichkeit zu erstatten. Hierbei wären die folgenden Erwägungen wegleitend:

1. ob der betreffende Lebensmittel-Zusatz unmittelbar auf den Konsumenten einwirken wird oder erst nach Zwischenschaltung von Schlachttieren, die dem betreffenden Stoff ausgesetzt waren;

2. ob chemische Umsetzungen des betreffenden Stoffes in Kontakt mit dem betreffenden Lebensmittel bzw. im Darmkanal des Menschen vor sich gehen;

3. ob ein größerer oder kleinerer Teil der täglichen Nahrung aus Lebensmitteln besteht, die den betreffenden Zusatz erhalten sollen;

4. ob gleichzeitig andere chemisch oder pharmakologisch ähnliche Körper sich bereits in der üblichen Nahrung vorfinden;

5. unter Berücksichtigung der technisch notwendigen Menge oder der Menge, die bei der vorgesehenen Anwendung nicht-technischer Natur in den menschlichen Körper hineingelangt;

6. unter Berücksichtigung der Natur und Intensität der schädlichen Wirkung, die die Substanz beim Menschen haben könnte, und unter Berücksichtigung der Personenkreise, die betroffen sein könnten;

7. ob es leicht möglich ist, den betreffenden Stoff zu vermeiden;

8. ob die Versuchung zu einem übermäßigen Gebrauch im Lebensmittel sehr groß ist;

9. ob die Möglichkeit einer regelmäßigen Kontrolle der Substanz im Lebensmittel gegeben ist und ob diese leicht ist;

10. ob die technische Notwendigkeit bzw. die Berechtigung zum Gebrauch der betreffenden Substanz in dem betreffenden Lebensmittel nachgewiesen wurde;

11. ob ein Einfluß des betreffenden Stoffes auf den Nährwert des Lebensmittels zu erwarten ist.

Die angeführten Erwägungen sind einer Grundsatzerklärung entnommen worden, die das Amerikanische Food Protection Committee 1952 veröffentlicht hat.

I. Konservierungsmittel

1. Anorganische und organische Säuren und deren Salze

Von anorganischen Säuren werden in Lebensmitteln verwendet in erster Linie die Phosphorsäure, die Polyphosphorsäuren und die Schweflige Säure; die Anwendung von Borsäure ist aus gesundheitlichen Gründen obsolet.

Von organischen Säuren sind zunächst die der Fettsäurereihe zu erwähnen: Ameisensäure, Essigsäure, Propionsäure, Sorbinsäure; Milchsäure, Weinsäure und Citronensäure haben eine mehr oder weniger starke Verbreitung in Lebensmitteln. Von cyclischen Säuren seien Benzoesäure und Salicylsäure erwähnt; die letztere hat nahezu in jeder Hinsicht sowohl technischer wie gesundheitlicher Natur nur Nachteile gegenüber Benzoesäure und ist daher als Lebensmittelzusatz obsolet.

Säuren haben eine starke antiseptische Wirkung; diese entsteht hauptsächlich durch die abdissoziierten H-Ionen, d. h., daß die meisten Säuren bei Neutralisation unwirksam werden (Phosphorsäure, Milchsäure, Weinsäure, Citronensäure) oder weniger wirksam werden (Ameisensäure, Propionsäure, Sorbinsäure, Benzoesäure und zum Teil auch die Schweflige Säure). Die letztere Gruppe von Säuren wirkt also gleichzeitig als Molekül, nicht nur durch Abdissoziieren von H-Atomen, so z. B. Propiate und Sorbinate gegen Schimmelpilze, ameisensaure Salze gegen bestimmte Fäulnisbakterien (s. Abb. 2 und 3).

Auch die örtliche Verträglichkeit der Säuren ist zum Teil abhängig vom p_H-Wert der Lösung. Es gibt indessen Säuren, die bei bestimmtem p_H-Wert fast reizlos sind, wie z.B. Milchsäure, Citronensäure, Äpfelsäure, während andere Säuren bei gleichem p_H-Wert mehr oder weniger stark örtlich reizen wie Essigsäure und besonders Ameisensäure.

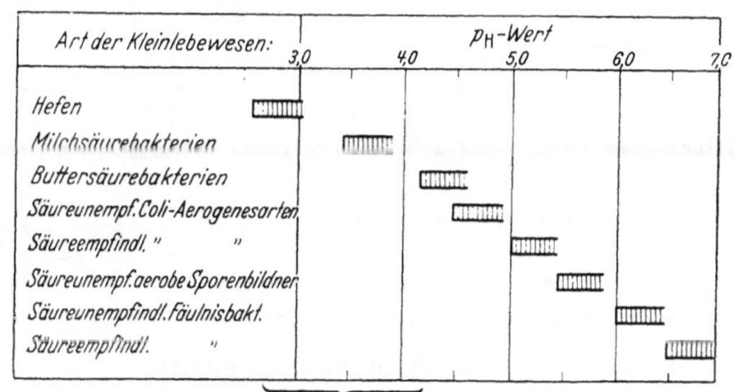

Abb. 2. Wachstumsgrenze der Gärfutter-Kleinlebewesen. (Nach G. RUSCHMANN)

Die letzteren Säuren sind nach Neutralisierung reizlos, weil sie keine Säuren mehr sind. Die stark örtlich-reizende Schweflige Säure setzt sich in Obst und Weinen teilweise oder vollständig mit den anwesenden Aldehyden (Acetaldehyd, Traubenzucker u. a.) zu Komplexverbindungen um; dadurch kann die Reizwirkung der Schwefligen Säure unter Umständen völlig verschwinden; die übrigbleibende Reizwirkung ist vor allem auf die freie Schweflige Säure zurückzuführen.

Für den Säure-Geschmack liegt die Erklärung nicht nur im p_H-Wert der Lösung, vielmehr besitzt eine bestimmte molare Konzentration von Salzsäure, obwohl diese völlig in Ionen gespalten ist, einen geringeren Säuregeschmack als Citronensäure oder Weinsäure in gleicher molarer Konzentration, obwohl diese letzteren Säuren sehr viel weniger H-Ionen abdissoziieren. Auch bei anderen physiologischen Säurewirkungen ist die Abhängigkeit vom p_H-Wert durchaus verschleiert, weil nämlich die Säure Gelegenheit hat, sich mit den anwesenden Alkalien umzusetzen, besonders mit der Alkalireserve des Gewebes und der Gewebssäfte. In solchen Fällen kann die Konzentration der Säure eine wesentlich größere Bedeutung besitzen als die Stärke der Säure.

Wenn der Säuregeschmack eine biologische Bedeutung haben soll, und daran ist wohl nicht zu zweifeln, so stellt er eine Vorprobe dar für den biologischen Wert der Säuren, d. h. zunächst für die Säurewirkung im Magen-Darm-Kanal. Aus vielen bisher schon vorliegenden Erfahrungen ergibt sich, daß gewisse physiologische Funktionen der Magen-Salzsäure auch mit Hilfe von schwächeren organischen Säuren wie Milchsäure, Citronensäure, Weinsäure, Essigsäure u. a. und natürlich auch von anderen starken Mineralsäuren in geeigneter Verdünnung zu erzielen sind; alle diese Säuren bilden dann im Magen einen allerdings nicht sehr verläßlichen Säureschutz gegen eindringende Bakterien, sie führen zu einer Casein-Fällung, sie aktivieren das Pepsin und stehen daher in Zusammenhang mit dem Eiweiß-Abbau, sie sind wesentlich beteiligt an der Resorption des Eisens; sie regulieren die Tätigkeit des Pylorus und können auf diesem Umwege auch auf gastrogene Diarrhoen einwirken; sie führen zuletzt zu einer Aktivierung des Prosecretins in der Duodenal-Schleimhaut und stehen damit in Zusammenhang mit der Tätigkeit von Leber und Pankreas. Alle diese erwähnten Effekte der verschiedenen Säuren können natürlich eine praktische Bedeutung nur erlangen, wenn nur wenig Magen-Salzsäure vorhanden ist. Der starke Instinkt, der kleine Kinder zu bestimmten sauren Speisen, wie saurer Milch, oder zu rohem Sauerkraut greifen läßt, ist damit von der Physiologie als wohlbegründet gefunden worden.

Art der Kleinlebewesen:	p_H-Wert
Bact. Coli	4,0
Bact. Paratyphus A	4,0
Bact. Typhosum	4,0
Staphylococcus albus	4,5
Bact. Pyocyaneum	5,0
Bact. Dysenteriae Shiga	5,5
" " Flexner	5,6
Streptococcus haemolytic.	5,7
Vibrio Cholerae	5,8
Bact. Diphtheriae	6,0
Brucella abortus Bang	6,2
Gonococcus	6,5

Abb. 3. Wachstumsgrenze der wichtigsten pathogenen Bakterien

Das weitere Schicksal der Säuren nach Übergang in das Blut ist durchaus verschieden; herauszuheben ist nämlich zunächst eine Gruppe von Säuren, die im Körper mehr oder weniger vollständig abgebaut werden, wie Ameisensäure, Essigsäure, Propionsäure, Sorbinsäure, Milchsäure, Citronensäure, Äpfelsäure u. a. Diese Säuren führen daher zu keiner Anhäufung von Säureradikalen im Körper; sofern nicht exorbitant große Mengen zugeführt werden oder die Säuren gar durch intravenöse Injektion in den Körper gelangen, sind sie nach der Resorption als ziemlich harmlos oder gänzlich harmlos anzusehen.

Die Mineralsäuren hingegen werden im Körper nicht abgebaut; sie führen zu Vermehrung der Säureradikale im Körper; die Regulation erfolgt dann durch die Niere, die einen sauren Harn abgibt; auf diese Weise kann dann der Körper nicht nur die normale Ausscheidung von 10—30 mÄq. pro Tag bewältigen, sondern im Bedarfsfalle bei ausreichender Nahrung, d. h. von Phosphaten, bis zu mindestens

480 mÄq. freie Säure (also z. B. 16 g H_3PO_4) pro Tag bewältigen. Ist die zugeführte Säuremenge größer, so wird parallel dazu ein zweiter Sicherheitsmechanismus in Kraft treten, nämlich Ammoniakbildung hauptsächlich aus Glutamin, und zwar in gleicher Größenordnung von etwa 500 mÄq. freie Säure (HOMER SMITH); genügt auch das nicht, so entwickelt sich eine zunehmende Acidosis, die sich äußert in Diurese, Exsiccose der Gewebe, in Kalkverlusten; bei Tieren sind dann Fälle von abnormer Brüchigkeit des Knochens nach chronischer Zufuhr von Mineralsäuren, z. B. in Form von Silagen, beschrieben worden.

a) Orthophosphorsäure (H_3PO_4) und ihre Salze

Der Gesamtgehalt des Körpers an Phosphorsäure in Form von Phosphaten und organischen Phosphorsäureverbindungen beträgt etwa 450 g; davon finden sich etwa $^3/_4$ im Knochensystem; das übrige Viertel besteht nur zu einem kleinen Teil aus freien Phosphaten; diese treten vielmehr an Menge zurück gegenüber den organischen Phosphorsäureverbindungen, die im Körper (in Form von Zucker-Phosphorverbindungen, Nucleotiden, Nucleinsäuren, Kreatinphosphorsäure, Lecithin, Cephalin, Fermente u. a.) wichtige Funktionen im Stoffwechsel übernehmen. Keine dieser organischen Phosphorsäureverbindungen muß mit der Nahrung zugeführt werden; sie werden, soweit bis heute bekannt, mit Leichtigkeit aus den Phosphaten der Nahrung aufgebaut. Auch die organischen Phosphorsäureverbindungen, die mit der Nahrung aufgenommen werden, spalten im Darmkanal unter dem Einfluß von Phosphatasen zunächst freie Phosphorsäure ab (mit Ausnahme von Phytinsäure). Mit welcher Geschwindigkeit das von der Darmwand aufgenommene anorganische Phosphat in organische Bindung wie z. B. als ATP, Kreatinphosphorsäure, Zucker-Phosphorsäuren u. a. übergeht und wie rasch aus solchen Verbindungen wieder freies Phosphat abgespalten wird, haben Versuche mit radioaktivem P^{32} gezeigt (GERLACH). Vom Blutplasma aus ist anorganisches Phosphat in wenigen Minuten in der ATP-Fraktion und anderen Phosphorsäurefraktionen im Erythrocyten nachweisbar; sogar in einem so stabil scheinenden Gewebe wie den Zähnen werden die Phosphorsäuremoleküle innerhalb von 20 Tagen durch neue ersetzt. Nur unter Berücksichtigung dieser erstaunlichen Beweglichkeit der Phosphorsäure in wohl hundertfältigen Reaktionen trifft die bisherige Annahme zu, daß die Phosphorsäure im Stoffwechsel unangreifbar ist, womit aber nur gesagt wird, daß Regulationsvorrichtungen existieren, die dazu führen, daß Einnahme und Ausgabe der Phosphorsäure aufeinander abgestimmt sind. In gewissem Sinne ist sogar durch neue Versuche der bisherigen Lehre von der Unangreifbarkeit der Phosphorsäure im Stoffwechsel eine Schwierigkeit erwachsen; es hat sich nämlich gezeigt, daß bei bestimmten Stoffwechselumsetzungen, bei denen die Phosphorsäure beteiligt ist, die O-Atome der Phosphorsäure 4mal schneller ausgetauscht werden wie die P-Atome.

Phosphorsäure ist eine lebensnotwendige Substanz; der tägliche Gesamtbedarf an 1—2 g Phosphaten (SHERMAN) wird auch bei sonst unzureichender Nahrung beim Menschen genügend gedeckt; nur bei einseitiger Ernährung von Kindern, z. B. mit Haferflocken, ist Phosphatmangel beschrieben worden mit Ausgang in Rachitis (MELLANBY). Milch hat hohen Phosphatgehalt, und so ist es nicht verwunderlich, daß Phosphatmangel beim Milchvieh nicht selten ist.

Dem Körper zugeführte Phosphorsäure bzw. Phosphate verhalten sich nicht anders als die Phosphate und organischen Phosphorsäureverbindungen in den Lebensmitteln; das Zuviel an Phosphaten wird zum Teil durch den Harn, zum Teil durch den Kot wieder abgegeben; nur bei schwerer Nierenkrankheit kann zugeführtes Phosphat sich im Blute anhäufen. Bei Zufuhr von sauren Salzen und von freier Phosphorsäure wird der Harn sauer, aber nur bei sehr großen Mengen von Phosphorsäure können sich die Puffereigenschaften des Körpers erschöpfen, so daß Acidosis auftritt. Bei alkalischem Urin können die Harnphosphate unlöslich werden und es können sich Phosphatsteine bilden. Dies hängt aber wohl kaum mit einem Mehr oder Weniger von Phosphorsäure in der Nahrung zusammen; es sind vielmehr kolloidchemische Eigenschaften des Harns hierfür entscheidend. Wie alle anderen Säuren kann Phosphorsäure die Zähne von Nagetieren angreifen; der Schaden ist aber nicht größer als der von Citronensaft mit ähnlichem Gehalt an H^+-Ionen.

Bei der Behandlung von Fleisch und Fleischwaren mit Phosphaten hat man beobachtet, daß die Farbe des Fleisches sich besser erhält; es ist aber nachgewiesen worden, daß die üblichen stofflichen Zersetzungsvorgänge nicht beeinflußt werden, nur in einer scheinbar frischen Ware vor sich gehen. In dieser Hinsicht sind Versuche von WILLIAMS nicht uninteressant, der gefunden hat, daß ein 1/15 molarer Phosphatpuffer die Sprossung von Sporenträgern auffallend lähmt, während geringere Konzentrationen bei diesem Test wenig wirken. Der fermentative Angriffspunkt dieser Phosphatwirkung ist noch unbekannt.

Anhang: Polyphosphate

Polyphosphate sind als definierte chemische Verbindungen schwer herstellbar, scheinen aber in 2 Typen vorzukommen:

1. Pyrophosphat ($Na_4P_2O_7$), Triphosphat ($Na_5P_3O_{10}$), Tetraphosphat ($Na_6P_4O_{13}$), Pentaphosphat ($Na_7P_5O_{16}$), Hexa-meta-phosphat ($NaPO_3)_6$ auch als GRAHAMsches Salz bezeichnet, sind lineare Phosphatketten aus 2, 3, 4, 5, 6 und mehr Phosphorsäuremolekülen. Lineare Phosphatketten werden bei Kaninchen und Ratten bei parenteraler Injektion im wesentlichen zu o-Phosphat hydrolysiert; diese Aufspaltung ist am schlechtesten beim GRAHAM-Salz, welches infolgedessen in hoher Konzentration im Urin erscheint. Bei peroraler Zufuhr geht die Hydrolyse dieser Verbindungen größtenteils schon in Berührung mit dem Darm oder den Darmbakterien vor sich; dies hat zur Folge, daß im Kot praktisch nur o-Phosphat nach Fütterung mit diesen linearen Phosphaten auftritt (GOSSELIN, LANG, SCHREIER u. a.).

2. Cyclische Polyphosphate sind Tri-meta-phosphat und Tetra-meta-phosphat. Zu dieser Reihe gehört auch das hochmolekulare Kalium-meta-polyphosphat (KURROLsches Kaliumphosphat). Es handelt sich hier um 6—8gliedrige Ringsysteme mit PO-Bindungen. Diese werden bei parenteraler Injektion als solche mit dem Harn ausgeschieden, bei nur geringer Erhöhung der o-Phosphat-Ausscheidung. Nach Fütterung mit dem KURROLschen Salz ergab sich, daß 4—10% der verabreichten Dosis im Harn als Tetra-meta-phosphat, Tri-meta-phosphat und Pyrophosphat ausgeschieden wurde (LANG). Von diesen Stoffwechselprodukten ist nur Pyrophosphat als körpereigene Verbindung anzusehen, die beiden anderen Bruchstücke sind körperfremd; es ist unbekannt, welche Veränderungen im

Stoffwechsel durch diese körperfremden Stoffe in Gang gesetzt werden; auch über die Lokalisation der Ausscheidung dieser körperfremden Stoffe in der Niere ist nichts bekannt.

Zum Verständnis aller dieser Stoffe ist wichtig, daß die Resorption der Polyphosphate im Darmkanal gewöhnlich schlecht ist; die in den Magen eingeführten Stoffe erscheinen großenteils im Kot wieder, so in Rattenversuchen vom KURROL-schen Salz 44—59%, vom GRAHAM-Salz 37—66% (LANG). Man sollte meinen, daß die mit so großer Geschwindigkeit im Darm zu Phosphaten hydrolysierten Polyphosphate ohne weiteres an die Stelle der lebenswichtigen Phosphate treten könnten; dieses ist indessen nicht erwiesen; fütterte man nämlich Küken mit Calciumpyrophosphat, Calcium-metaphosphat oder Kalium-metaphosphat, so ließen sich diese Phosphate nicht nachweisbar verwerten (GILLIS u. Mitarb.). Dieser Befund spricht dafür, daß die Polyphosphate als solche den größten Teil des Darmes durchwandern und erst auf der letzten Strecke gespalten werden, auf der alle Resorptionsvorgänge vermindert sind. Die bekannte chemische Eigenschaft der Polyphosphate, mit Kationen wie Erdalkalien, Eisen, Kupfer, auch Uran sehr stabile Komplexe zu bilden, muß daher einen Verlust solcher Stoffe mit dem Kot zur Folge haben.

Seit den grundlegenden Arbeiten von STARKENSTEIN u. BEHRENS kennen wir zwei weitere Eigenschaften der Polyphosphate, die für ihre gesundheitliche Beurteilung wichtig sind; zunächst liegen die im Handel befindlichen Polyphosphate unter Umständen in Form alkalischer Verbindungen vor; sie haben die Eigenschaften dieser Alkalien; sie neutralisieren den Magensaft, sind Magensaftlocker, verändern die Tätigkeit der Speicheldrüsen, der Labdrüsen und des Pankreas; zuletzt kann Alkalosis auftreten. Für den Kinderarzt ist hier wichtig, daß solche Alkalien zwar beim Erwachsenen durch die Magensalzsäure neutralisiert werden, daß dieses beim Kind indessen nicht oder wenig der Fall ist, so daß hier die etwaigen Effekte auffallender sein würden. Auch widerspricht Alkalisierung der Lehre, die seit MARIOTT in allen Kinderkliniken der Welt in Kraft ist, daß man nämlich eher säuern soll.

Die zweite Eigenschaft der Polyphosphate ist die, daß sie zum Teil sehr starke Komplexbildner für Calcium darstellen. Auf dieser Eigenschaft beruht die von BEHRENS zuerst gesehene Hemmung der Blutgerinnung; es ist bis heute völlig unbekannt, inwieweit die Resorption von Calcium-Salzen im Magen-Darm-Kanal durch Polyphosphate verhindert wird; es ist — wie für andere solche Weichmacher bereits bekannt — anzunehmen, daß diese stärker wirken als Citronensäure (s. Abb. 4, S. 114). Es tritt hinzu, daß durch die etwaige Alkalizufuhr durch Polyphosphorsäuren die Bildung eines besonders stabilen Calcium-Phosphat-Komplexes erfolgen muß; von anderen Weichmachern ist bekannt, daß sie Calcium aus der Magenwand herauslösen und dadurch zu Erbrechen führen; es erwies sich als notwendig, solche Stoffe mit einem säurefesten Überzug zu versehen (CH. F. GESCHICKTER); es ist weiterhin so gut wie sicher, daß die im Kot erscheinenden, nicht resorbierten Phosphate vornehmlich in Form von Calciumphosphat vorliegen. Der Kinderarzt wird vor solchen unübersehbaren Eingriffen in den Calciumstoffwechsel mit Recht zurückschrecken und wird dagegen Einspruch erheben, wenn allzusehr mit chemischen Stoffen an Lebensmitteln manipuliert wird, die für das Kindesalter bestimmt sind.

b) Schweflige Säure

Zur Gruppe der Schwefligen Säure rechnen gleichzeitig deren Salze, Natrium-sulfit und Kaliumsulfit, weiterhin das sogenannte Schwefeln, das Gas Schwefeldioxyd, weiterhin Kalium- und Natrium-Pyrosulfit, denn die Wirkung aller dieser Stoffe, soweit sie in Lebensmitteln angewandt werden, beruht auf Bildung von Schwefliger Säure. Die Beurteilung der Schwefligen Säure in der historischen Sitzung von 1914 stützt sich auf eine Reihe von Argumenten, die den umstrittenen Stoff in einem sehr hellen Licht erscheinen ließen. Es war dabei zu berücksichtigen, daß Schweflige Säure seit tausenden von Jahren bereits zur Konservierung von Lebensmitteln verwendet worden ist, daß zwar immer wieder Maßnahmen gegen einen Mißbrauch des Schwefels in Gang gesetzt wurden, indessen ohne jeden größeren Erfolg, weil die technische Notwendigkeit die aufkommenden Bedenken immer wieder zunichte machte. — Man wußte, daß die freie Schweflige Säure durch Belüftung oder wie beim Wein durch die Gärungskohlensäure aus der Lösung entfernt werden kann. — Es war weiterhin bekannt, daß die Schweflige Säure in den damit behandelten Lebensmitteln nur zum Teil als freie Schweflige Säure vorkommt, daß vielmehr schnell oder langsam chemische Umsetzungen mit Bestandteilen der Lebensmittel vor sich gehen; so entstehen z. B. durch komplexe Bindung mit Traubenzucker die Glucose-Schweflige-Säure, die in physiologischer Hinsicht ähnlich beurteilt werden muß wie die Schweflige Säure selber und die Acetaldehyd-Schweflige-Säure, die die schädlichen Eigenschaften der Schwefligen Säure größtenteils verloren hat. — Die damalige Versammlung stand auch vor der Tatsache, daß die Schweflige Säure in Lebensmitteln, aber besonders auffallend im Tierkörper, rasch oxydiert wird zur harmlosen Schwefelsäure, wobei man seit neuestem auch das Ferment kennt, welches diese Oxydationen beherrscht. — In ausgedehnten Tierversuchen war die große Harmlosigkeit der Schwefligen Säure scheinbar erwiesen worden; man hatte allen Grund anzunehmen, daß die beobachteten Nebenwirkungen ausschließlich auf eine örtliche Säurewirkung zurückzuführen waren; man hatte nämlich eigentlich nichts anderes beobachtet als örtliche Schleimhautreizung. In diesen Versuchen waren sehr hohe Dosen von Schwefliger Säure angewandt worden; ein Hund von E. ROST erhielt z. B. 1 g Natriumsulfit täglich über ein Jahr. — Die gleiche gute Verträglichkeit sogar hoher Dosen hatte sich auch in heroischen Selbstversuchen ergeben; E. ROST und seine Mitarbeiter hatten bis zu 4 g Natriumsulfit auf einmal zu sich genommen, ohne etwas anderes zu beobachten als örtliche Reizwirkungen (Speichelfluß, Übelkeit, Erbrechen, Leibschmerzen, Diarrhöen); vorher hatte schon WILEY, einer der Väter der Lebensmittelgesetzgebung in den USA das Sulfit mit seinen „poison squads", d. h. mit Freiwilligen-Gruppen von 10—15 Mann untersucht und hatte festgestellt, daß bei Natriumsulfit-Dosen von 0,35—0,48 g täglich über mehrere Tage nichts Besonderes zu sehen war; immerhin stand damals bereits fest, daß eine Beeinträchtigung des Wohlbefindens bei empfindlichen Personen bereits nach sehr viel geringeren Mengen zu erwarten ist. — In der damaligen Versammlung war man sich auch darüber einig, daß Fleisch und Fisch nicht mit Schwefliger Säure behandelt werden dürfen, da sie in der Lage ist, durch Zerstörung schlechter Gerüche und Erzeugung einer roten Fleischfarbe über eine etwaige Zersetzung dieser Lebensmittel hinwegzutäuschen, und dieses ist der ausschlaggebende Grund für das Verbot der Schwefligen Säure im deutschen Fleischgesetz.

Die heutige Beurteilung aber hat neue Argumente in Rechnung zu stellen, die im ganzen gesehen, das Wirkungsbild der Schwefligen Säure nach der schlimmeren Seite verändert haben. Schweflige Säure ist zunächst entlarvt worden als der große Vitamin-Zerstörer in den damit behandelten Lebensmitteln. Schon durch oberflächliches Schwefeln von Pflaumen, Aprikosen und Trauben tritt eine teilweise Zerstörung von Vitamin B_1 auf (MORGAN u. Mitarb.). In der Handelskorrespondenz der Food and Drug Administration findet sich die folgende Beschreibung dieser Nebenwirkung:

„Sulfite und SO_2 haben die Eigenschaft, rasch und vollständig Vitamin B_1 zu zerstören. Aus diesem Grunde allein sollte der Gebrauch der Sulfite in selbst eingemachten Lebensmitteln vermieden werden, weil Vitamin B_1 lebenswichtig ist für den Menschen und weil sein Fehlen in der Nahrung die Krankheit Beri-Beri erzeugt; die Wichtigkeit, den Vitamingehalt der Nahrung nach Möglichkeit zu erhalten, ist von den Regierungsbehörden ausdrücklich anerkannt worden, welche sich eingesetzt haben für die Anreicherung von Brot und Mehl mit Vitaminen entsprechend den Empfehlungen des National Research Council. Diese Anreicherung betrifft auch die Beigabe von Vitamin B_1. Sicherlich würde dieses Anreicherungsprogramm beeinträchtigt werden, wenn Chemikalien, die Vitamin B_1 zerstören, im Haushalt verwendet werden."

„Es ist natürlich richtig, daß Schwefeldioxyd zur Zeit für eine beschränkte Anzahl von Produkten zugelassen ist, vor allem für getrocknete Früchte, wobei es mehr das Dunkelwerden verhindert und weniger als allgemeines Konservierungsmittel dient. Bei diesem eingeschränkten Verbrauch ist die Wahrscheinlichkeit einer Zufuhr größerer Mengen von Schwefliger Säure mit der Nahrung nur gering. Wenn hingegen diese Substanz allgemein für das Einmachen im Haushalt zugelassen würde, so wäre es nicht nur möglich, sondern wahrscheinlich, daß ganze Familien, eingeschlossen die Jungen und die Alten, die Schwachen und die Starken, die Kranken und die Gesunden, genügend Mengen dieses Konservierungsmittels aufnehmen würden, um chronische und kumulative Wirkungen und gefährliche Vitamin-Mangelerscheinungen zu erzeugen." — Ich habe nachgeforscht, ob in der anschließenden Zeit bis heute irgendein Einspruch gegen diese Verlautbarung der Food and Drug Administration laut geworden ist, wie das eigentlich zu erwarten wäre, wenn in einer so wichtigen Angelegenheit Regierungserklärungen erfolgen. Ein solcher Einspruch ist mir nicht bekannt geworden.

Aber auch die Frage, ob neben der örtlichen Wirkung eine allgemeine Wirkung der Säure nach Übergang in das Blut nachweisbar ist, wird in neuester Zeit wieder zur Diskussion gestellt; so wird angegeben, daß die Abwehrkraft des Körpers gegen Infektion (Bactericide) in Versuchen an Kaninchen durch tägliche Fütterung von 3 mg SO_2 in 20 cm³ Möhrensaft geschädigt wurde; gleichzeitig waren Wachstumsstörungen aufgetreten (CRAMER). Zuletzt wurde eine Mehrausscheidung der 17-Ketosteroide im Harn von Ratten festgestellt, die 50 mg SO_2 pro Kilogramm Futter erhalten hatten; dieser Befund wäre auf eine Aktivierung der Nebennierenrinde zurückzuführen (KLIEWE u. GILLISSEN). Auch die A-Zellen der Bauchspeicheldrüse sollen beeinflußt werden.

Diese Allgemeinwirkungen der Schwefligen Säure müssen auch immer wieder debattiert werden, wenn man das *Schwefeln des Weines* ins Auge faßt. Zweifellos stehen auch hier die Reizwirkungen auf die Schleimhäute im Vordergrund des Wirkungsbildes. Solche Versuche sind 1895 von LEUCH an geschwefeltem Wein durchgeführt worden, und zwar handelte es sich hier um insgesamt 150 Selbstversuche (32 mit gebundener, 118 mit freier Schwefliger Säure), die ohne Wissen des Betreffenden durchgeführt wurden. Nach seinen Angaben verursachten bereits so geringe Mengen von freier Schwefliger Säure wie 45—50 mg bei 10% der Versuchspersonen Kratzen im Hals, leichte Leibschmerzen, seltener leichten Kopfschmerz.

Diese Selbstversuche bilden die Grundlage des schweizerischen Weingesetzes; sie sind bestätigt worden durch den Münchener Hygieniker Prof .von GRUBER, der 1914 Versuche am eigenen Körper angestellt hatte und der angibt, daß schweflig-säurehaltiger Wein ($^1/_4$literweise getrunken, bei einem Gehalt von 30—40 mg) schon Beschwerden macht, sowie durch den Würzburger Hygieniker Prof. K. B. LEHMANN, der auf Grund eigener Versuche erklärte, daß er 30—40 mg für die äußerste Grenze halte, die man gestatten dürfe. In der gleichen Sitzung gab der Pharmakologe Prof. E. ROST an, daß 20—40 mg freie Schweflige Säure pro Liter stets reaktionslos vertragen würde, während schon 50 mg im Wein bei einzelnen Personen Reizwirkungen hervorrufen. Beim Vergleich solcher Zahlen läßt sich immer wieder beobachten, daß die Empfindlichkeit der Versuchspersonen äußerst verschieden ist. Mir selber sind vertrauenswürdige Sachverständige bekannt, die bereits bei 25—30 mg Schwefliger Säure pro Liter Wein Kopfschmerzen bekommen; hierbei handelt es sich um empfindliche Personen, die diesen Gehalt von 25—30 mg auch bereits herausschmecken können. Unabhängig hiervon muß allerdings die ergänzende Bemerkung gemacht werden, daß solche geringen Mengen von Schwefliger Säure den Geschmack des Weines im allgemeinen nicht verschlechtern, sondern verbessern, während Dosen von 50 mg und darüber den Geschmack für Kenner immer verschlechtern, weil dann der Schwefelgeschmack vorherrschend ist.

Die Beurteilung der gelegentlichen Unverträglichkeit geschwefelten Weines wird auch dadurch erschwert, daß es nicht die Schweflige Säure zu sein braucht, welche den Wein unbekömmlich macht; es kann sich nämlich auch darum handeln, daß die Gärungsvorgänge im Wein bei Gegenwart von Schwefliger Säure in anderer Richtung verlaufen und zum Auftreten unbekömmlicher Stoffe im Wein führen; es ist bekannt, daß ein sehr hoher Gehalt an SO_2 bestimmte Hefen dazu zwingen kann, statt Alkohol vorwiegend Glycerin zu erzeugen; man hat auch davon gesprochen, daß es häufig fehlgegorener Wein ist, der mit einem besonders hohen Schwefelzusatz korrigiert wird und daß dieser ursprünglich schon kranke Wein die Allgemeinwirkungen wie Kopfschmerzen u. a. erzeugen könnte. Es ist aber aus allen Experimenten am Menschen zu ersehen, daß Schweflige Säure selbst gelegentlich, nicht immer, Kopfschmerzen machen kann. Daß nach stark geschwefeltem Wein bei empfindlichen Personen Kopfschmerz entstehen kann, wird so häufig und von so zuverlässigen Beobachtern ausgesagt, daß es nicht mehr möglich erscheint, diese Dinge wegzudiskutieren. Nach eigenen Informationen besteht „das übliche Gespräch in Weinwirtschaften der Weinbaugebiete darin, zu erwägen, ob der Wein, den man trinkt, zu stark geschwefelt und daher unbekömmlich ist“.

Für jeden nicht leichtfertig denkenden Weinbauern sind solche chemischen Methoden der Kellerbehandlung keine Freude sondern eine Last, und er wird sich immer wieder fragen, ob die technische Notwendigkeit des Schwefelns im Hinblick auf solche gelegentlich auftretenden Unzuträglichkeiten weiterhin gegeben ist.

Die Schwefelung des Weines hat in der Praxis der Kellerbehandlung die verschiedensten Aufgaben zu übernehmen. Seit Beginn dieses Jahrhunderts ist bekannt, daß Schimmel- und Kahmhefen besonders empfindlich gegen Schweflige Säure sind. Um das Aufkommen solcher Hefen bei der ersten Vergärung des

Mostes zu verhindern, sollen häufig schon Mengen von 20 mg freie Schweflige Säure pro Liter genügen. — Schweflige Säure hat weiterhin die Aufgabe, den Wein zu stabilisieren, d. h. seine Farbe, Jugendlichkeit zu erhalten, bei Jungwein ein Braunwerden zu verhindern, beim Altern der Weine die Bouquetstoffe zu erhalten und damit auch den Handelswert des Weines. Die Angaben für diesen Stabilisierungseffekt schwanken zwischen 10 und 50 mg freie Schweflige Säure, wobei der sehr hohe Wert von 50 mg offensichtlich so zustande kommt, daß man eine rasche Umsetzung von freier Schwefliger Säure zu gebundener Schwefliger Säure unter Umständen zu befürchten hat; auch eine längere Lagerung kann einen höheren Zusatz notwendig machen. Bei dieser 2. Aufgabe der Schwefligen Säure handelt es sich offensichtlich um eine anti-oxydative Wirkung, was daraus zu schließen ist, daß der Effekt nach einem wichtigen Vorschlag von KOCH in ungefähr gleicher Weise sich auch mit der harmlosen Ascorbinsäure erzeugen läßt und nur in dieser zweiten Aufgabe ließe sich SO_2 durch Ascorbinsäure ersetzen.

Die nötige Menge an freier Schwefliger Säure ist am geringsten bei trockenen und besonders bei säurehaltigen trockenen Weinen; für diese wird vom O.I.V. (Office International du Vin) eine zulässige Menge von 30 mg freier Schwefliger Säure, von 200 mg Gesamtsäure angegeben. Die erforderliche Menge steigt erheblich mit steigendem Zuckergehalt, z. B. bei süß gehaltenen Weinen, und sie wird geringer bei steigendem Alkoholgehalt; daher gibt das O.I.V. an, daß bei süßen und süßgehaltenen Weinen mit mehr als 13% Alkoholgehalt ein zulässiger Gehalt an freier Schwefliger Säure von 50, von Gesamtschwefliger Säure 250 mg/l, während bei niedrigem Alkoholgehalt 100 mg freie Schweflige Säure und 450 mg Gesamtschweflige Säure konzediert werden sollen. Über die oben beschriebenen Reaktionen empfindlicher Konsumenten geht man allgemein in der Welt zur Tagesordnung über. — Bei noch höheren Konzentrationen von Schwefliger Säure wirkt diese an 3. Stelle auf die Hefetätigkeit; es wird angegeben, daß bei 60 mg freier Schwefliger Säure eine Hemmung der Hefevermehrung vorübergehend eintritt; ein Stillegen der Hefetätigkeit, z. B. zur chemischen Erhaltung der Restsüße wird gewöhnlich erst erreicht bei Mengen von etwa 180—240 mg freie SO_2 und eine Abtötung der meisten Hefen erst bei 1000—2000 mg SO_2, und solche Zahlen sagen aus, daß SO_2, weil man seine Giftwirkung zu bedenken hat, sich nicht dazu eignet, die Hefetätigkeit abzustoppen oder eine Restsüße zu erhalten, da schwere Reizwirkungen zu befürchten sind oder weil neue chemische Manipulationen zur Neutralisierung des Giftes notwendig werden.

Aus diesen kurzen Angaben geht hervor, daß die technische Notwendigkeit des Schwefelns bei der Kellerbehandlung des Weines erwiesen ist und daß gesundheitliche Bedenken zurücktreten können, solange ein bestimmter Gehalt an freier Schwefliger Säure und ein bestimmter Gehalt an gebundener Schwefliger Säure nicht überschritten wird. Eine solche Entscheidung wird dadurch erleichtert, daß die gravierendste Eigenschaft der Schwefligen Säure, nämlich die Zerstörung von Vitaminen, für den Wein belanglos ist.

Hingegen bedarf eine etwaige Ausdehnung des Gebrauchs von Schwefliger Säure für weitere Konservierungs- oder Stabilisierungszwecke genauester Prüfung. In Frankreich z. B. geht man freigebiger mit diesem Konservierungsmittel um, ja, man wird durch technische Notwendigkeiten dazu gezwungen, weil nämlich die Zahl der dort zugelassenen Konservierungsmittel äußerst beschränkt ist und weil dort Ameisensäure, Benzoesäure, Ester der p-Oxybenzoesäure, Hexamethylentetramin, Wasserstoffsuperoxyd, Salicylsäure, Nitrite, Borsäure u. a. durch den Gesetzgeber abgelehnt werden; eine solche Regelung ist sehr verführerisch und legt Zeugnis ab vom gesunden Sinn des französischen Volkes in Fragen der Ernährung; diese Regelung hat aber den Nachteil, daß ein großer Teil der Lebensmittel mit SO_2 behandelt werden muß mit Ausgang in Vitaminzerstörung; aus diesem Grunde ist es wohl nicht zu umgehen, daß weitere Konservierungsmittel diskutiert werden, welche die Stelle des SO_2 einnehmen könnten und die nicht die Eigenschaft haben, Vitamine zu zerstören.

c) Nitrate und Nitrite

Nitrate sind — solange sie unverändert vorliegen — harmlose Stoffe, die nicht viel anders wirken als Kochsalz. In höherer Konzentration entwickeln sie daher osmotische Eigenschaften und werden zum Einpökeln von Fleisch verwendet. Im Kontakt mit der Flora des Darmkanals, beim Menschen besonders durch die Einwirkung von Colibakterien, setzen indessen Reduktionsvorgänge ein, die zur Bildung der toxischen Nitrite führen. Die Geschwindigkeit, mit der diese Reduktionen vor sich gehen, ist äußerst verschieden. Bei Tieren mit Pansen-Magen (Kühe, Schafe) sind die Reduktionsvorgänge so intensiv, daß nach höheren Nitrat-Dosen tödliche Nitrit-Vergiftung beobachtet worden ist. Was den Menschen angeht, so ist besonders das Kleinkind hoch empfindlich; bei ihm sind auch kleinste Nitrat-Dosen mit Lebensgefahr verbunden.

Massenhafte Todesfälle von Kleinkindern bei Ernährung mit verdünnter Kuhmilch, sofern man Brunnenwasser mit hohem Nitrat-Gehalt verwendete, sind zuerst in Belgien beschrieben worden. Zunächst nahm man an, daß Lebensgefahr entsteht, wenn das Brunnenwasser mehr als 140 mg/l Nitrat enthält. Da diese Massenvergiftungen die Aufmerksamkeit der Gesundheitsbehörden in aller Welt erregten, wurde rasch aus vielen anderen Ländern über ähnliche Beobachtungen berichtet und derzeit wird angenommen, daß Brunnenwasser lebensgefährlich für Kleinkinder wird, wenn die Nitrat-Konzentration mehr als 10 mg/l beträgt; dann wären wenige mg Nitrat für das Kleinkind unter Umständen tödlich (DOWNS).

Besonders gefährdet sind Kleinkinder mit Diarrhoe (atypische Flora, Enteritis, dünnflüssiger Darminhalt); unter solchen Umständen scheint Nitrat in der Milch quantitativ zu Nitrit reduziert zu werden. Die hohe Empfindlichkeit auch der übrigen Kleinkinder wird damit in Zusammenhang gebracht, daß sie wenig Magensäure haben, so daß die Darmbakterien unter Umständen sehr hoch in den Dünndarm emporsteigen. Solche Vergiftungsfälle sind mit idiopathischer Methämoglobinämie und mit angeborenem Herzfehler verwechselt worden. Wenn immer ein Kleinkind in ländlichen Gegenden Cyanosis aufweist, sollte man sofort anderes Wasser nehmen.

Bei Erwachsenen sind solche Reduktionsvorgänge weniger auffällig und nur in Ausnahmefällen (bei verlangsamter Ausscheidung der Nitrate infolge Nierenschädigung, bei starker Obstipation oder verlangsamter Resorption des Darminhalts) können sich toxische Nitrit-Wirkungen zeigen. Jedoch ist man besonders bei Kindern viel zu wenig orientiert darüber, wie sich die Reduktions-Vorgänge bei Darmkrankheiten, Ernährungsstörungen u. a. verhalten und es ist anzunehmen, daß hier noch weitere Überraschungen kommen werden.

Eine langsame Umwandlung in Nitrit geht auch bei der Nitrat-Behandlung im Fleisch vor sich und dies führt dann zu der leuchtend roten Verfärbung, weil das gebildete Nitrit sich mit dem Blutfarbstoff und dem Muskelfarbstoff chemisch umsetzt.

Nitrite dienen ausschließlich zur Verbesserung der Fleischfarbe. Im täglichen Leben sind sie gefährliche Gifte, und zwar wegen der gelegentlichen Verwechslung mit Kochsalz; es sind viele Todesfälle vorgekommen. Nitrite gehören zu den stärkst wirksamen Arzneistoffen, die wir kennen. Sie werden besonders bei Gefäßspasmen des Herzens ärztlich angewendet; sie eignen sich auch zur Entspannung der glatten Muskulatur, z. B. bei Asthma bronchiale, Gallenkoliken und anderen Spasmen. Eine gewaltige ärztliche Erfahrung mit diesen Substanzen hat gelehrt, daß die dringendste Gefahr bei diesen Stoffen von der Methämoglobin-Bildung ausgeht; dies kann bei anämischen Menschen Folgen auslösen; daneben kann Kollaps-gefahr auftreten; empfindliche Personen können schon auf kleine Nitrit-Dosen ohnmächtig werden. Chronische Schäden sind nach Nitroglycerin beschrieben worden, welches im Körper in Nitrite übergeht; es ist aber nichts Sicheres darüber bekannt, ob auch anorganische Nitrite chronische Schädigung auslösen können.

d) Ameisensäure, Propionsäure, Sorbinsäure

Ameisensäure ist ein normales Stoffwechsel-Produkt von Pflanze, Tier und Mensch. Die freie Säure besitzt im Gegensatz zu anderen Säuren starke örtliche Reizwirkungen und dadurch wird ihre praktische Anwendung in Lebensmitteln eingeengt; Kontakt mit der reinen Säure löst schwere Verätzungen und Blasen-bildung der Haut aus. Sofern die Ameisensäure sich im Lebensmittel mit den anwesenden basischen Bestandteilen völlig umsetzt, ist sie reizlos, denn alle Neutralsalze der Ameisensäure sind ohne jede Reizwirkung und werden, auf das kg/Körpergewicht umgerechnet, grammweise vertragen.

Ameisensäure wird zum Teil schon im Verdauungskanal abgebaut, der übrige Teil wird im Stoffwechsel verbrannt; nur nach sehr hohen Dosen sind geringe Mengen von Ameisensäure im Harn gefunden worden.

Bei der weit verbreiteten und lang andauernden Anwendung, z. B. in silierten Futtermitteln, haben sich bei den Haustieren keine Hinweise auf chronische Gift-wirkungen ergeben. Tiere, die äquivalente Mengen von Schwefelsäure als Silie-rungsmittel im Futter zu sich nahmen, zeigten hingegen verminderte Freßlust, nahmen im Gewicht ab und im Harn traten Zeichen schwerer Säurevergiftung auf, der die Tiere nach einigen Wochen erlagen (W. KEIL).

In bakterieller Hinsicht haben Formiate die Eigenart, die Gärungserreger in silierten Futtermitteln intakt zu lassen, andere lebende Keime dagegen in der Entwicklung zu hemmen, so daß nach Zusatz einer 2—4%igen Lösung von Natriumformat eine nahezu reine Milchsäure-Bakterienkultur im Futtermittel entsteht.

Propionsäure. Propionsäure und Propionate sind antimycotische Stoffe, die im 2. Weltkrieg besonders in der Soldatenverpflegung verwendet wurden, um das Schimmeln des Kommißbrotes — hier in Form von Calcium-Propionat — zu verhindern. Propionsäure gehört zu den chemischen Stoffen, die im Organismus durch ein Optimum an Indifferenz ausgezeichnet sind. Wie die Essigsäure wird Propionsäure im Stoffwechsel des Menschen ohne Schwierigkeiten verbrannt. In Tierversuchen hat HARSHBERGER ein Futter mit 1—3% Natrium- und Calcium-propionat über 3 Wochen an Ratten verfüttert. Das Wachstum der Tiere wurde nicht beeinflußt. Propionate waren in diesen Versuchen harmloser als Benzoate. Diese Versuche wurden ergänzt durch langdauernde Fütterungsversuche über ein Jahr bei wachsenden Ratten; diese erhielten ein Brot, welches vor dem Backen einen Natrium-Propionat-Gehalt von 5% hatte. Außer dem Brot erhielten die

Tiere $^1/_4$ ihres täglichen Futters in Form von hochwertigen Eiweißkörpern, Glucose, Milch und Vitaminprodukte, Salze u. a. Es traten keine Störungen auf, obwohl die Tiere zusätzlich mit Antioxydantien, Polyoxyäthylen-Monostearat und mit ClO_2-behandeltem Mehl belastet worden waren.

Aber auch diese so weitgehend harmlose Substanz ist im Tierkörper durchaus nicht wirkungslos. FAWAZ hat gezeigt, daß die Anhäufung von Citronensäure im Hundeherzen infolge Vergiftung mit Fluoressigsäure durch Propionsäure verhindert wird. Diese Versuche deuten darauf hin, daß die Propionsäure zu einer kompetitiven Verdrängung der Essigsäure am Coenzym A führen kann. Welche weiteren Folgen sich aus dieser experimentellen Erfahrung ergeben werden, ist nicht abzusehen.

$$CH_3 \cdot CH = CH \cdot CH = CH \cdot COOH \text{ Sorbinsäure}$$
$$CH_3 \cdot CH_2 \cdot CH_2 \cdot CH_2 — CH_2 \cdot COOH \text{ Capronsäure}$$

Sorbinsäure ist eine a, β ungesättigte Fettsäure, die in gesättigter Form im Butterfett als Capronsäure (Gehalt 1,5—2,5%) natürlich vorkommt. Sie wird sowohl in vitro (mit Hilfe von Leberhomogenaten) wie in vivo in die entsprechenden Ketokörper umgewandelt, und zwar mit gleicher Geschwindigkeit, quantitativ und qualitativ wie Capronsäure. Dieser Übergang im Ketokörper wird wie bei anderen gradkettigen Fettsäuren durch gleichzeitiges Verfüttern von Zucker verhindert (H. I. DEUEL u. Mitarb.). Man schließt daraus, daß der intermediäre Stoffwechsel der Sorbinsäure der gleiche ist wie der der natürlich vorkommenden Capronsäure, daß weiterhin Sorbinsäure das natürliche Dehydrierungsprodukt beim physiologischen Abbau der Capronsäure darstellt. — Sorbinsäure ist stabil gegen Luftoxydation, wird aber durch Schimmelpilze, z. B. in der Butter ebenso wie andere Fettsäuren durch β-Oxydation und unter Auftreten von Peroxyden zerstört.

Sorbinsäure ist eine antimykotische Substanz, die als solche wahrscheinlich dadurch wirkt, daß sie als natürliches Zwischenprodukt bei hoher Konzentration zu einer Hemmung der Dehydrierungsvorgänge in den Kleinlebewesen führt (D. MELNICK et al.). Sie wirkt gegen 16 verschiedene Pilzarten, die in Fleisch oder Käse vorkommen (WOLF); sie ist etwa doppelt so stark wirksam wie Benzoesäure, in Käse z. B. noch in einer Menge von 0,05%; erst bei 0,2—0,5% wird ihr Geschmack bemerkbar; sie eignet sich auch zur Konservierung von Margarine und auch hier braucht man weniger (etwa $^1/_3$) als von Benzoesäure (D. P. SMITH u. N. J. RILLON).

Die LD 50 von freier Sorbinsäure bei Ratten beträgt 10,5 g/kg; als Natriumsalz ist sie etwas giftiger; bei gut gefütterten Tieren betrug dann die LD 50 5,94 g/kg, bei Hungertieren 3,65—4,3 g/kg. Demgegenüber besaß Natriumbenzoat bei gut gefütterten Tieren eine LD 50 von 3,45 g/kg, bei Hungertieren von 2,1 g/kg. Subakute Versuche an Ratten haben ergeben, daß ein Futter mit 4% Sorbinsäure über 90 Tage ohne abnorme Symptome vertragen wird; histologische Untersuchungen am Schluß der Versuchsperiode ergaben keine nachweisbare Abweichung vom Normalen. Bei 8% Sorbinsäure im Futter zeigte sich eine leichte Vermehrung des Lebergewichts, jedoch überlebten alle Tiere. Dies steht im Gegensatz zu den Natrium-Benzoat-Tieren, die bei 8% unter histologischen Veränderungen besonders in Leber und Niere zugrunde gingen (H. I. DEUEL u. Mitarb.).

Versuche an Hunden ergaben, daß Futter mit einem Gehalt von 4% Sorbinsäure innerhalb von 3 Monaten täglich verfüttert ohne Einwirkung auf Wachstum,

Benehmen der Tiere und Hämoglobingehalt war. Nach Abschluß der Versuche wurden die Tiere getötet; eine eingehende grob-anatomische und histologische Untersuchung ergab keine signifikante Abweichung vom Normalen. Die Untersuchungen deuteten darauf hin, daß Sorbinsäure von den Tieren als Energiequelle verwertet wird.

Die Zulassung der Sorbinsäure durch die Food and Drug Administration erfolgte auf Grund des Nachweises, daß Sorbinsäure im Organismus in gleicher Weise verwertet wird wie die natürlich vorkommende Capronsäure; eine zeitlich begrenzte Erlaubnis für die technische Anwendung der Sorbinsäure wurde von dieser Behörde ausgestellt.

e) Milchsäure, Weinsäure, Citronensäure

Milchsäure ist von allen organischen Säuren zusammen mit Citronensäure die reizloseste; sogar die als Säure schwächere Essigsäure zeigt erheblich stärkere Reizwirkungen; Milchsäure-Konzentrationen von über 7—8% im Futter führten hingegen bei Schweinen zu schweren Durchfällen. — Die Desinfektionswirkung der Milchsäure läßt sich nicht allein aus den abdissoziierten H-Ionen erklären; auch das neutrale Salz hemmte noch das Auskeimen von Buttersäure-Bakterien und von sporentragenden Fäulnisbakterien. Das durch den Bacillus botulinus unter bestimmten Umständen in Lebensmitteln erzeugte gefährliche Toxin wird durch milchsaure Gärung unschädlich gemacht. Solche hygienischen Wirkungen machen es verständlich, daß z. B. die Yoghurt-Bereitung von Alters her die Grundlage der orientalischen Milchwirtschaft bildet.

Aber nicht nur die natürlich gesäuerte Milch hat ihre großen gesundheitlichen Vorteile; auch ein einfacher Zusatz von Milchsäure zur Vollmilch tut ganz ähnliche Dienste, eine Einsicht, die wir dem Begründer der heute in allen Kinderkliniken der Welt üblichen Säure-Milchernährung, nämlich MARIOTT, verdanken. In dieser Hinsicht muß auch erwähnt werden, daß CZERNY und MORO bei Anfälligkeit der Kinder Milchsäure verordnen. Eine Vollmilch mit einem Milchsäure-Gehalt von etwa 0,6% wirkt bei Säuglingen antidiarrhoisch. Auch die akute Dysenterie des Erwachsenen kann durch hohe Milchsäuregaben (täglich 1 l einer 1%igen Lösung) unter Umständen geheilt werden (NAGARA). — Im Pansenmagen der Wiederkäuer wird Milchsäure nicht vergoren im Gegensatz zu Zucker, aus dem zum Teil brennbare Gase entstehen; insofern ist der Brennwert von Milchsäure besser als der von Zucker (F. EDLER VON BRAUN). Ähnliche Unterschiede treten möglicherweise auch beim Menschen auf.

Die vom Darm aufgenommene Milchsäure wird in der Leber zu Glykogen aufgebaut, und es ist wichtig, daß diese Synthese auch in der schwergeschädigten Leberzelle nicht wesentlich gestört ist; auch die anderen Kohlenhydrate, die vom Darm her aufgesaugt werden, durchlaufen zum Teil erst die Milchsäurestufe, bevor sie in der Leber gespeichert werden. Dabei ist Milchsäure gleichzeitig ein wertvoller Energie-Träger, nahezu so wertvoll wie Traubenzucker; 1 g Milchsäure entspricht 3,601 Calorien, 1 g Traubenzucker 3,734 Calorien. Es ist verständlich, daß bei Ratten (H. VOLLMER) und Schweinen (O. ROEMMELE) das Wachstum der gesunden Tiere durch Milchsäure beschleunigt wird. In diese Versuche kann eine Darm-Desinfektionswirkung mit hineinspielen wie bei den Antibiotica. Beim Menschen haben hohe Dosen von Milchsäure, ungefähr 15 g in 24 Std, auf anaphylaktische

Zustände (Serumexanthem und Urticaria) eingewirkt (CAMESCASSE und ALE-CHINSKY). — Der Begriff der gesundheitlichen Unbedenklichkeit läßt sich nur mit sehr wenigen Lebensmittel-Zusätzen vereinigen, in erster Linie aber mit der Milchsäure.

Weinsäure hat die Eigenschaft, daß sie im Darmkanal weniger resorbiert wird als andere Säuren; dieses ist der Grund für ihre Anwendung in der praktischen Medizin; in Form des Kalium-Natrium-Salzes ist sie nämlich ein Abführmittel.

Wird Weinsäure in großen Dosen gegeben oder wird sie parenteral verabfolgt, so führt sie zu Nierenstörungen; von dieser Eigenschaft macht man im Experiment Gebrauch, um eine Schädigung der Nieren-Tubuli künstlich zu erzeugen. Vom Darmkanal her werden die hierzu notwendigen Blutkonzentrationen an Weinsäure gewöhnlich nicht erreicht. Zuungunsten der Säure wäre aber weiterhin darauf hinzuweisen, daß die Verwertung der Weinsäure im Stoffwechsel schlechter ist als die anderer organischer Säuren.

Citronensäure und Citrate. Der Körper verfügt über einen regelmäßigen Bestand an Citraten. Der Hauptteil (etwa 70%) befindet sich in Knochen und Zähnen, jedoch finden sie sich auch in allen Gewebssäften, auch im Schweiß und in besonders hohen Mengen aus unbekannten Gründen im Prostatasekret. In der lebenden Zelle ist Citronensäure ein wichtiges Stoffwechselprodukt (Citronensäure-Cyclus nach KREBS). Die tägliche Ausscheidung im Urin beträgt etwa 0,5 g; sie wird gesteigert durch Zufuhr von Basen. Nach oraler Gabe erscheint etwa 1% im Harn; der übrige Teil wird im Körper verbrannt; jedoch gibt es Fermentgifte wie Fluoressigsäure, die den Abbau unterdrükken, so daß Citronensäure sich in den Zellen anhäuft und möglicherweise Giftwirkung zur Folge hat.

Citrate gehören zu den wichtigsten Anti-Koagulantien und werden in Blutkonserven regelmäßig verwendet; hierbei ist 0,1% ohne Wirkung, 0,2% führt zu Gerinnungshemmung über 48 Std; 0,9% wirkt über 2 Wochen, jedoch unter Schädigung der Erythrocyten. Durch i. v.-Zufuhr von Citraten wird demgegenüber die Blutgerinnungszeit verkürzt; auch treten dann, z. B. nach höheren Mengen von Citrat-Blut, weitere Effekte auf wie Lähmung der Chemoreceptoren im Sinus caroticus mit Neigung zu Kollapszuständen, weiterhin unter Umständen tetanische Zustände. Solche Nebenwirkungen sind bei peroraler Gabe von Citronensäure nicht zu fürchten. — Auch die großflockige Koagulation der Milch wird durch Citronensäure und Citrate gehemmt; von der Citronensäure, die außerdem das Aufkommen von Keimen in der Milch verhindert, benutzt man hierzu die soge-

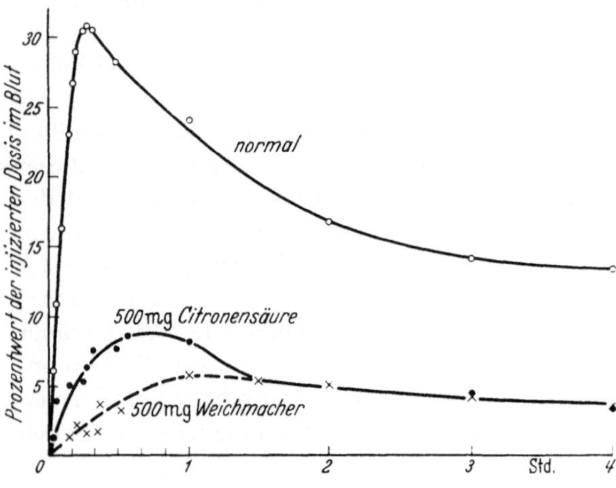

Abb. 4. Resorptionshemmung von Calciumsalzen durch Citronen-säure und Weichmacher in radioaktiven Messungen mit Ca 45 (Nach CH. F. GESCHICKTER)

nannten Citretten; die Dosis für Natriumcitrat beträgt 0,5 g/120 cm³ Milch; solche Zusätze werden in der Kinderpraxis viel verwendet.

Citronensäure in der Milch gilt als die reizloseste aller Säuren, die der Milch zugesetzt worden sind; sie ist trotzdem nicht ganz unschädlich. Werden nämlich frühgeborene Kinder mit Citronensäure-Milch ernährt, so sieht man häufig Soor-Infektionen, Appetitlosigkeit der Kinder, die sich weigern die Milch zu trinken, Erbrechen, Durchfälle u. a. Bei ausgetragenen Kindern sind solche Nebenwirkungen seltener (BINDEWALD).

Citronensäure führt nicht zur Säuerung des Harns, weil sie fast vollständig im Körper verbrannt wird, Citrate hingegen machen den Organismus und den Harn alkalisch. Natriumcitrat ist daher ein Mittel, um einer etwaigen Säurewirkung entgegenzuarbeiten. Wichtig sind weiterhin die Umsetzungen von Citronensäure und Citraten mit Calciumsalzen. Versuche mit radioaktiven Calciumsalzen haben ergeben, daß die Resorption von Calcium im Verdauungstractus gehemmt wird, wenn man gleichzeitig Citrate verabfolgt (siehe Abb. 4). In Zitronen-bauenden Ländern ist den Ärzten bekannt, daß man bei starkem Zitronengenuß Kalk zugeben soll.

f) Benzoesäure und Ester der p-Oxybenzoesäure

Benzoesäure ist eine mäßig starke Säure, die in Wasser schwer (etwa 3⁰/₀₀), in Alkohol, Äther und Fetten leichtlöslich ist; sie ist sublimierbar und mit Wasserdämpfen flüchtig; ihre Alkalisalze reagieren neutral und sind wasserlöslich.

Dem Reichsgesundheitsrat von 1914 war bekannt, daß Benzoesäure in der Natur, z. B. in Preiselbeeren (0,1—0,2%) vorkommt, indessen auch in anderen Gemüsen und Früchten, daß sie vor allem in saurer Reaktion desinfizierend und antimykotisch wirkt, diese Wirkung indessen auf der alkalischen Seite einbüßt; daß sie im Tierkörper größtenteils zu Hippursäure entgiftet wird; daß sich im Harn des Menschen indessen auch freie Benzoesäure und andersartig, z. B. an Glukuronsäure gebundene Benzoesäure findet; daß die Benzoesäure im Harn auch aus intermediären Stoffwechselvorgängen entstehen kann, daher die Menge an Hippursäure im Harn keinen Rückschluß erlaubt auf die Menge an Benzoesäure, die mit der Nahrung eingeführt wird; daß Benzoesäure keine örtliche Reizwirkung besitzt und beim Hunde erst in sehr hoher Dosierung zum Erbrechen führt; daß vom Hund und von anderen Tieren sehr hohe Mengen, z. B. 1 g/kg Körpergewicht über Wochen und Monate gut vertragen werden; daß Benzoesäure ein ausgezeichnetes Beispiel ist, um den Schwellenwert eines pharmakologischen Agens deutlich zu machen. Bei Hunden von 6—10 kg ist 7 g eine Menge, die anscheinend wirkungslos ist; wird diese Menge aber überschritten, so stellt sich, bei einzelnen Tieren verschieden, nach 8, 9 oder 10 g ein an die menschliche Epilepsie vielfach erinnernder Zustand von anfallsweise auftretenden klonischen Krämpfen ein. Damals war auch bekannt, daß der hungernde oder mangelhaft ernährte Hund nicht gegen Benzoesäure überempfindlich ist und daß ein hoher Gehalt der Nahrung an Eiweiß oder Leim die Benzoesäure unwirksam und auch weniger toxisch macht. Die Frage, ob nach Benzoesäure beim Menschen Stoffwechselveränderungen vor sich gehen, war damals wie heute nicht eindeutig zu beantworten.

In jener denkwürdigen Sitzung, in welcher über den Zusatz von Benzoesäure zur Margarine verhandelt wurde, vertrat K. B. LEHMANN/Würzburg die These von der

Harmlosigkeit der Benzoesäure; er wies darauf hin, daß erst 75 g Benzoesäure beim erwachsenen Menschen ein gefährliches Symptomenbild erzeugen, während die Menge, die mit der etwa konservierten Nahrung zur Aufnahme kommt, etwa 0,2—0,3 g, höchstens 0,5 g betrage; daß weiterhin auch das zehnfache dieser Menge als gänzlich unschädlich angesehen werden müsse, daß vielmehr erst die hundertfache Dosis gerade die toxische Grenze berühre; bei keinem der gebräuchlichen Genußmittel und Gewürze wären wir in einer solchen glücklichen Lage; was die Überempfindlichkeit einzelner Personen gegen Benzoesäure angehe, so käme dies auch nach Krebsen, Erdbeeren und Medikamenten vor, was aber nicht dazu führe, den Genuß oder die Anwendung dieser Dinge einzuschränken; er war der Ansicht, daß man die Benzoesäure nicht verbieten könne, nachdem man die in größerer Menge erheblich giftigere Schweflige Säure mit Rücksicht auf die praktischen Erfordernisse zugelassen habe. Es ist wichtig festzustellen, daß LEHMANN trotz seiner optimistischen Beurteilung der Benzoesäure den Deklarationszwang forderte.

Begreiflicherweise stießen diese Ausführungen auf heftigen Widerspruch: als erster gab HEFFTER zwar zu, daß kleine Mengen — etwa bis zu 0,5 g — tagsüber genossen für den menschlichen Körper als harmlos zu bezeichnen seien; es sei aber nicht erwiesen, daß die Zufuhr größerer Gaben (Mengen von mehreren Gramm am Tage) auf die Dauer von allen Menschen folgenlos ertragen würde. Hinsichtlich der Überempfindlichkeit sei ein Vergleich mit Arzneimitteln nicht angebracht; ein Patient sei nicht gezwungen, Arzneimittel, die er nicht vertrage, einzunehmen; ein gegen Benzoesäure empfindlicher Mensch könne aber in die Lage kommen, Benzoesäure dauernd aufnehmen zu müssen, wenn die Substanz als Zusatz zu Nahrungsmitteln allgemein gestattet würde. RUBNER war ebenfalls der Meinung, daß die Wirkung der Benzoesäure nicht so bekannt sei, daß man ihre Unschädlichkeit unter allen Umständen behaupten könne; die Ausschließung aller fremden Stoffe aus den Lebensmitteln sei ein Ziel der Hygiene; wenn aber die Menge an Benzoesäure, die die Margarine-Industrie verlange, nicht viel höher sei als die in den Preiselbeeren natürlich vorkommende, so habe er gegen die Anwendung einer solchen Menge nichts einzuwenden. Im späteren Verlauf der Diskussion nahm er dieses Einverständnis zurück, nachdem das Reichsgesundheitsamt darüber berichtet hatte, daß in einem Großversuch durch die Industrie der Nachweis der technischen Notwendigkeit eines Zusatzes von Benzoesäure nicht erbracht war. SCHMIEDEBERG behandelte die Frage der Entgiftung und äußerte sich dahin, daß der gesunde Organismus große Mengen von Benzoesäure unschädlich machen könne; ob dies auch für den Nierenkranken zuträfe, stehe nicht fest.

Es wurde auch die Ansicht geäußert, daß Benzoesäure gerade deshalb, weil sie in Lebensmitteln schon von Natur aus vorkomme, nicht noch absichtlich verwendet werden dürfe, und zwar wegen der Schwierigkeiten festzustellen, welche Mengen noch unschädlich seien; wenn man die Benzoesäure als Zusatz zu Nahrungsmitteln gestatte, so könne das schließlich dazu führen, daß man vom Genuß von Preiselbeeren abraten müsse, weil sonst vielleicht die beim täglichen Genuß unschädliche Menge überschritten würde (ABEL); dem sekundierte ein anderer Teilnehmer, der darauf hinwies, daß ja auch Arsen- und Borsäure weit verbreitet in der Natur seien, ohne daß jemand hieraus die Berechtigung ableiten wollte, diese Stoffe den Nahrungsmitteln zuzusetzen. VON GRUBER wies darauf hin, daß die

Erlaubnis eines Zusatzes von Benzoesäure die Gefahr einer weniger sorgfältigen Herstellung der Ware heraufbeschwören werde. — Nachdem der Vorsitzende noch den Standpunkt der Industrie dargelegt hatte, wonach Margarine auch dann haltbar sein müsse, wenn sich kleine, unvermeidbare Fehler bei der Herstellung eingeschlichen hätten, warf SCHMIEDEBERG zuletzt die entscheidende Frage auf, was vom gesundheitlichen Standpunkte in diesem Falle schlimmer sei, eine verschimmelte oder eine konservierte Ware.

Soweit die Verhandlungen des Jahres 1914; die gleiche Diskussion mit Argumenten und Gegenargumenten hätte gestern stattfinden können; es hat sich nichts Wesentliches geändert; nur die Bedenken sind größer geworden.

Im Jahre 1939 stellte PUHLMANN fest, daß Benzoesäure in 1%iger Konzentration bei weiblichen Ratten ohne Schädigung des Allgemeinzustandes eine Brunsthemmung zur Folge hat; der Autor setzt die Wirkung von Benzoesäure in Parallele zu der von Borsäure, die in 0,5%iger Konzentration wirksam war und zu der von Thalliumacetat (BUSCHKE) und Aluminiumsalzen (SCHÄFER, FONTES u. a.). Schon diese Arbeit sprach gegen die Ansicht von E. ROST (1933) und die von H. CREMER, wonach Benzoesäure in kleiner Dosierung keine pharmakologisch faßbare Wirkung besäße. Hierzu lieferte das Heidelberger Pharmakologische Institut neues Material. Es erwies sich nämlich, daß Benzoesäure auch in geringer Dosierung eine antikonvulsive Wirkung besitzt.

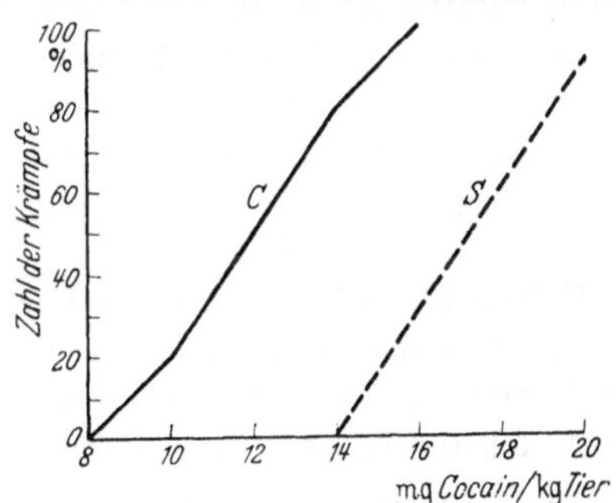

Abb. 5. Antagonistische Wirkung der durch Vakuum-Sublimation aus Päonienwurzel gewonnenen Substanz (*S*), mit Schlundsonde verabreicht, gegen Cocain-Krämpfe (*C*). Die käufliche Benzoesäure hatte gleiche Wirkung wie die Substanz

Es ist aus geistesgeschichtlichen Gründen belehrend, die Geschichte dieser Entdeckung kurz zu schildern. In vielen alten Arzneibüchern findet sich die Angabe, daß die Wurzel der Päonie antidämonisch wirkt und das wirksamste Mittel gegen Epilepsie darstellt. Wir haben damals Extrakte von Päonienwurzel dargestellt und konnten die erwartete antikonvulsive Wirkung der Extrakte bei Zuführung mit der Schlundsonde auch an der Ratte bestätigen; ANNEMARIE HARDT führte damals die Reinigung der Extrakte durch unter fortwährender Kontrolle durch das Tierexperiment; die kristallisierte Reinsubstanz wurde an E. WEIGAND zur Analyse übergeben; dieser fand, daß die Substanz sublimierbar war; sie erwies sich als Benzoesäure.

TH. ZWISSLER (1948), der die wirksamen Extrakte testete, stellte fest, daß eine Benzoesäuremenge von 25—50 mg/kg Ratte peroral oder subcutan zugeführt wirksam ist und daß diese Dosis bei subcutaner Zufuhr genügt, um bei seinem Rattenstamm die mittlere Krampfdosis von Cocain (CD/50) von 12 mg/kg auf mehr als 17 mg/kg zu erhöhen (s. Abb. 5). Dieser Versuch besagt, daß 8 g eines Nahrungsmittels, welches mit 0,1%iger Benzoesäure konserviert wurde, bei der Ratte eine deutliche antikonvulsive Wirkung entfaltet, einer Größenordnung entsprechend, wie sie bei der praktischen Anwendung der Benzoesäure in Lebensmitteln eine Rolle spielt. Benzoesäure kann in solchen Dosen nicht mehr als pharmakologisch indifferent angesehen werden.

Eine solche pharmakologische Grundwirkung der Benzoesäure mußte sich nun an anderen Funktionen des Körpers nachprüfen lassen; nach einer Regel, die ich zusammen mit KIRSCH vor Jahren aufgestellt habe, sind solche antikonvulsive

Stoffe, sofern sie keine narkotischen Stoffe sind, zur Gruppe der gefäßspasmo-
lytischen Stoffe zu rechnen. In der Tat zeigte sich, daß Gefäßspasmen der Niere,
die an der Katze durch Dauerinfusion von Adrenalin oder Nor-Adrenalin ausgelöst werden, auf Benzoesäure reagieren. Bei intraarterieller Injektion ist hierzu
eine Menge von 20 mg benzoesaures Natrium pro Kilogramm Katze erforderlich.
Die beobachtete zentrale antikonvulsive Wirkung kann aber nur entstehen, wenn
diese gefäßspasmolytische Wirkung sich an den Gehirngefäßen äußern kann;
in der Tat ergab die Messung der Blutströmung im Gehirn der Katze, daß bei
der obigen Dosis sogar noch eine intensivere spasmolytische Wirkung der Benzoesäure zu verzeichnen war.

Da diese Versuche darauf hindeuteten, daß der Benzoesäure membranabdichtende und damit repolarisierende Wirkungen zukommen, ließen sich nunmehr weitere pharmakologische Wirkungen voraussagen: Am Masseter-Präparat
nach EICHHOLTZ u. HOTOVY ließ sich die erhöhte Muskeltätigkeit, die durch 5 γ
Prostigmin ausgelöst wird, durch 10 mg benzoesaures Natrium pro Ratte intravenös zeitweise auslöschen; Benzoesäure hat also auch curarisierende bzw. lissive
Wirkung. — Ließ man Benzoesäure in Substanz in der Mundhöhle zergehen, so
trat pelziges Gefühl an Zunge und Gaumen auf; Benzoesäure ist also auch ein
Lokalanaestheticum.

Es kann also keine Rede mehr davon sein, daß Benzoesäure in geringer Dosierung eine indifferente Substanz wäre; die von FRAZER u. a. geforderte pharmakologische Indifferenz der Lebensmittel-Zusatzstoffe bei der technischen Anwendung
läßt sich für Benzoesäure nicht bestätigen; es scheint aber durchaus zweifelhaft,
ob es überhaupt irgendein Konservierungsmittel gibt, bei welchem sich nicht,
sofern man alle experimentellen Möglichkeiten wie im Fall der Benzoesäure aus-
schöpft, irgendeine pharmakologische Grundwirkung finden würde; dies scheint
beinahe ausgeschlossen, denn solche Desinfektionsmittel wirken nach heutiger
Ansicht gewöhnlich durch Vermittlung von Wuchsstoffen oder Fermentsystemen
in der Bakterienzelle; da indessen diese Angriffspunkte im Kleinlebewesen weitgehend identisch sind mit Bestandteilen in der Säugetierzelle, so sind in vielen
Fällen auch für das Säugetier pharmakologische Grundwirkungen zu erwarten
in ungefähr denjenigen Konzentrationen, welche das Wachstum der Bakterienzelle hemmen. Einen gewissen Hinweis auf die Natur der Fermentsysteme im
Körper des Säugetiers, welche durch Benzoesäure geblockt werden, sieht C. M.
GOODING in der Inaktivierung Fettsäure-abbauender Fermente in der Leber;
es ist bekannt, daß eine Gabe von 4,0—6,0 g Benzoesäure als Leberfunktionstest
dienen kann und daß Personen mit gestörter Leberfunktion Schwierigkeiten
haben, diese Menge zu entgiften. Diese weiterentwickelten Ansichten von der
Pharmakologie der Benzoesäure aber lassen möglicherweise auch die alten Versuche von D. R. LUKAS in einem anderen Licht erscheinen. Zum Schluß sei noch
darauf hingewiesen, daß wir nichts wissen über die etwaige Beeinflussung der
Darmflora durch eine Nahrung, die mit Benzoesäure konserviert ist. Der Autor
ist aber der Ansicht, daß Benzoesäure in dieser Hinsicht wenig verdächtig ist,
eine Bemerkung, die nicht für die Ester der p-Oxybenzoesäure gilt, und dort
wird dieses schwerwiegende Problem näher dargestellt.

Trotz aller neu hinzugetretenen Bedenken wendet sich nach sorgfältiger Ge-
wissensprüfung der Autor nicht dagegen, daß Benzoesäure als Konservierungs-

mittel für bestimmte Lebensmittel weiterhin zugelassen wird. Würde er dies tun, so hätte dies automatisch zur Folge, daß die Industrie zu einem anderen, nicht weniger toxischen, sogar wahrscheinlich bedenklicheren Desinfektionsmittel überzugehen gezwungen sein würde, welches wahrscheinlich nur den einzigen Vorteil besäße, daß man über seine pharmakologischen Nebenwirkungen noch weniger weiß als über die Benzoesäure. — Über die Giftigkeit der Benzoesäure hinauszugehen, scheint dem Autor nur vertretbar, wenn ungewöhnliche und unersetzbare technische Effekte mit der neuen Substanz verknüpft wären.

Ester der para-Oxybenzoesäure und ihre Salze. Diese Ester sind schwerlöslich in Wasser, leichtlöslich in Alkohol, Fetten u. a.; die Löslichkeit im Wasser beträgt beim Methylester (Nipagin-M) 0,2%, beim Äthylester (Nipagin-A) 0,1%, beim Propylester (Nipasol) 0,04%, beim Isopropylester 0,1%, beim Butylester 0,03%, beim Benzylester 0,015%; die Wasserlöslichkeit vermindert sich daher bei den höheren Estern; zur Lebensmittelkonservierung werden vornehmlich der Methyl-, Äthyl-, und Propylester empfohlen, daneben eine Mischung von Äthyl- und Propylester (Nipacomb).

Die Ansichten über den Desinfektionswert der Ester sind nicht einhellig; von SABALITSCHKA wird angegeben, daß der Methylester, an Gelatinegallerten geprüft, in Hinblick auf Schimmelbildung und Verflüssigung 3mal stärker ist als Benzoesäure, Benzoat und Salicylsäure. SOKOL hat die 4 Ester vergleichsweise auf 10 verschiedene Pilzarten einwirken lassen. Die wirksamen Konzentrationen betrugen gegenüber Aspergillus niger für den Methylester 0,1%, den Äthylester 0,04%, den Propylester 0,02%, den Butylester 0,02% und für Natriumbenzoat 0,04%. Ziemlich resistent gegenüber diesen Estern waren auch Candida albicans, Saccharomyces cerevisiae, Saccharomyces pastorianus; die fungizide Konzentra tion lag für den Methylester bei 0,1%; der Äthylester war etwa 2mal, Propyl- und Butylester etwa 5—10mal wirksamer. Für 2 Trychophyton-Arten, die besonders empfindlich gegen die Ester waren, lag die wirksame Konzentration von Methyl- und Äthylester etwa bei 0,008%; Propyl- und Butylester waren hier 2—4mal wirksamer. — Zur antiseptischen Wirkung (an 12 verschiedenen Bakterien getestet) waren gewöhnlich sehr viel höhere Konzentrationen erforderlich (SOKOL). — Schwedische Forscher sind der Ansicht, daß bei Konservierung von Marmeladen die Ester nicht stärker wirken als Benzoesäure. — Als Vorteil der Ester wird angegeben, daß sie chemisch wenig reaktionsfähig sind, daher Farbe und Konsistenz der behandelten Lebensmittel, ebenso Geschmack und Geruch nicht verändern sollen.

Nach oraler Zufuhr größerer Mengen der Ester beim Tier lassen diese sich im Blutplasma nachweisen; sie werden also zum Teil unverändert durch den Darm resorbiert. In Leber und Niere werden sie verseift oder mit Schwefelsäure gepaart (SOKOL). — Zur Toxikologie dieser Stoffe liegen für den Menschen bisher nur kurzfristige Versuche vor; z. B. nahmen Versuchspersonen einen Monat lang täglich 2 g Methylester ohne Schädigung zu sich; verglichen mit den Dosen, die von Benzoesäure gegeben worden sind, ist das sehr wenig. — In Erweiterung der bekannten Tierversuche von SCHÜBEL hat H. SOKOL 0,15 g/kg des Äthyl- und Propylesters täglich oral über 18 Monate verabreicht; diese Menge führt bei Ratten zu einer Stimulierung des Wachstums; in weiteren Versuchsserien des Methyl- und Propylesters mit 1 g/kg und des Äthyl- und Propylesters mit 1,5 g/kg war eine Schädigung nicht nachzuweisen, abgesehen von einer deutlichen Verzögerung des Wachstums bei der höheren Dosis. Auch bei Hunden führte die tägliche orale Verabreichung dieser Ester über ein Jahr zu keiner Schädigung der Tiere.

Pharmakologische Wirkungen. Wie die Benzoesäure sind die Ester der p-Oxybenzoesäure membranabdichtende und repolarisierende Stoffe; diese Wirkung ist so stark, daß lokalanaesthetische Effekte auftreten, welche Angabe ich H. WERNER verdanke. Wir haben im Selbstversuch Lösungen von Methyl- (0,1%), Äthyl- (0,05%), Propyl- (0,03%) und Butylester (0,02%) geprüft; sie führten fast regelmäßig zum Pelzigwerden des Gaumens; Betäubung der Gaumenschleimhaut aber bedeutet Verlust des Schutzes gegen etwaige Schädlichkeiten, die auf das betroffene Gebiet einwirken; es ist erstaunlich, daß die Freßlust der Versuchstiere durch diese Betäubung des Gaumens und möglicherweise durch das Versagen der Geschmacksknospen nicht eingeschränkt wird. Daß bei Menschen Geschmacksveränderungen vor sich gehen, wenn man z. B. Marmelade mit Zusatz der Ester zu sich nimmt, ist bekannt.

Diese Beobachtungen gaben dann Anlaß, nach den üblichen Allgemeinwirkungen der lokalanaesthetischen Stoffe zu forschen. Es ließ sich erwarten, daß diese Ester ähnlich wie die Benzoesäure eine Erweiterung spastisch kontrahierter Gefäße zur Folge haben würden. In der Tat zeigte es sich, daß die Substanzen *bei peroraler Zufuhr* ebenfalls antikonvulsive Wirkungen besitzen; der Methyl- und Äthylester ist peroral 2—3 mal wirksamer als Benzoesäure; diese Effekte werden noch deutlicher, wenn man als Krampfgift eine Lösung von Cocain in verdünnter Adrenalinlösung (1:40 000) benutzt; hierbei führen 25 mg Methylester/kg peroral zu einer Erhöhung der mittleren Cocain-Krampfdosis von 2,5 auf 4,8 mg/kg. Die Versuche wurden wiederum an den Nierengefäßen der Katze nachkontrolliert; hierbei waren Methyl-, Äthyl-, Propyl- und Butylester ungefähr gleich stark spasmolytisch wirksam; der Benzylester war etwas schwächer; im ganzen aber waren diese Ester bei direkter Einbringung in die Blutbahn etwa 20—100 mal stärker als Natriumbenzoat; die wirksamen Dosen der 3 Ester lagen nämlich bei 0,1—1 mg/kg intraarteriell, die von benzoesaurem Natrium bei 10—50 mg/kg.

Ein ähnlicher Vergleich wurde am Masseter-Präparat der Ratte durchgeführt; auch die Ester der p-Oxybenzoesäure haben hier curarisierende bzw. lissive Wirkungen, und zwar sind hier wiederum die erwähnten 4 Ester in Hinblick auf Dosierung und Wirkung gleichwertig; eine 20—100 mal geringere i.v. Dosis ist notwendig, um die gleichen Effekte zu erzielen wie mit benzoesaurem Natrium. Die Wirkung dieser Ester ist erheblich: 1 mg der Ester, intravenös verabreicht, wirkt etwa wie 0,2 mg Curare, 5 mg Atropin, 1—2 mg Buscopan, 1 mg Diparcol oder Phenergan, 1,5 mg Parpanit, 1 mg Antistin, 2 mg Novocain, 0,75 mg Papaverin, d. h. die Wirkung dieser Ester ist zwar weniger stark als die von Curare, sie liegt aber in der Größenordnung der Wirkung von Buscopan, Diparcol, Phenergan, Antistin, Novocain, Papaverin und ist 5 mal stärker als die von Atropin. Nach dieser Analyse liegen mit den Estern der p-Oxybenzoesäure Stoffe von Alkaloid-Charakter vor, und es wäre ratsam, ihre Wirkung in Fällen von PARKINSONscher Krankheit klinisch zu untersuchen.

Weitere Versuche von SCHMID zeigten, daß die Ester auch eine ganglioplegische Wirkung am Ganglion cervicale superius der Katze besitzen; in dieser Versuchsanordnung war Benzoesäure selber schwach wirksam in einer intraarteriellen Dosis von 50—100 mg Natrium-Benzoat; dagegen betrug die wirksame Dosis der Ester nur 1—5 mg; bei diesen Dosen wurde die Wirkung einer elektrischen Reizung der präganglionären Fasern bei Registrierung der Nickhaut-Kontraktion deutlich geringer. Zum Schluß wurde versucht, die zu erwartende Anti-Adrenalin-, Anti-Histamin-, Anti-Acetylcholin-Wirkung am Blutdruck der narkotisierten, sonst intakten Katze festzustellen; dies erwies sich als nicht möglich, da die erforderlichen Dosen wegen der vorzeitig einsetzenden starken Blutdrucksenkung nicht injiziert werden konnte. Es besteht aber kein Zweifel mehr, daß wir in den Estern der p-Oxybenzoesäure Stoffe von hoher pharmakologischer Wirkungs-intensität vor uns haben.

Von chemischer Seite wird öfters der naheliegende Einwand gemacht, daß für die Beurteilung von Lebensmittel-Zusätzen nur solche Versuche von Bedeutung wären, die sich mit der peroralen Anwendung der betreffenden Substanz befassen. Die heutige Pharmakologie aber geht davon aus, daß es der Blutspiegel solcher Stoffe ist, der gewöhnlich entscheidet über die Allgemeinwirkungen einer chemischen Substanz — wobei es gewöhnlich gleichgültig ist, auf welchem Zufuhrwege dieser Blutspiegel zustande kam.

Intravenöse oder gar intraarterielle Injektionen und Infusionen sind für die Beurteilung einer Substanz notwendig, weil sie in besonders prägnanter Weise die Frage beantworten, welche Allgemeinwirkungen durch diesen bestimmten Blutspiegel ausgelöst werden; sie liefern dem Arzt einen Hinweis, auf welche Symptome beim Menschen er zu achten, welche Unter-suchungsmethoden er anzuwenden hätte, um die Wirkungen dieses bestimmten Blutspiegels zu erkennen — wobei es wiederum auch beim Menschen gewöhnlich gleichgültig ist, ob dieser Blutspiegel durch perorale oder intravenöse Zufuhr erzeugt wurde.

Angewendet auf das besondere Problem der Ester der p-Oxybenzoesäure entsteht daher die Frage, ob diese Ester nach peroraler Anwendung im Blute auftreten und ob sie dabei — in vernünftigen Konzentrationen den Lebensmitteln zugesetzt — Allgemeinwirkungen zur Folge haben. Die erste Frage ist von SOKOL bejahend beantwortet worden; auch die zweite Frage ist entschieden durch den Nachweis, daß nach peroraler Gabe antikonvulsive Wirkungen auf-treten. Aus diesen beiden Befunden ergaben sich, wie Glieder der gleichen Kette, die übrigen pharmakologischen Eigenschaften der Ester, die oben beschrieben wurden.

Wirkung der Ester auf die Bakterien- und Hefe-Flora des Darmes. Eine weitere Frage, die bei allen Konservierungsmitteln immer wieder gestellt werden muß, ist die, ob diese Stoffe wie andere Desinfektionsmittel einen Einfluß auf die Darmflora besitzen. Daß die normale Bakterienflora des Darmes durch Des-infektionsmittel wie Creolin, Guajacol, Tetrachlorkohlenstoff und insbesondere durch Trichlorkresol bis zum Verschwinden der Bakterien aus dem Kot beeinflußt werden kann, ist schon vor langer Zeit von EICHHOLTZ u. WIEGAND nachgewiesen worden, und das besonders stark wirksame Trichlorkresol-Carbonat ist damals als besonders wirksam und über kürzere Zeit als ungiftig von uns bezeichnet worden. Aber erst die Erfahrungen mit antibiotischen Stoffen haben gezeigt, daß die Darmflora offensichtlich aus einer auf das feinste gegeneinander abgestimmten Mischkultur der verschiedenen Kleinlebewesen besteht, die sich wechselseitig beeinflussen, vielleicht auch Stoffe abgeben, wodurch das Wachstum oder die Virulenz der einzelnen Stämme abgebremst wird; es ist aus diesen Erfahrungen bekannt, daß es wegen dieser Veränderungen der Darmflora auch bei sachgemäßer Anwendung der Antibiotica zum Auftreten schwerer, sogar tödlicher Krankheits-erscheinungen kommen kann, und zwar dadurch, daß Kleinlebewesen, die nicht gegen Antibiotica empfindlich sind, sich rasch vermehren, auch ihre Virulenz verändern können; so ist beschrieben worden, daß sehr häufig die Soorhefe

(Candida albicans) im Kot derart behandelter Kranken vermehrt auftritt und sogar invasive Eigenschaften gewinnt, so daß z. B. schwerste Soorinfektionen der Lunge vorkommen. Noch gefürchteter als Folge der Therapie mit antibiotischen Mitteln sind Staphylokokken-Infektionen; es können nämlich resistente und gleichzeitig hochtoxische Stämme auftreten, die zu schweren Krankheitserscheinungen und nicht selten zum Tode führen. Die medizinische Wissenschaft hat heute großen Respekt vor der natürlichen, wohl ausgewogenen Darmflora und ist sehr vorsichtig geworden bei der Beurteilung aller Desinfektionsmittel, durch welche die Bakterienflora verändert wird, ganz abgesehen davon, daß nebenher diese Bakterienflora des Darms als wichtiger Vitaminlieferant ausfallen kann.

Unter diesen Umständen müssen alle ärztlichen Erfahrungen mit besonderer Gewissenhaftigkeit geprüft werden, die auf eine Beeinflussung der physiologischen Darmflora durch Desinfektionsmittel hinweisen. Das Auftreten von Soorinfektionen beim Menschen hat dazu geführt, daß den Aureomycinkapseln ein Zusatz von 142 mg Methylester und 35,5 mg Propylester der p-Oxybenzoesäure beigegeben wurde, wobei der Methylester vornehmlich gegen Schimmelpilze, der Propylester vornehmlich gegen Hefen wirken sollte. Der Zusatz erfolgte durch den Hersteller von Aureomycin (LEDERLE), der offensichtlich durch die nicht selten beschriebenen Fälle von Soorinfektion beunruhigt war. In den Untersuchungen von L. V. Mc VAY u. Mitarb. ergab die Auszählung von C. albicans in den Faeces, daß von 30 Fällen vor Aureomycin-Anwendung 6 positiv waren, dagegen 21 nach der Behandlung. Gaben die Autoren in 15 Fällen das Aureomycin zusammen mit den Estern, so waren vor Behandlung 0 positiv, nach Behandlung 2; gaben sie in 13 Fällen insgesamt 800 mg der Ester täglich 4 Tage lang, so waren vor Behandlung 8 Fälle, nach Behandlung 3 Fälle positiv. Diese Versuche wurden wiederholt durch W. I. METZGER u. a., deren Resultate weniger überzeugend sind wie die der früheren Autoren, die aber ebenfalls den Schluß ziehen, daß die Ester der p-Oxybenzoesäure wertvoll sein können, um das übermäßige Wachstum von Darmhefen zu kontrollieren, und zwar besonders im Fall von Aureomycin. Aus dieser letzten Arbeit ist noch die Angabe wichtig, daß die wirksame tägliche Menge der Ester 1,08 g Methylester und 270 mg Propylester betrug, daß weiterhin auch beim Menschen diese große Dosis offensichtlich resorbiert oder im Darm zerstört wurde, da sich auch Spuren dieser Ester nicht in den Faeces finden ließen. Weitere Literaturangaben finden sich bei TH. SABALTSCHKA.

Ganz unabhängig aber von der umstrittenen Frage, ob der Zusatz der Ester bei der Aureomycin-Therapie eine praktische Bedeutung besitzt oder nicht, scheint die Möglichkeit einer Beeinflussung der Darmflora durch diese Ester nicht mehr zweifelhaft zu sein, und es wäre die 2. Frage zu erörtern, ob man ein Konservierungsmittel in Lebensmitteln verwenden darf, das geeignet ist, die Darmflora zu schädigen. Es müßten noch beträchtliche Sicherheiten durch neue Experimente mit diesen Estern geschaffen werden, bevor man eine Entscheidung darüber fällen könnte, ob diese Wirkung auf die Darmflora als unerheblich anzusehen ist; es sei aber darauf hingewiesen, daß wir in der Wissenschaft von den biologischen Verknüpfungen innerhalb der Darmflora erst im Anfang stehen und daß es sehr schwer sein wird, in absehbarer Zeit beweiskräftige Versuche für die Unbedenklichkeit beizubringen.

Eine 3. Eigenschaft, die hier diskutiert werden muß, ist die Antigenwirkung, die allen lokalanaesthetischen Substanzen im Prinzip zuzukommen scheint. Bisher ist weder an Meerschweinchen, noch an 50 Versuchspersonen, bei denen die 4 Ester in üblicher Weise auf Antigenwirkung getestet worden waren, eine Allergisierung gesehen worden (H. SOKOL). Jedoch scheint es geraten, auf diese mögliche Nebenwirkung weiter zu achten. Sie wäre um so wichtiger, als diese Ester auch als Zusatz zu Arzneien, z. B. in Hustensäften, angewandt werden, um Schimmel zu verhüten.

Zusammengefaßt sind die Ester der p-Oxybenzoesäure Stoffe mit sehr ausgeprägten pharmakologischen Wirkungen, unübersehbar in der Mannigfaltigkeit der Symptome, die sich beim Menschen erwarten lassen. Sie sind in gesundheitlicher Hinsicht der Benzoesäure weit unterlegen. Es ist notwendig, daß jedermann, der sich dieser Stoffe bedienen will, vor diese nackten Tatsachen gestellt wird. Die meisten Kulturländer verzichten schon heute auf Anwendung dieser Stoffe als Zusatz zu Lebensmitteln.

2. Hexamethylentetramin und Formaldehyd

Hexamethylentetramin, auch als Urotropin im Handel, ist ein Kondensationsprodukt aus Formaldehyd und Ammoniak; es ist pharmakologisch indifferent; in Lebensmitteln ist es gänzlich geschmacklos und geruchlos. In saurer Reaktion indessen spaltet es sich in seine Bestandteile; die Menge des gelieferten Formaldehyds steigt mit der zunehmenden Säuerung an; in alkalischer Reaktion wird dagegen kein Formaldehyd abgespalten; diese Reaktionen gehen in Lebensmitteln wie auch im menschlichen Organismus vor sich. Hexamethylentetramin besitzt eine sehr hohe Wasserlöslichkeit und dieses ist der Grund, weshalb es besonders in den Harn, die Galle, den Speichel, die Milch übergeht. Der Harn und die Galle des Menschen können unter bestimmten Bedingungen saure Reaktion besitzen; dann kann Formaldehyd abgespalten werden. Auch im sauren Magensaft wird ein nicht unbeträchtlicher Teil von Hexamethylentetramin zu Formaldehyd aufgespalten und kann dort natürlich auf die in Verdauung befindlichen Lebensmittel und auf die Magenwand einwirken. E. ROST gibt an, daß etwa die Hälfte des zugesetzten Hexamethylentetramins sich innerhalb 1 Std im sauren Magensaft (1/20 n HCl) zu Formaldehyd zersetzt. Je länger die Speisen im Magen liegen bleiben, um so vollständiger wird die Zersetzung zu Formaldehyd werden.

Formaldehyd ist ein Gas von großer Flüchtigkeit, daher von großem Diffusionsvermögen und dazu in Wasser leicht löslich. Chemisch gesehen ist es zunächst ein Reduktionsmittel, welches beim Reduktionsvorgang selbst zu Ameisensäure oxydiert wird. Die wäßrigen Lösungen des Handels enthalten gewöhnlich außerdem wechselnde Mengen von Methylalkohol; E. ROST gibt an, daß Formaldehydlösungen des Handels 15% Methylalkohol enthalten. Da bei der praktischen Anwendung stark verdünnt werden muß, haben weder Methylalkohol noch Ameisensäure irgend welche wesentliche Bedeutung; für die in Lebensmitteln erwünschten Wirkungen und für die Wirkung auf den Menschen darf man sich auf die Betrachtung von Formaldehyd selbst beschränken.

Außer seiner Reduktionswirkung geht Formaldehyd sehr vielseitige chemische Umsetzungen ein; im Tierkörper lassen sich kleinste Mengen von abspaltbarem Formaldehyd als „physiologisch" nachweisen; es ist ein Amin- und Aminoreagens, das sich mit Aminosäuren und daher mit Proteinen umsetzt (Formol-Titration).

Hierzu ist saure Reaktion erforderlich, und diese Reaktion würde z. B. im Magen-
saft vor sich gehen. Bei mehr neutraler Reaktion erfolgt eine Umsetzung mit der
Imidazol-Gruppe des Histidins; alle diese Umsetzungen sind irreversibel. Die
Denaturierung der Eiweißkörper äußert sich besonders auffällig an der Härtung
der damit behandelten Lebensmittel; dies wird heute erklärt mit einer Vernetzung
der reaktionsfreudigen Endgruppen von Eiweiß u. a. (K. LANG); die Pepsin- und
Kathepsin-Verdauung der Eiweißkörper (K. LANG) wird aufgehoben, die Trypsin-
Verdauung erschwert (SCHWARZ). Diese Denaturierung betrifft offensichtlich auch
die Fermente; die Labgerinnung der Milch wird durch Zusatz von 0,06% beeinträchtigt, durch 0,08% aufgehoben (WEITZEL). Von medizinischer Bedeutung
sind die Umsetzungen von Formaldehyd mit Bakterientoxinen; ein so behandeltes
Toxin wird weniger giftig, behält aber seine typische antigene Wirkung. Zuletzt
kann Formaldehyd den üblen Geruch eines Lebensmittels beseitigen und damit
über die wirkliche Beschaffenheit der Ware hinwegtäuschen.

Die bactericide Wirkung von Formaldehyd wird weit überschätzt; in früheren
Veröffentlichungen wurde die wirksame Konzentration zwischen 1:5000 und
1:30000 angegeben. Sorgfältige Untersuchungen von VERMOOLEN u. BERRY haben
indessen gezeigt, daß Formaldehyd auch in einer Konzentration von 1:3000 nur
bakteriostatisch ist, auch bei mehrstündiger Einwirkung; um sicher abtötende
Effekte zu erzielen, erfordern Sporenbildner und Nicht-Sporenbildner eine Konzentration von 1:200 über 6—12 Std; eine solche Konzentration tötet saccharo-
lytische Anaerobier erst in 48 Std und proteolytische Anaerobier erst in 96 Std.
Konzentrierte Formaldehydlösungen zerstören auch Viren.

Die Formaldehydkonservierung von Eis, welches zur Kühlung von Seefischen
verwendet werden soll, ist durch Erlaß des Niedersächsischen Ministers für Ernährung, Landwirtschaft und Forsten vom 14. 12. 1950 verboten. Dem haben
sich die zuständigen Bundesministerien angeschlossen.

Bei Aufnahme von Hexamethylentetramin und Formaldehyd in den Magen
kann Reizwirkung auftreten; beim Hexamethylentetramin wird diese Reizwirkung
um so stärker sein, je höher die Acidität des Magensaftes und je länger die entsprechenden Speisen im Magen liegen bleiben. Die untere Grenze von Formaldehyd
bei Reizwirkung auf den Magen ist bisher nicht bestimmt worden; in dieser
Hinsicht liegen bisher nur die Versuche von E. ROST vor, wonach eine Lösung
von 1:5000 in Milch bei Hunden noch zu Schleimhaut-Reizwirkungen führt;
mit der Dauer der Fütterung stellte sich im allgemeinen eine gesteigerte Empfindlichkeit gegen Formaldehyd ein. Auch die Empfindlichkeit des Menschen gegen
Hexamethylentetramin ist nach E. ROST als sehr verschieden anzunehmen.

Allgemeinvergiftung des Menschen nach Resorption von Formaldehyd ist
erst nach großen Dosen möglich. Neben Reizerscheinungen von seiten des Magens
und Darms finden sich dann Alkohol-ähnliche Vergiftungsbilder. Bei Gebrauch
solcher Stoffe in Lebensmitteln kann eine solche resorptive Giftwirkung nicht auftreten; hingegen ist Allergisierung beim Menschen beobachtet worden; solche
Fälle sind indessen nicht häufig. In den letzten Jahren ist nachgewiesen worden,
daß bei Behandlung von Eiweiß mit Formaldehyd Stoffe auftreten, die bei Verfütterung an Drosophilen mutagene Wirkung auslösen (RAPOPORT); es ist fraglich,
welche Folgen aus dieser Beobachtung für die Verwendung von Hexamethylentetramin in Lebensmitteln entnommen werden müssen.

3. Antibiotica

Die stürmische Entwicklung der Antibiotica vom Penicillin angefangen, über Streptomycin, Dihydrostreptomycin, Aureomycin (Chlortetracyclin), Terramycin (Oxytetracyclin), Chloromycetin (Chloramphenicol) bis zu Bacitracin, Polymyxin, Neomycin, Viomycin, Erythromycin, Carbomycin, Fumagillin und vielen anderen, hat längst das ursprünglich engere Gebiet der Medizin überschritten. Diese Stoffe haben Anwendung gefunden auf vielen anderen Lebensgebieten. Bei den Lebensmitteln z. B. sind es drei Eigenschaften dieser Stoffe, die praktisch ausgenützt worden sind, nämlich die wachstumsbeschleunigende Wirkung bei Schlachttieren, die antiseptische und die pesticide Wirkung.

Es hat sich zunächst herausgestellt, daß alle bekannteren Antibiotica, insbesonders auch die bei der Fabrikation abfallenden, sonst unbrauchbaren Fraktionen zu einer *Beschleunigung des Wachstums* bei Kälbern, Schweinen und Geflügel führen. Verwendung finden gewöhnlich Penicillin, Chlortetracyclin, Oxytetracyclin in ungereinigter Form. Bacitracin wird sogar in Tabletten an der Ohrwurzel von jungen Schweinen inplantiert; auch organische Arsenikalien sind verwendet worden (J. L. HARVEY). Auf diese Weise wird das Schlachtgewicht dieser Tiere schneller erreicht; bei ausgewachsenen Tieren finden sich keine Verbesserungen mehr. Die Ursache dieser Wachstumsbeschleunigung ist nicht ganz geklärt; man wird aber nicht weit fehlgehen, wenn man annimmt, daß eine Beeinflussung der Darmflora bei Fütterung mit diesen Stoffen auftritt; es ist seit langem bekannt, daß z. B. durch Darmdesinfektionsmittel das Blutbild von Laboratoriums-Tieren sehr oft verbessert wird.

Antibiotica als Konservierungsmittel sind nach allen Richtungen hin geprüft worden. Auch notdürftig gereinigte Lösungen aus den entsprechenden Pilzkulturen sind verwendet worden. Das Verderben gewisser Gemüse, von Hackfleisch, Sahnefüllungen, von Fischen und Fischfilets und von Krabben läßt sich durch Antibiotica verzögern. Im Bier lassen sich unerwünschte Gärungen durch Antibiotica verhindern. Man hat das ganze Rind nach der Schlachtung mit Aureomycin injiziert und auf diese Weise ein besser haltbares Fleisch erzielt. Man hat weiterhin geschlachtete Hühner nach dem Ausnehmen in Lösungen von antibiotischen Mitteln eingetaucht. Eis zur Kühlung von Lebensmitteln ist mit antibiotischen Mitteln versetzt worden.

Antibiotica zur Ungezieferbekämpfung nehmen einen immer größeren Raum ein. Von praktischer Bedeutung scheint hierbei die Mehltau-Bekämpfung von Äpfeln, Birnen, Walnüssen, auch von Bohnen. Bestimmte Bakterienkrankheiten von Tabak, Tomaten, Paprika, Kirschen, Spinat, Salat und Kartoffeln sprechen auf Antibiotica an.

Diese Entwicklung muß jeden Sachverständigen mit Sorge erfüllen. Antibiotica sind antigene Stoffe, die bei einem größeren oder kleineren Teil der Personen, die damit in Berührung kommen, *allergische Reaktionen* auslösen. Penicillin z. B. ist früher oft beschrieben worden als der ungiftigste der antibakteriellen Stoffe; heute steht Penicillin an der Spitze der Arzneistoffe in Hinblick auf Häufigkeit, Verschiedenartigkeit und Schwere der Überempfindlichkeiten, die es zur Folge hat. In der allgemeinen ärztlichen Erfahrung hat es im Ausland das artfremde Serum als die gewöhnlichste Ursache tödlichen Schocks bereits ersetzt;

es ist verantwortlich für eine wachsende Zahl von Todesfällen, die auf irreparabler Gefäßallergie, d. h. auf Periarteriitis nodosa beruhen.

Für Gebrauch in Lebensmitteln ist wichtig, daß Sensibilisierung besonders prompt auftritt bei Anwendung auf Haut und Schleimhäuten; eine kurzfristige Anwendung kann dann auch rasch eine allgemeine Sensibilisierung zur Folge haben. Das Krankenpflege-Personal in bestimmten Krankenanstalten soll bis zu 3,5% Penicillin-überempfindlich sein, und das englische Gesundheitsamt hat sich veranlaßt gefühlt, eine entsprechende öffentliche Warnung ergehen lassen. Eine Überempfindlichkeit kann sich entwickeln nach einmaligem Kontakt; es kann andererseits 5 Jahre dauernden Kontakts erfordern, bis die Überempfindlichkeit sichtbar wird.

Was hier für Penicillin im einzelnen geschildert wurde, trifft grundsätzlich auch für alle anderen Antibiotica zu. Sofern infolge der Anwesenheit von antibiotischen Stoffen in Lebensmitteln Sensibilisierung eingetreten ist, sind die Folgen für den Patienten unter Umständen erschreckend. Das ärztliche Risiko wächst beträchtlich. Soweit man sehen kann, haben alle Gesundheitsbehörden in der Welt, die sich mit diesem Problem beschäftigen mußten, sich dahin geäußert, daß Lebensmittel als verfälscht und unbrauchbar für den menschlichen Gebrauch anzusehen sind, sofern sich Spuren von antibiotischen Stoffen darin finden.

Ein kleiner Vorteil für den Konsumenten und den Arzt besteht darin, daß solche allergische Reaktionen sehr prompt auftreten und daß der Zusammenhang mit einem bestimmten Lebensmittel gewöhnlich unschwer festzustellen ist. Schadenersatzansprüche gegen den Verkäufer solcher Lebensmittel werden daher in Zukunft immer häufiger stattfinden. — Es sei angefügt, daß der Arzt in eine tragische Situation geraten kann, wenn ein so sensibilisierter Mensch bei Injektion der üblichen Dosis von Penicillin schwer erkrankt oder gar ums Leben kommt.

Aber die Folgen eines Zusatzes von antibiotischen Substanzen zu Lebensmitteln können auch in anderer Hinsicht für den Konsumenten und für den Arzt beträchtlich sein. Antibiotica haben nämlich in kleinen unwirksamen Konzentrationen die Eigenschaft, daß sie zur *Resistenz der Bakterien* führen. Penicillinresistente Epidemien werden immer häufiger, und das gleiche trifft für die meisten übrigen Antibiotica im Prinzip zu. Diese Gewöhnung der Krankheitserreger an das Antibioticum kann soweit gehen, daß dieses zum Wachstum der Bakterien notwendig wird; aus dem Antibioticum wird dann eine lebenswichtige Substanz, wie das z. B. für Streptomycin beschrieben ist. Die Konsumenten können dann an einer lebensgefährlichen Infektion erkranken, bei der die sonst hochwirksamen Antibiotica völlig versagen. — Auch hieraus ist zu schließen, daß Antibiotica, deren der Arzt als wichtigste Waffe gegen schwere und schwerste Infektionskrankheiten dringend bedarf, auch nicht in Spuren in Lebensmitteln vorkommen dürfen; damit erübrigen sich alle Versuche, solche Antibiotica in reiner oder unreiner Form als Konservierungsmittel heranzuziehen.

Was die Anwendung der Antibiotica zur Schädlingsbekämpfung angeht, so scheint die Anwendung z. B. bei Mehltau-Erkrankungen relativ sicher zu sein. Mehltau entwickelt sich zur Zeit der Blüte, und bis die Früchte reif sind, ist viel Zeit seit der Spritzung vergangen; bisher haben sich auch Spuren von antibiotischen Stoffen in reifen Früchten nicht nachweisen lassen. Aber alle solche Anwendungsgebiete, auch die bei Schlachttieren ausgenutzte Fähigkeit der Antibiotica zur Wachstumssteigerung, müssen aufs genaueste durchgeprüft werden, um zu verhindern, daß diese Stoffe in Lebensmitteln auftreten, auch nicht in Spuren, damit nicht der Konsument in Zeiten schwerer Krankheit und der Arzt bei der Ausübung seines Berufs in die größten Schwierigkeiten gerät.

II. Süßmittel und ähnliches

1. Saccharin, Dulcin, Succarylnatrium und P 4000

Die Einführung synthetischer Süßmittel erfolgte aus ärztlichen Motiven, weil nämlich bestimmte Kranke, wie Diabetiker, Fettleibige u. a., zweckmäßigerweise nicht mit Süßmitteln aus der Reihe der Kohlenhydrate ernährt werden sollen. Alle Süßmittel, sowohl die natürlichen wie die synthetischen können durch Reizung spezifischer Geschmacksknospen dazu dienen, andere Geschmacksempfindungen, wie z. B. das Bittere, auszuschalten.

Saccharin ist das Anhydrid der o-Sulfamidobenzoesäure ($C_7H_5O_3NS$). Der Süßwert des reinen Stoffes, gemessen an der Geschmacksschwelle, ist etwa 550mal stärker als der des Rohrzuckers. Da gewöhnlich stärker gesüßt wird als nur bis zur Geschmacksschwelle, auch der Süßwert mit der Konzentration sich ändert, so gebraucht man praktisch etwa 1/300 der Zuckermenge. Energetisch gesehen, ist Saccharin wertlos; es wird zu 100% mit dem Harn wieder ausgeschieden. Sein Vorzug besteht darin, daß es als absolut unschädlich anzusehen ist; diese Beurteilung ist neuerdings wieder bestätigt worden insofern, als es auch in langdauernden Versuchen keine carcinogene Wirkung aufgewiesen hat (A. J. LEHMANN). Im Selbstversuch hat man bis zu 520 g innerhalb von 25 Tagen zu sich genommen, ohne Schaden zu leiden. Das Reichsgesundheitsamt ist für seine Unschädlichkeit eingetreten.

Saccharin wirkt leicht diuretisch. Eigentümlich für diese Substanz ist das plötzliche Umschlagen des süßen Geschmacks in einen gallenbitteren bei wiederholtem Auftupfen auf die Zunge (W. KEIL). Bei extrem starker Süßung (über 1:10000), wie das in andern Ländern gebräuchlich ist, und besonders beim Erwärmen der Lösung, kann ein bitterer Nachgeschmack auftreten; von einigen empfindlichen Personen wird dieser Nachgeschmack auch bei milder Süßung empfunden. Hierdurch oder durch den lang anhaltenden süßen Nachgeschmack kann sich der eine oder der andere veranlaßt sehen, Saccharin abzulehnen. — Die üblichen G-Tabletten enthalten auf 1 Teil Saccharin 4 Teile Natriumbicarbonat und besitzen 110fache Süßkraft.

Dulcin (Para-phenididin-carbamid) ist in Zeiten der Saccharin-Knappheit seit dem ersten Weltkrieg in riesigen Mengen als Zuckerersatz benutzt worden. Es besitzt nicht den bitteren Beigeschmack des Saccharins und ist etwa halb so süß wie Saccharin. Es ist indessen pharmakologisch nicht indifferent; schon den ersten Untersuchern ist aufgefallen, daß es in größeren Mengen (1 g und mehr) das Fieber senkt; es ist als süßschmeckendes Antipyreticum bezeichnet worden, jedoch hat diese Eigenschaft den Gebrauch der Substanz nicht eingeschränkt. Erst 50 Jahre später hat man zum erstenmal langfristige Fütterungsversuche über mehrere Generationen durchgeführt (A. J. LEHMAN). Hierbei hat sich herausgestellt, daß bei Tieren, die 0,1% Dulcin im Futter erhielten, also eine ziemlich

geringe Menge, Leberkrebs entstand; bei etwas höherer Dosierung von 0,5—1,0%
traten Wachstumsstörungen auf, und es zeigte sich eine Wirkung auf die Blut-
bildungsstätten; alle diese Beobachtungen wurden bei Fütterung mit gleichen
Mengen von Saccharin oder von Natrium-cyclohexyl-sulfamat nicht erhoben.
Aus diesen Gründen sollte Dulcin als Zusatz zu Lebensmitteln auch in Deutschland verboten werden; insbesonders auch, weil Dulcin überaus giftig für Kinder
ist; wenige Gramm sind dann die tödliche Dosis. — Dulcin ist im Handel in
Tabletten zu 0,05 g; größere Mengen Dulcin als 1 g sind rezeptpflichtig.

Succarylnatrium (Natriumsalz des Cyclohexylsulfamats) ist ein in den USA
eingeführtes neues Süßmittel, das in 5—15 mal höherer Konzentration als Saccharin angewandt werden muß, um die gleiche Süßung zu erzielen; sein einziger
Vorteil ist der fehlende bittere Beigeschmack, der indessen in den USA aus den
oben angegebenen Gründen eine größere Rolle spielt als in Deutschland. Es hat
bisher in chronischen Versuchen keine wesentliche Toxicität gezeigt.

Das neue Süßmittel ist auch dazu benutzt worden, um diätetische Getränke
von niedrigem Kaloriengehalt damit zu süßen; nach Mitteilung des Food Protection
Committee kann hierbei soviel Süßmittel verbraucht werden, daß die Sicherheitsgrenze von täglich 1,5 g nicht überschritten wird.

P 4000 (1-n-Propoxy-2-amino-4-nitrobenzol) hat einen Süßwert, der etwa dem
4000 fachen von Rohrzucker entspricht. Es ist ein starkes Lokalanaestheticum;
es ist dem Wein und Fruchtsäften zugesetzt worden, und solche Getränke verursachen ein pelziges Gefühl an Gaumen und Zunge. Tierversuche haben außerdem gezeigt, daß die Substanz toxisch ist; bei langdauernder Fütterung an Ratten
zeigte sich bereits bei einer Konzentration von 0,1% im Futter eine eigentümliche
braune Verfärbung der Schilddrüse, die mit bloßem Auge zu sehen war und die
darauf hindeutet, daß die Funktion dieser wichtigen Drüse nicht unbeeinflußt
bleibt. Bei Konzentrationen von 0,5 und 1,0% im Futter zeigte sich ein ver-
zögertes Wachstum der Tiere sowie eine Schädigung der Niere; auch die Harnblase der Tiere zeigte eine gelbe Verfärbung. Dieses sind die wesentlichen Gründe,
weshalb P 4000 in andern Ländern bereits verboten ist.

2. Glutaminsäure

Glutaminsäure (α-Aminoglutarsäure) kommt in der Natur in der d- und l-Form
vor. Bei 70 g täglichen Protein-Bedarfs nimmt man etwa 7—10 g natürliche
Glutaminsäure zu sich. Im Körper gehen beide Formen ineinander über, es bildet
sich dort auch die racemische Form; in Pflanzen findet sie sich in Form des Amids
(Glutamin). Pflanzenglutamin ist die gewöhnliche Quelle zur Herstellung des
technischen Mononatriumglutamats.

Der Gebrauch der Glutaminsäure in Lebensmitteln leitet sich her aus der
uralten chinesischen Sitte, zur Verbesserung der einförmigen Nahrung Soja-Soßen
durch Fermentation herzustellen. Eine solche Soße enthält große Mengen von
Glutaminsäure. Die industrielle Herstellung von Mononatriumglutamat erfolgte
zuerst in Japan (1910). Seitdem sind viele andere Quellen für technische Glutaminsäure aufgeschlossen worden, so besonders die Rückstände nach Extraktion
der Zuckerrübe.

Reines Mononatriumglutamat besitzt an sich sehr geringen Geschmackswert.
Seine Wirkung besteht in der Intensivierung von Geschmacksempfindungen. Man

nimmt an, daß Nervenendigungen in Mund und Rachen durch Glutaminsäure gereizt werden, wobei nicht nur Geschmacksempfindungen, sondern auch andere sensible Erregungen verstärkt empfunden werden (E. C. CROCKER). Dadurch soll auch ein vollerer und runderer Geschmack erzielt werden, besonders bei Fleisch, Seetieren, Stews (Schmorfleisch), Suppen, Gemüsen u. a. — Früchte und Fruchtsäfte werden im Geschmack nicht verbessert. Weiterhin wird angegeben, daß Glutaminsäure weitere, nicht wünschenswerte Eigenschaften in einzelnen Lebensmitteln unterdrückt, wie Schärfe, Rohgeschmack, Erdgeschmack, Bittergeschmack, Fischgeschmack u. a. (CAINCROSS). Den vollen Würzeffekt erzielt man erst in Kombination mit Kochsalz. Die Geschmacksschwelle liegt bei etwas unterhalb von 0,0588% (SANDERS).

Glutaminsäure ist für Ratten nicht lebensnotwendig und ebensowenig für den Menschen; bei anderen Tierarten lassen sich gewisse, jedoch nicht sehr schwerwiegende Mangelerscheinungen feststellen. Glutaminsäure kann vom Gehirngewebe ähnlich wie Traubenzucker als Quelle von Energie verwendet werden (H. A. KREBS). Dieser Befund war Anlaß, seine Wirkung bei Epilepsie und Geistesschwäche zu prüfen (C. C. PFEIFFER). Die Ergebnisse dieser klinischen Prüfungen sind sehr uneinheitlich und durch Tierexperimente fraglich geworden. Daß indessen die Glutaminsäure eine höhere biologische Bedeutung haben muß als aus den Wachstumsversuchen hervorzugehen scheint, zeigt sich darin, daß Glutaminsäure in Insulin, Glutathion, Folinsäure, Diopterin, Triopterin und anderen physiologisch bedeutsamen Stoffen vorkommt. Andererseits kann Glutaminsäure die Verdauungsfermente des Magens in vitro inaktivieren (Laboratorium der Amer. Med. Assoc. 1937).

III. Zusätze mit vorwiegend physikalischen Wirkungen
1. Gelatine

Sie ist ein Abbauprodukt von Collagen und wird technisch gewonnen, indem man z. B. Knochen unter strikten hygienischen Bedingungen mehrere Tage lang mit kalter verdünnter Salzsäure behandelt. Der Rückstand dieser Behandlung gibt in wäßriger Lösung Säure, Magnesium- und Calciumsalze ab; das anschließende Kochen des Rückstandes liefert dann Gelatine. Reine Gelatine enthält 17,9% Stickstoff, das Handelsprodukt enthält außerdem 12—14% Wasser und bis zu 2% Aschebestandteile (L. M. THOMAS).

Gelatine ist farblos und geschmacklos; sie ist löslich in heißem Wasser und in 1%iger Lösung liefert sie beim Abkühlen ein Gel elastischer Natur mit einem Wassergehalt von 99%. Beim Erwärmen geht das Gel wieder in Lösung.

Chemisch gesehen ist Gelatine ein teilweise hydrolysiertes Protein; jedoch ist sein biologischer Wert nicht sehr hoch, da lebenswichtige Aminosäuren, besonders Tryptophan, Valin und Tyrosin entweder fehlen oder nur in kleinster Menge vorhanden sind. Aus diesem Grunde kann Gelatine nur etwa $^1/_4$—$^2/_3$ des täglichen Eiweißbedarfs liefern (MURLIN 1907). Sie ist gut verträglich, auch bei Magenkranken.

Gelatine des Handels ist sehr häufig nicht steril, kann vielmehr die verschiedensten pathogenen Keime enthalten; eine eigentliche Infektionsgefahr ist indessen wohl nur vorhanden, wenn Gelatinelösung injiziert wird. Man hat früher geglaubt, daß Gelatine auch vom Magen-Darm-Kanal her die Blutgerinnung beschleunigen könnte; indessen hat sich gezeigt, daß 45 g Gelatine täglich über 2 Wochen verabreicht, die Blutgerinnung nicht beeinflussen (TAINTER u. a.). Gelatine hat die üblichen antigenen Eigenschaften der Eiweißkörper eingebüßt und wird aus diesem Grunde immer wieder als Blutersatzmittel debattiert. Eine deutliche klinische Wirkung bei der Behandlung von Magengeschwüren besitzt sie nicht.

2. Fettersatzmittel

Im Jahre 1937 hat man gefunden, daß Brot, Brötchen, Kuchen und andere süße Backwaren zarter werden, wenn man dem Teig die *Mono- oder Diglyceride der natürlichen Fettsäuren* zusetzt. Da diese Stoffe sich aus Bestandteilen bilden, die auch in den natürlichen Fetten und Ölen vorkommen, so ist beim derzeitigen Stand der Wissenschaft ein von den Naturprodukten verschiedenes Verhalten im Stoffwechsel nicht zu erwarten. Diese Beurteilung trifft auch für *Lecithin* zu, das für den gleichen Zweck empfohlen worden ist. Nach der gesetzlichen Regelung in den USA darf das verwendete Fett nicht mehr als 25% dieser Glycerin-Ester enthalten. Wird Brot unter Zusatz dieser Stoffe gebacken, so braucht man für das gleiche Brotvolumen weniger Mehl; es wird angegeben, daß dann der Nährwert des Brotes um etwa 9% vermindert ist, bei den später anzuführenden Fettersatzmitteln sogar bis zu 20%. — Das einzige ärztliche Problem, das dann zurückbleibt, besteht darin, ob es für das Gebiß des wachsenden Menschen besser ist, ein festes Brot oder ein zartes Brot zu kauen. Leider ist dieses wichtige Experiment in strikter Weise noch nicht durchgeführt worden. Würde man sich aber in dieser Frage allein auf den Geschmack des Konsumenten verlassen, so würde bald ein Brot auf dem Markt erscheinen, das im wesentlichen aus Stärke, Luft, Wasser, Polyoxyäthylenstearat und ein bißchen Saccharin zusammengesetzt ist und dem dann natürlich alle wirklich wertvollen Bestandteile des Brotes fehlen würden, worauf u. a. E. MELLANBY hingewiesen hat. — Im Gegensatz zu den obigen Fettersatzmitteln sind in neuerer Zeit durchaus körperfremde Stoffe für diesen Zweck eingeführt worden.

Polyäthylenglykole vom Molekulargewicht 1250—3600 sind als Fettersatzmittel verwendet worden. Ihre Unbedenklichkeit wurde angenommen auf Grund von Versuchen, in denen Ratten eine Dosis von 20 g/kg täglich über 3 Monate mit dem Futter erhielten, ohne daß Nebenwirkungen zur Beobachtung kamen (SMYTH). Experimente an Hunden haben gezeigt, daß ein Aufbrechen der Verbindung in giftiges Äthylenglykol nicht stattfindet, daß vielmehr die Polyäthylenglykole als solche mit dem Harn ausgeschieden werden. Das gleiche zeigt sich bei Kaninchen und beim Menschen (SHAFFER u. Mitarb.). In unreinen Präparaten der polymeren Verbindung kann das giftige Äthylenglykol vorkommen und dieses bedeutet, daß solche Verbindungen Anspruch auf höchste chemische Reinheit zu verlangen hätten, sofern sie als Lebensmittel-Zusatz verwendet werden sollen. Es wird auch angegeben, daß hochgereinigte Präparate eine niedrigere Toxicität haben (SMYTH u. Mitarb.). — Diese Substanzen sind viel zu wenig untersucht, als daß man über ihre Unbedenklichkeit ein Urteil fällen könnte.

Spans und Tweens sind oberflächenaktive Derivate von Sorbit. Die Spans sind Ester eines inneren Äthers von Sorbit (Sorbitan) mit Fettsäuren wie Laurinsäure, Palmitinsäure, Stearinsäure, Ölsäure u. a. Sie sind öllöslich, aber mit Wasser mischbar. — Die Tweens sind Spans, die mit 20, 60, 80 und mehr Äthylenglykol-

Ketten an den nicht veresterten Hydroxylgruppen versehen sind. Sie sind löslich in Wasser und machen Emulsionen vom Öl in Wassertyp.

Tween 80 ist das bekannteste Tween-Präparat; es ist ein Sorbitan-Monooleat, an welches 80 Moleküle von Äthylenglykol gebunden sind. Es ist löslich in Wasser, Äthylalkohol und Pflanzenölen. Das nahe verwandte Polyoxyäthylen-Sorbitan-Monolaurat ist an Ratten über die ganze Lebenszeit in einer Menge von 0,5—2% in der täglichen Nahrung verfüttert worden; Nebenwirkungen haben sich hierbei nicht gezeigt. Ähnlich harmlos schien die Substanz an Affen bei einer täglichen Dosis von 1 g. Wird Monostearat-Tween dem Futter von jungen Ratten in einer Menge von 25% zugesetzt, so zeigten sich Nasenblutungen, Gangrän von Schwanz und Beinen, schwere Diarrhoe und Blasensteine. Bei einer Konzentration von 12,5% im Futter wurden diese Symptome nicht mehr beobachtet (HARRIS u. Mitarb.). Versuche an Hamstern zeigten hingegen, daß einige Tiere schon bei 5% dieser Verbindung im täglichen Futter zugrunde gingen und daß das Wachstum deutlich geschädigt war (SCHWEIGERT u. Mitarb.); es zeigten sich auch histologische Veränderungen, jedoch wurden Rückschlüsse auf die Ursache der Todesfälle nicht gezogen.

Menschen sind mit täglichen Dosen von 15 g Tween über Monate gefüttert worden, ohne daß Nebenwirkungen auftraten. Wenn es beim Menschen per os gegeben wird, wird die Substanz gespalten und die Äthylenglykol-Fraktion wird quantitativ in Harn und Kot wiedergefunden; die größere Menge findet sich im Kot. Das meiste Sorbitan und die meiste Ölsäure wird nicht wiedergefunden bei der chemischen Analyse der Exkrete und wird wahrscheinlich im Stoffwechsel verwertet.

In der Medizin ist die Substanz verwendet worden, um Störungen der Fettresorption (Steatorrhoe) zu beeinflussen. Indessen haben Versuche an Ratten (TIDWELL u. Mitarb.) sowie an Gallenfistel-Hunden (ANNEGERS) ergeben, daß keine deutliche Beeinflussung der Fettresorption stattfindet; dieses ist dann von den Klinikern bestätigt worden (JOHNSON u. a.). Wenn nun auch Fette unter dem Einfluß von Tween nicht vermehrt resorbiert werden, so sind doch bei anderen Stoffen, der Erwartung entsprechend, erhebliche Verbesserungen der Resorption beobachtet worden, z. B. bei Insecticiden (A. J. LEHMAN 1950); grundlegend aber hat sich die Beurteilung der Tweens und Spans geändert, seitdem finnische Autoren ihre Co-carcinogen-Wirkung beschrieben haben (s. S. 92). A. J. LEHMAN weist noch ausdrücklich darauf hin, daß etwaige Veränderungen der Darmflora nicht ausgeschlossen sind.

IV. Verunreinigung der Lebensmittel mit insecticiden Mitteln

Es handelt sich hier um ein Problem, in welchem technische Notwendigkeiten, weltanschauliche Belange, Wirtschaftsinteressen und Propagandaeinflüsse in unentwirrbarer Art ineinandergreifen. Konzediert man die technische Notwendigkeit der Behandlung von Lebensmitteln und -Vorratsräumen mit Insecticiden, Acariciden, Fungiciden, Rodenticiden und anderen derartigen Stoffen (zusammen auch als Pesticide bezeichnet), so begegnen wir zunächst der Gruppe der Spritzmittel, die zu Anfang dieses Jahrhunderts Eingang in die Landwirtschaft gefunden haben. Hierzu gehören Bleiarsenat, Calciumarsenat, Fluoride, also drei sehr gefährliche

Mittel neben einigen weitgehend ungefährlichen Mitteln wie Kupfersulfat und Schwefelpräparate. Es erwies sich sehr rasch als notwendig, für die obigen Gifte eine obere Grenze der Toleranz in Lebensmitteln festzulegen. In Deutschland existiert eine solche Toleranzgrenze nur für den Arsenikgehalt des Weins; sie beträgt 2 mg/l. In den USA ist die Toleranzgrenze für Blei in Äpfeln und Birnen auf etwa 6 mg/kg, für Arsenik auf etwa 3 mg/kg festgesetzt worden. Es sind dies sehr hohe Toleranzen. Für andere Lebensmittel ist die frühere Toleranzgrenze von 1 mg/kg für Arsenik und von 3 mg/kg für Blei maßgebend. Die Toleranz für Fluoride ist 1938 in den USA auf etwa 2 mg/kg festgesetzt worden; ähnliche Vorschriften existieren in Deutschland nicht.

Von neuen anorganischen Insecticiden haben die *Selenium-Verbindungen* in den letzten Jahren von sich reden gemacht; das Tierexperiment hat hier ergeben, daß 3 ppm im Futter (3 mg/kg) bei Ratten Lebercirrhose zur Folge hat und, wenn es noch länger verfüttert wird, zu Leberkrebs führt. — Hier wäre auch der Gebrauch von *Quecksilber-Präparaten* zu erwähnen die seit langem zur Saatbeizung verwendet werden, neuerdings aber auch in Form von Phenylquecksilber-Verbindungen als Fungicide auf Früchten und Gemüse angewendet worden sind; im Tierexperiment hat sich gezeigt, daß, wenn in der Leber der Versuchstiere auch nur 0,5 ppm enthalten ist, in der Niere, dem Speicherorgan für Quecksilber, so hohe Konzentrationen auftreten, daß Nierenschädigung erfolgt. Auf die besonders hohe Empfindlichkeit der Kleinkinder auf Hg-Präparate sei verwiesen (s. S. 85) (E. Mellanby).

Was die organischen Insecticide angeht, so stammt aus jener früheren Zeit die Anwendung von Nicotin, Rotenonen (aus Derris) und Pyrethrinen. Von diesen sind Rotenone und Pyrethrine in Hinblick auf gesundheitliche Unbedenklichkeit heute praktisch noch unerreicht; von dieser Seite betrachtet bedeuten die meisten neueren Insecticide einen klaren Rückschritt. Rotenon besonders ist bemerkenswert, weil die einzelnen Tierarten überaus verschieden ansprechen und weil der Mensch zu denen gehört, die sehr wenig reagieren; trotz ausgedehnter Verwendung ist kein Fall einer menschlichen Vergiftung bekannt geworden (A. J. Lehman 1948). Nicotin ist zwar akut hochtoxisch; indessen werden auch hohe Dosen vornehmlich infolge rascher Ausscheidung in kürzester Zeit wirkungslos. Es dürfte für jeden Kenner dieses Gebietes deutlich sein, daß die künftige chemische Entwicklung — sofern sich dieser Weg in Zukunft und auf die Dauer überhaupt als gangbar erweist — in Richtung einer mehr spezifischen Giftigkeit gegenüber den einzelnen „Schädlingen" zugunsten einer Unbedenklichkeit bei der Anwendung beim Menschen zu steuern ist. Weiterhin hat sich ganz klar ergeben, daß die ausgesprochen chemische Stabilität, die so vielen modernen Insecticiden zukommt, nicht günstig ist und daß man immer mehr zu Stoffen übergehen wird, die leichter zersetzlich sind, wie das bei Nicotin, Derris-Präparaten und Pyrethrinen der Fall ist.

Das Problem der Rückstände von insecticiden Mitteln in unseren Lebensmitteln hat sich in unvorhergesehener Weise kompliziert dadurch, daß insbesondere seit der Einführung und seit dem Siegeslauf des DDT Dutzende und Hunderte von neuen Insecticiden, Acariciden und Fungiciden, daneben noch neue Rodenticide, Herbicide u. a. im Handel erschienen sind. Was die eigentlichen Insecticide angeht, so verhalten sie sich gegenüber den Arzneistoffen, die gewöhnlich nur in

kleinen Packungen verkauft werden, wie Giganten, die tonnenweise im Handel
erscheinen. Ein Teil dieser Stoffe, wie die Gruppe des DDT und die Gruppe des
Hexachlorcyclohexans, werden gewöhnlich auf den Pflanzen versprüht und bilden
dann einen oberflächlichen feinen Film, der insecticid wirkt; dieses hat den Vorteil, daß der Film unter Umständen mit Hilfe geeigneter Waschmittel zu entfernen ist. Ein anderer Teil der Insecticide indessen, insbesondere die Gruppe der
Alkylphosphate, wird von den Wurzeln der Pflanzen aufgenommen und verteilt
sich dann über die ganze Pflanze, so daß ein Behandeln mit Waschmitteln gänzlich
unsinnig wäre. Die erstgenannte Gruppe besitzt als Insecticid eine verzögerte
Wirkung und die mit ihr verbundene Gefahr ist weniger die akute Vergiftung
und mehr die Drohung bei chronischer Verabreichung. Die Gruppe der Alkylphosphate wirkt fast ohne Latenzzeit; die akute Vergiftung durch den Magen,
die Atemluft und die Haut steht hier im Vordergrund, obwohl auch langdauernde
Effekte der dadurch gesetzten biochemischen Läsion bei relativ kleinen Mengen
dieser Stoffe im Lebensmittel zu erwarten sind. Die Beurteilung der Insecticide
in gesundheitlicher Richtung wird weiter erschwert dadurch, daß die betreffende
Substanz als solche aus dem Lebensmittel verschwinden kann; dieses bedeutet
aber nicht mit Sicherheit, daß dieses Lebensmittel nun ungiftig wäre; es können
nämlich Umwandlungsprodukte auftreten, die giftiger sein können als das ursprüngliche Insecticid; so ist z. B. bekannt, daß Heptachlor im Stoffwechsel des
Hundes in eine Substanz übergeht, die 3 mal giftiger ist als Heptachlor selber. —
Organische Phosphat-Ester werden pro Morgen Land angewendet; Muttererde,
Grundwasser, Trinkwasser u. a. werden in großzügigster Weise damit verseucht;
eine segensreiche Eigenschaft vieler Insecticide besteht darin, daß sie den Lebensmitteln, dem Trinkwasser u. a. einen bestimmten Geschmack verleihen, so daß
der Konsument gewarnt ist und sich dagegen schützen kann. Eine äußerst bedenkliche Neuentwicklung in diesem Bereich der Technik besteht darin, daß man
mehr und mehr Insecticide in den Handel bringt, die bei gewöhnlicher gleicher
Toxicität keinen Geschmack mehr besitzen, um zu vertuschen, was mit den
Lebensmitteln passiert ist; die Gesundheitsbehörden des Staates müssen sich
dieser neuen Bedrohung bewußt werden und diese Entwicklung als technischen
Rückschritt klar erkennen.

Eine gewisse Verminderung der mit dem Gebrauch von Insecticiden u. a. zusammenhängenden Gefahren entsteht dadurch, daß für die einzelnen Insecticide
in Lebensmitteln bestimmte Toleranzen festgesetzt werden. Einen Anhaltspunkt
für die Diskussion dieser Toleranzen bilden die Zahlen, die A. J. LEHMAN von
der Food and Drug Administration in Washington veröffentlicht hat. Die folgenden Höchstwerte in Lebensmitteln werden von A. J. LEHMAN angegeben: Rotenon 5 ppm, Pyrethrine 10 ppm, E 605 2 ppm, DDT weniger als 1 ppm, technisches Hexachlorcyclohexan weniger als 1 ppm, Chlordane weniger als 1 ppm,
Toxaphene (chloriertes Camphen) 5 ppm, Dichlor-Diphenyl-Dichloräthan 5 ppm,
Methoxychlor 10 ppm u. a. Durch das Federal Register vom 20. Oktober 1954
(herausgegeben vom Department of Health, Education and Welfare), wird eine
Toleranzgrenze für 26 Pesticide festgelegt; die folgenden Insecticide dürfen auch
nicht in kleinsten Mengen in Lebensmitteln des Handels auftreten: Calciumcyanid,
Dinitro-o-sec. Butylphenol, Dinitro-o-kresol, Hexaäthyltetraphosphat (HETP),
Tetraäthylpyrophosphat (TEPP), Blausäure, Hg-haltige Verbindungen, Nicotin

und nicotinhaltige Präparate, Selenium und seleniumhaltige Präparate. — Es können schwere Folgen auftreten, wenn ein solches Insecticid zur falschen Zeit, z. B. kurz vor der Ernte verwendet wird; besonders groß ist diese Gefahr auch bei Insecticiden mit langdauernder Wirkung (B. MINTENER). Hier liegt noch eine gewaltige Aufgabe für die Gesundheitsbehörden unseres Staates vor, denn es müßten erst einmal die Einrichtungen geschaffen werden, um überhaupt die Toleranzgrenzen in unseren Lebensmitteln bestimmen zu können. Die Aufgabe ist um so größer, weil eine bedenklich hohe Zahl solcher Stoffe zu berücksichtigen wäre. In einem neuen Handbuch der Analyse von Insecticiden und Acariciden werden analytische Methoden für ungefähr 90 Stoffe angegeben. Eine der glänzendsten Leistungen der heutigen Chemie besteht darin, Bruchteile eines Milligramms pro Kilogramm Lebensmittel mit genügender Genauigkeit methodisch zu erfassen, wie das aus gesundheitlichen Gründen zu fordern war. Es gehören zu solchen Analysen allerdings moderne apparative Ausrüstungen, über die die meisten zuständigen Institute der Lebensmittelkontrolle in Deutschland nicht verfügen; bei uns ist dieses ganze Gebiet der Analyse insecticider Mittel noch Neuland.

1. DDT (Dichlordiphenyltrichloräthan)

Im Handel als Gesarol, Neocid, Duolit, Gesapon, Lauseto, Multozid u. a. bedeutete DDT ursprünglich einen der größten Fortschritte auf dem Gebiete der Medizin in der Zeit des 2. Weltkrieges. Sein Besitz bedeutete nicht weniger als die völlige Beherrschung von Flecktyphus-Epidemien. Unter dieser Flagge trat es seinen Siegeszug an. DDT ist ein Kontaktgift, das zum Vernichten von Insekten dient; es wirkt aber auch gegen Arachniden wie Spinnen und Milben. Andererseits gibt es Insekten, die sehr resistent sind, wie die kleine Küchenschabe und die Ameisen; andere Insekten, wie die Hausfliege und gewisse Moskito-Arten, werden unter Umständen rasch resistent. DDT wird angewandt in Form von Lösungen, in Benzin, Tetrachlorkohlenstoff oder auch in geruchlosen Kerosen (1—10%); sofern diese Lösungen leicht in die Haut eindringen, wie Benzin und Tetrachlorkohlenstoff, wird auch das darin gelöste DDT gefährlicher. DDT ist aber auch in Pulverform im Handel, und zwar unter Zusatz von Talkum, Bentonit, Kaolin oder anderen indifferenten Pulvern. Bei Anwendung von gelöstem DDT auf Wände in Ställen u. a. bildet sich ein Film, der über lange Zeit zum Abtöten der Insekten führen kann.

DDT löst sich wie die meisten Insecticide in der Wachsschicht der Blätter und der Früchte und dringt von dort in das Innere ein. DDT ist überaus stabil, so daß der DDT-Gehalt von Früchten während der Reifung innerhalb von 80 Tagen nur von 40 mg/kg auf 30 mg/kg abfiel; die meisten chlorhaltigen organischen Insecticide verhalten sich so. Im Ackerboden gar betrug die Halbwertzeit von DDT (im Mittel aus 58 Proben) 7 Jahre, d. h., daß nach einem Menschenalter noch ungefähr $^{1}/_{16}$ der ursprünglichen Menge darin enthalten sein kann.

Das Absterben der Insekten geht langsam vor sich im Gegensatz zu dem rasch wirksamen Pyrethrinen. DDT dringt auf Grund seiner Lipoidlöslichkeit über Nervenendigungen oder Tastorgane in das Nervensystem der Insekten ein mit Ausgang in Konvulsionen. Der Mechanismus dieser Giftwirkung, die etwaigen Fermentvorgänge, die durch das Gift gelähmt werden, sind weitgehend unbekannt. Daher ist auch die Behandlung einer etwaigen Vergiftung rein symptomatisch, und ein eigentliches Gegengift ist noch unbekannt.

Bei einmaliger oraler Zufuhr bei Maus und Ratte ist eine LD 50 von 150 bis 250 mg/kg gefunden worden. Ähnliche Werte ergeben sich auch bei Katzen, Hunden, Affen u. a. Die Unempfindlichkeit von Schafen, Ziegen, Hühnern u. a. hängt mit der schlechten Resorption zusammen, da nämlich die LD 50 bei i. v. Injektion bei allen Tieren 50 mg/kg beträgt. Die Schwellendosis bei Bestimmung der chronischen Toxicität bei Ratten über 104 Wochen liegt bei 100 ppm (100 mg/kg Futter); indessen führten bereits 5 ppm (5 mg/kg Futter) zu allerdings reversiblen histologischen Veränderungen der Leber. Bei Nicht-Nagern traten diese Veränderungen nicht auf. Bei Hunden wurde in 50 Tagen ein Wert für chronische Giftigkeit von 2640 ppm festgestellt. Die Leberveränderungen zeigten sich in der gesamten Gruppe der chlorierten Insecticide, besonders auffällig aber bei denjenigen Stoffen, die wie DDT lange im Fettgewebe festgehalten werden. Weiterhin traten bei den DDT-Ratten häufiger als bei den Kontrollen Leberzelladenome auf; dieser Befund war allerdings beim Methoxychlor noch häufiger (A.J. LEHMAN, 1952).

Die akute Giftigkeit beim Menschen zeigt sich am ausgeprägtesten am Zentralnervensystem (Übererregbarkeit, Muskeltremor, Delir, Krämpfe und zuletzt zentrale Lähmungserscheinungen). Schon bei niedriger Dosierung wird Schleimhautreizung beobachtet (Erbrechen, Diarrhoe, allgemeine Schwächezustände). Bei Einwirkung auf die Haut zeigt sich Hautprickeln, taube Haut und andere Störungen der Hautsensibilität und in bestimmten Fällen allergische Reaktionen. Um leichte Symptome der Vergiftung auszulösen, genügen Bruchteile eines Gramms. Die tödliche Dosis für den Menschen wurde 1949 mit 30 g angegeben, später mit 6—10 g, und neuerdings wird 0,5 g als letale Dosis angenommen (GONZALES 1954). Zur akuten Giftwirkung des DDT addiert sich unter Umständen die Giftwirkung des benutzten Lösungsmittels.

VELBRINGER hat in heroischen Selbstversuchen bei einem Körpergewicht von 65 kg steigende Dosen von DDT zu sich genommen. Das Wirkungsbild nach 1500 mg in öliger Lösung wird in folgender Weise beschrieben: 2½ Std nach Verabreichung Prickeln in der Zungenspitze, der Oberlippe und im Bereich des Kinns; diese Parästhesien dehnten sich in den nächsten Stunden auf die gesamte untere Gesichtspartie aus. 4—5 Std nach Verabreichung erste Gleichgewichtsstörungen, Schwindel, Benommenheit. 9 Std nach Einnahme Tremorerscheinungen an allen Gliedern. Die Neurologische Untersuchung ergab Hyperalgesie und Hyperästhesie im Bereich des 1. und 2. Trigeminusastes, des Fußrückens und der distalen Unterschenkelhälfte; mittelschlägiger Tremor, vorwiegend der linken Hand; leichte Ataxie im Kniehaken und Fingernasenversuch. Patellarreflexe zum Teil mit klonischer Reaktion, Babinski negativ, Romberg positiv.

Die Behandlung der akuten Vergiftung ist rein symptomatisch; sofern Konvulsionen vorhanden sind, ist an kurzwirkende Barbitursäure zu denken. Da DDT zu erhöhter Erregbarkeit des sympathischen Nervensystems und außerdem zur Sensibilisierung des Myocards führt, ist Anwendung von Adrenalin zur Bekämpfung der Vergiftung verboten. Eine weitere Eigenschaft von DDT ist die Lähmung der Kohlensäure-Anhydrase im menschlichen Blut; hier wird eine wirksame Konzentration von nicht mehr als 0,4 ppm angegeben (H. KELLER). Die Folgen dieser spezifischen Lähmung lassen sich noch nicht übersehen. Eine durchgemachte akute Vergiftung kann chronische Cerebral-Symptome (Schwäche, Schwindel) hinterlassen; auch im Tierexperiment sieht man Degenerationen im Cerebellum.

Im Hinblick auf DDT-Rückstände im Lebensmittel ist die chronische Giftigkeit entscheidend. Besonderer Nachdruck muß hierbei gelegt werden auf die Ablagerung von DDT im tierischen und menschlichen Gewebe, besonders in Fettgeweben. In Großstädten wird heute kaum eine Leiche seziert, in der man nicht DDT im Fettgewebe finden würde, zum Teil in erheblichen Mengen bis zu 34 mg/kg. Um eine Ablagerung von DDT im Fettgewebe von Ratten und Hunden zu erzielen, genügen nach A. J. LEHMAN, 1950, überaus kleine Mengen von DDT; es zeigte sich, daß·sogar die Kontrolltiere, die mit gewöhnlichem Handelsfutter ernährt worden waren, im Fettgewebe einen DDT-Gehalt von 7—9 mg/kg enthielten; die Erklärung wurde darin gefunden, daß dieses Handelsfutter selbst 0,12 ppm (0,12 mg/kg Futter) enthielt. Nach 4—6 monatiger Fütterung mit 1 ppm DDT fand sich im Fettgewebe von männlichen Ratten eine Menge von 22 mg/kg, bei weiblichen Ratten von 28 mg/kg DDT. Höhere Konzentrationen von DDT im Futter werden von weiblichen Tieren in noch auffälligerer Weise gespeichert; sobald das Körperfett unter dem Einfluß einer Krankheit oder bei sonstigen starken Gewichtsverlusten verbrannt wird, muß notwendigerweise das darin abgelagerte Insecticid an das Blut abgegeben werden, und man vermutet, daß dann tödliche Konzentrationen auftreten können. Andererseits sind es gerade die Männchen, die wegen der leichten oestrogenen Wirkung von DDT eine Testikel-Atrophie aufweisen. Lipoidreiche Organe wie Hoden, Nebenniere und Schilddrüse sind nämlich besondere Speicherorgane für DDT (LÄUGER u. a.). Eine ähnliche Konzentration findet auch in der Milch statt. Bei bestimmter Konzentration im Futter kann der DDT-Gehalt der Milch auf das 6—28fache erhöht sein. Milch mit irgendeinem nachweisbaren Gehalt an DDT ist in den Vereinigten Staaten ungesetzlich. — Viele Verwandte von DDT besitzen die Eigenschaft der Kumulation im Fettgewebe noch in erhöhtem Maße, wie z. B. Dichlor-Diphenyl-Dichloräthan; Methoxychlor (Dimethoxy-Diphenyl-Trichloräthan) ist etwas weniger bedenklich als DDT; wird Methoxychlor indessen an leberkranke Tiere verfüttert, so wird es 15—19mal stärker im Fett und in der Leber gespeichert als bei Normaltieren. Bei nahezu allen Stoffen aus der Gruppe der chlorierten organischen Insecticide dauert es Wochen und oft Monate, bis sie den Körper wieder verlassen haben. — Es ist unmöglich vorauszusagen, welche Veränderung diese naturwidrige Veränderung in den Geweben des Menschen auf lange Sicht haben wird.

Allergische Reaktionen (Rhinitis, Agranulocytose, Kontaktdermatitis) sind beschrieben worden. Ein Farmer spritzte seine Scheune mit DDT (1 Woche Kontakt); danach zeigten sich blutendes Zahnfleisch, Flecken auf der Zunge und am ganzen Körper; nach 2 Wochen stellten sich massive Blutungen durch Thrombopenie ein, denen er erlag.

2. Hexa-Präparate

Es handelt sich hier um die verschiedenen Isomeren von Hexachlorcyclohexan sowie um das technische Produkt, das eine Mischung dieser Isomeren darstellt. Die wichtigste Isomere ist Gamma-Hexachlorcyclohexan, welches im Handel unter dem Namen Gamexan, Hexacid, Hexatox, Jacutin, Multexol, Nexit, Viton, Lindane u. a. geführt wird. Die Technik der Anwendung ist ungefähr die gleiche wie bei DDT. Während unreine Präparate einen typisch muffigen Geruch haben, ist das reine Produkt geruchlos. Hexachlorcyclohexan ist wie DDT unstabil in Gegenwart von Alkali, hingegen stabiler als DDT in Anwesenheit von Metallen.

Im akuten Versuch bei Ratten beträgt die LD 50 125 mg/kg; beim Menschen besitzt das technische Produkt die gleiche Giftigkeit wie DDT, während die Gamma-Isomere etwa doppelt so giftig ist. Fett erleichtert die enterale Resorption.

Im chronischen Versuch wurden Ratten über 80 Wochen mit 330 ppm (330 mg/kg Futter) behandelt; bei diesen Tieren zeigten sich leichte histologische Veränderungen von Leber und Nieren. Ähnliche Veränderungen beobachtete man bei Hunden, die 30 Wochen mit 330 ppm gefüttert worden waren. — Gamexan und andere Hexa-Präparate werden ähnlich wie DDT im Fettgewebe gespeichert, indessen finden sich nur die Konzentrationen, die auch im Futter vorhanden sind; Gamexan u. a. treten indessen gleichzeitig im Gehirn auf, was für DDT nicht sehr auffallend ist. Das im Fett gespeicherte Gamexan u. a. wird indessen sehr viel rascher wieder abgegeben, als dies bei DDT der Fall ist; im Rattenversuch ist bereits nach einer Woche kein Gamexan mehr zu finden. Die Abgabe erfolgt durch Urin und Kot, bei Milchtieren auch durch die Milch.

Das Vergiftungsbild der Hexa-Präparate spricht für einen Angriff am Zentralnervensystem in Form einer Blockade bestimmter Ganglienzellen (LENDLE). Von HERKEN ist eine allobiotische Wirkung nachgewiesen worden. Das Vergiftungsbild beim Menschen ähnelt dem von DDT: Unruhe, Gleichgewichtsstörungen, Muskelspasmen, epileptiforme Krämpfe, Kollaps. Bei der chronischen Vergiftung zeigen sich Koordinationsstörungen, Gewichtsverlust u. a. Bei Wirkung auf die Haut kann Kontakt-Dermatitis auftreten. In Argentinien zeigte sich diese Allergisierung in einer chemischen Fabrik bei 25% der Belegschaft; an den Schleimhäuten treten Reizerscheinungen auf, hauptsächlich beim technischen Produkt und beim Delta-Isomeren. Die tödliche Dosis beim Menschen wird mit etwa 10 g Gamexan angegeben, jedoch ist 1 Tablette zu 680 mg bei Kleinkindern schwer toxisch gewesen. Eine akute Vergiftung klingt nach etwa 24 Std ab; in ihrem Gefolge können aber Leber- und Nierenschädigungen auftreten. Gegenmittel bei der akuten Vergiftung ist Calciumthiosulfat neben Kurz-Narcotica zur Unterdrückung der Krämpfe; Injektion von Luminal ist unwirksam. Vor Gaben von Milch (Resorptionsbeschleunigung) und von Adrenalin (Kammerflimmern) wird gewarnt. — Eigentümlicherweise macht die Delta-Isomere keine Konvulsionen, sondern Lähmungen und wirkt sogar als Antagonist der Gamma-Isomere; dieses deutet darauf hin, daß die beiden Substanzen tief in die biochemischen Reaktionen im Zentralnervensystem eingreifen.

3. Alkylphosphate

Alkylphosphate umfassen eine große Gruppe von System-Insecticiden, deren für Deutschland wichtigster Vertreter das Präparat E 605 ist; dieses ist im Handel auch als Parathion, Folidol u. a. Die verwandten Alkylphosphate wie Tetraäthyl-dithiono-pyrophosphat, Diäthyl-para-nitrophenyl-phosphat, Äthyl-para-nitrophenyl-thiono-benzolphosphat, Dimethyl-para-thion verhalten sich im wesentlichen wie E 605. Eine Ausnahme bildet Hexaäthyl-tetraphosphat (HETP) und Tetraäthyl-pyrophosphat (TEPP), welche nach A. J. LEHMAN in Gegenwart von Wasser das relativ ungiftige Diäthyl-o-phosphat liefern und dadurch weniger kumulativ wirken. Die Gruppe des E 605 ist für den Warmblüter und auch für den Menschen hochtoxisch; zu dieser hohen Giftigkeit trägt seine Stabilität in Wasser bei, indessen ebensosehr seine Lipoidlöslichkeit, z. B. seine Anhäufung in der Wachsschicht von Früchten, Blättern u. a. Die tödliche Dosis für den Menschen wird mit etwa 12—20 mg angegeben; eine zweite und folgende Dosis wirkt wegen Kumulation sehr viel giftiger. Es bedeutet dies, daß E 605 giftiger ist als Blausäure, Nicotin oder Strychnin.

Die Alkylphosphate führen zu einer Lähmung der Cholinesterase, die nach der ersten Exposition gewöhnlich noch reversibel ist, bei weiteren Expositionen aber durch Kumulation zu einer völligen Zerstörung der Cholinesterase führt; sie entfalten dadurch das typische Bild cholinergischer Gifte; bei relativ niedriger Dosierung beim Menschen steht die Reizung des Parasympathicus im Vordergrunde (Tränen- und Speichelfluß, Schweißausbruch, Erbrechen, Diarrhoe, Atmungsbeschwerden, Sehstörungen); Gegenmittel gegen diese Symptome ist Atropin. Frühzeitig indessen kommt es auch zu Reizerscheinungen des Zentralnervensystems wie Schlaflosigkeit, quälende Träume, Kopfschmerzen, und bei höherer Dosierung zeigen sich Muskelkrämpfe und nicht selten apoplexieartiger Kollaps; gegen diese zentralen Symptome ist Atropin ohne Wirkung. Die Vergiftung setzt in etwa 3 Std ein und hält etwa 48 Std an.

In der amerikanischen Literatur wird 1950 eine Serie von 168 Vergiftungsfällen mit 7 Todesfällen, darunter 5 tödlichen Berufsunfällen angeführt. Dem Gifte sind in dieser Statistik erlegen: 1 Landwirt durch akute Vergiftung, 1 Entomologe nach längerer Exposition, 2 Angehörige des Pflanzenschutzdienstes durch akute Vergiftung, 1 Chemotechniker mit chronischer Exposition.

Solche Vorfälle haben folgerichtig zu weitgehenden Schutzmaßnahmen in den Laboratorien geführt, die sich mit der Analyse von Insecticiden in Lebensmitteln beschäftigen. Die Angestellten haben Laboratoriumsmäntel zu tragen und dürfen die Lebensmittel nur mit Gummihandschuhen anfassen; zwischen jeder neuen Probe müssen Hände und Gummihandschuhe gewaschen werden; überschüssiges Material ist sofort zu vernichten; genaue Beschriftung der Proben ist unerläßlich; keine Mahlzeit darf im Laboratorium eingenommen werden; die Apparate zur Analyse der Rückstände dürfen nie zur Bereitung von Speisen verwendet werden; eine genügende Entlüftung des Labors muß garantiert sein.

Die LD 50 bei akuter Vergiftung von Ratten beträgt etwa 4—7 mg/kg; die Substanz wäre dann etwa 35 mal giftiger als DDT; beim Menschen hingegen ist es etwa 100 mal giftiger. Bei chronischer Vergiftung von Ratten über einen Zeitraum von 104 Wochen wird die niedrigste toxische Dosis von E 605 mit 25 ppm angegeben, die nicht wirksame Dosis mit 10 ppm; bei 100 ppm treten Gewebsschäden auf; hierbei handelt es sich insbesonders um Veränderungen am Magen-Darm-Trakt (Enterocolitis und Gallenblasennekrose). Aber diese Gewebsschäden sind nur ein grobes Maß für die Giftwirkung der Substanz; ein richtigeres Bild für die chronische Schädigung durch E 605 erhält man durch Bestimmung des Cholinesterase-Spiegels im Gehirn, Plasma und in roten Blutkörperchen; eine Konzentration von 5 ppm (5 mg/kg Futter) 2 Wochen lang gefüttert, genügt, um den Cholinesterase-Spiegel im Gehirn auf 95%, im Plasma auf 87%, in roten Blutkörperchen gar auf 46% zu senken; bei dieser Konzentration im Futter läßt sich also eine sehr deutliche biochemische Läsion nachweisen. Erst nach mehr als 4 Wochen ist diese Läsion im Experiment repariert. Entnimmt man aus den Daten für akute Giftigkeit, daß der Mensch gegen das Gift 20—30 mal empfindlicher ist als die Ratte, so würde man schließen müssen, daß beim Menschen schon bei Konzentrationen in der Nahrung von 0,1—0,25 ppm Giftwirkungen zu erwarten sind.

V. Verunreinigung der Lebensmittel mit Hormonen und anderen Stoffen

Hormone. Das Ziel der Verwendung der Stoffe mit hormonaler Wirkung, die hier zur Besprechung gelangen, besteht hauptsächlich darin, größere, fettere und bessere Schlachttiere zu erzeugen. Die bekanntesten Beispiele sind die chemische Kapaunisierung junger Hähnchen und die Behandlung brütiger Hennen mit Hilfe von Diäthylstilböstrol; 15 mg dieser Substanz in Form von Tabletten oder Pasten werden in die obere Halsgegend injiziert; der nicht resorbierte Teil der Substanz wird später bei der Schlachtung mit dem Kopf entfernt. Leider aber besteht keine Sicherheit, daß die Injektion nicht an anderer Stelle erfolgt; dann würde der Konsument diese Substanz von höchster Wirkungsintensität, die auch durch Kochen nicht zerstört wird, zu sich nehmen.

Die abgeschnittenen Köpfe werden in den USA an Hunde oder Pelztiere verfüttert; Zobeltiere sollen dann aufgehört haben, sich zu vermehren, was allerdings eine der vielen Folgen der hormonellen Übersättigung sein würde. Die Wirkung auf Nerze ist in den Hearings vor dem DELAWNEY-Committee anschaulich geschildert worden (OHLY-HERBER).

Die Verwendung von Diäthylstilböstrol erfolgt nach Angaben der Literatur auch zum Fettmachen von Stieren, Lämmern und Schweinen. Der Effekt besteht wie bei Schlachtgeflügel darin, daß mehr Fett gebildet wird, z.T. unter Erzeugung monströser Fettablagerungen; die Menge des mehrgebildeten Fleisches ist unbedeutend, jedoch gewinnt das Fleisch durch Fetteinlagerung unter Umständen eine zartere Beschaffenheit. Da fettes Schlachtgeflügel beim amerikanischen Konsumenten unbeliebt ist, wird das meiste zusätzlich gebildete Fett für andere Zwecke verwendet, unter anderem unter Zusatz von Antioxydantien auch zum Export.

Vom ärztlichen Standpunkte aus muß jedes Fleisch, das einen Gehalt an Diäthylstilböstrol oder ähnlichen Stoffen mit hormoneller Wirkung als zum menschlichen Genuß ungeeignet betrachtet werden. Nach Genuß solchen Fleisches wären nämlich unter Umständen Störungen der Geschlechtsfunktion beim männlichen Geschlecht, überstürzte Geschlechtsreife beim Mädchen, Menstruationsstörungen und langdauernde Blutungen bei der Frau zu erwarten. Immer werden gleichzeitig auch andere Drüsen mit innerer Sekretion in ihrer Funktion gestört. Fibromyome des Uterus und Tumoren der Milchdrüse sind im Tierexperiment beschrieben worden und werden für den Menschen debattiert. Nach längerer Anwendung solcher Stoffe kann sogar die Entziehung zu schweren Folgen bei der Frau führen; es sind massive Blutungen bei Entziehung von Diäthylstilböstrol beschrieben worden.

Thioharnstoff ist durch seine SH-Gruppe ein starkes Antioxydans und verhindert dadurch Fleckenbildung an der Oberfläche von Citrus-Früchten; da Thioharnstoff kein Desinfektionsmittel ist, so können etwaige Zersetzungsvorgänge bakterieller Natur ungestört, wenn auch weniger bemerkbar, weiter vor sich gehen.

Im Tierversuch, sowie beim Menschen, führt Thioharnstoff in geeigneter Dosierung zu einer Vergrößerung der Schilddrüse; dies kann beim Menschen, abgesehen vom kosmetischen Effekt, zu Atmungsbeschwerden führen; die hierzu notwendige Dosis beträgt beim Menschen etwa 50—100 mg 3mal täglich über längere Zeit. Der Wirkungsmechanismus ist insofern aufgeklärt, als Thioharnstoff die Oxydation von Jod-Ionen zu molekularem Jod mittels der Peroxydase in der

Schilddrüse verhindert und dadurch zu einem Mangel an Schilddrüsen-Hormon führt. Wie diese Hemmung der Oxydation vor sich geht, ist unbekannt; es scheint wahrscheinlich, daß die starke Reduktionswirkung solcher Verbindungen im Körper eine Rolle spielt, entweder durch Reduktion des Peroxyds, welches der Peroxydase als Substrat dient, oder durch Reduktion des durch Peroxyd gebildeten freien Jods; man hat auch an eine kompetitive Verdrängung der Jod-Ionen gedacht. Die Folgen dieser Schilddrüsen-Veränderungen bestehen in Senkung des Stoffwechsels, Mehrbildung von Fett, u. U. monströsen Fettablagerungen. — Infolge Hypertrophie der Schilddrüse ist bei Ratten im chronischen Versuch noduläre Hyperplasie, später malignes Adenom gesehen worden (PURVES u. GRIESBACH); Thioharnstoff-Präparate sollen auch als Co-Carcinogen wirken (BIELSHOWSKY, 1945).

Thioharnstoff wird schnell und vollständig von der Schleimhaut des Verdauungstractus aufgenommen; über sein weiteres Schicksal im Körper ist wenig bekannt; jedoch kann Thioharnstoff zu einem schlechten Geruch in der Atemluft führen. — Thioharnstoff ist eine der gefährlichsten antigenen Substanzen, die bekannt sind. Es steht in dieser Hinsicht an der Spitze der sogenannten Thyreostatica; die Häufigkeit allergischer Reaktionen bei der therapeutischen Anwendung von Thioharnstoff u. a. beträgt nach einer Statistik von BARTELS u. SJOGREN für Thioharnstoff 16%, für Thiourazil 10%, für Methyl-Thiourazil 13%, für Propyl-Thiourazil 1,6%, für Methimazole 6% von der Gesamtzahl der damit behandelten Personen. Die Art der allergischen Reaktionen nach Thioharnstoff läßt sich in groben Zügen aus den klinischen Erfahrungen mit seinem nahen Verwandten Thiourazil entnehmen.

An 6000 Patienten traten nach Thiourazil die folgenden allergischen Reaktionen auf: Hauterscheinungen (Arznei-Exantheme, Urticaria) 3%; Arznei-Fieber 3%; Leukopenie 5%; Granulocytopenie mit toxischen Symptomen 2,5%; Mortalität durch Agranulocytosis 0,5%; die letztere Zahl bedeutet, daß im Durchschnitt von 200 Patienten 1 Patient an Agranulocytose infolge Thiourazil zugrunde gegangen ist (VAN WINKLE u. Mitarb. 1946). Die Zahlen für Thioharnstoff würden wahrscheinlich höher liegen.

Allergisierung gegen Thioharnstoff kann durch Spuren der Substanz erfolgen, wenn solche mit einer gewissen Regelmäßigkeit über einige Wochen und mehr mit der Haut in Berührung kommen. Die so künstlich gesetzte Allergie kann über Jahre und Jahrzehnte, vielleicht über die ganze Lebenszeit andauern. Spuren von Thioharnstoff sind dann genügend, um Reaktionen an der Haut auszulösen. Aber eine solche Allergisierung dehnt sich über den ganzen Körper aus; es ist durchaus unbekannt, welche Mengen von Thioharnstoff bei einem sensibilisierten Menschen erforderlich sind, um eine schwere, auch tödliche Bluterkrankung herbeizuführen.

Thioharnstoff und seine Abkömmlinge, besonders Thiouracil, sind auch benutzt worden, um bei Ferkeln und jungen Mastochsen den Grundumsatz zu senken und dadurch Futter einzusparen. Solche Tiere erkranken dann an Fettsucht, was für die Produzenten ein Vorteil sein kann, vorausgesetzt, daß die Tiere nicht zu früh einer interkurrenten Infektion erliegen. Die erhöhte Anfälligkeit gegen Infektion nach Thioharnstoff-Präparaten ist beim Menschen so auffallend, daß in anderen Ländern jeder einzelnen Handelspackung eine entsprechende Warnung mitgegeben werden muß, um Arzt und Patienten zu warnen.

E. Bagatellisierungsversuche

Warum müssen wir uns überhaupt mit der chemischen Behandlung der Lebensmittel beschäftigen? Täuschen wir uns nicht, wir finden uns hier inmitten von schweren Wirtschaftskämpfen, bei denen nicht mit Geringfügigkeiten und Nichtigkeiten argumentiert wird; es werden vielmehr starke Kräfte ins Feld geführt, die bewußt oder unbewußt diesen wirtschaftlichen Zwecken dienen.

I. Krankheiten als Folge ungeeigneter Ernährung

Ein Sachverständiger, der auf das kommende Lebensmittelgesetz einen großen Einfluß besitzt, geht — nach Zusammenfassung der großartigen Fortschritte der heutigen Medizin — davon aus, daß es nur noch zwei Krankheiten gibt, denen wir als schwächere Gegner gegenüberstehen, nämlich die Kinderlähmung und die Krebse.

Wenn solche Annahmen richtig wären, so würde ein vitales Interesse an chemischen Zusätzen zur Nahrung kaum noch bestehen. Dann könnte jedermann sein Mittagessen in der Chemikalienhandlung einkaufen anstatt anderswo, wenn diese Chemikalien nur nicht krebserzeugend wären; es wäre lächerlich, auch nur eine Minute mit weiteren Debatten zu verlieren; aber in einem solchen Paradies leben wir nicht.

In Wirklichkeit gibt es nämlich nicht nur die eigentlichen Ernährungskrankheiten, sondern darüber hinaus in steigendem Maße Zivilisationskrankheiten (von der Zahnfäule über das Magengeschwür und der Diabetes und die Hypertension bis zur Managerkrankheit), weiterhin, an Ernst zunehmend, das große Heer der allergischen Krankheiten, die Alterskrankheiten, wie die Arteriosklerose u. a., und für alle diese Gebiete ist ein Zusammenhang mit der Ernährung überaus wahrscheinlich und zum Teil sichergestellt; es gibt lebensgefährliche Gefäßerkrankungen, die Arteriitis nodosa, die sowohl als „Spontanerkrankung" als auch infolge chemischer Einwirkungen auftreten kann. Hierher gehören weiterhin viele Krankheiten der inneren Organe, die meisten Nervenkrankheiten, darunter die multiple Sklerose und vieles andere, was die heutige Medizin nur in bescheidenem Maße oder gar nicht beherrschen kann. Wir kennen die Störungen des endokrinen Systems durch falsche Ernährung (ein extrem unterernährter Mensch verhält sich wie ein Tier ohne Hypophyse). Hat man vergessen, daß die Symptome spontaner Erkrankungen denen zum Verwechseln ähnlich sein können, die im Gefolge chemischer Stoffe auftreten? Ohnedem würde z. B. Homöopathie nicht existieren. Es ist das Bild dieses großen, ganz unsicheren Gebietes, welches wie ein Menetekel über der Arbeit aller Sachverständigen schwebt; es ist die Flammenschrift an der Wand.

Gewisse Sachverständige scheinen sich unter chemischer Lebensmittel-Vergiftung nichts anderes vorstellen zu können als unmißverständliche, dramatische, bizarre Begebenheiten; und wenn so etwas nicht passiert, sind sie zufrieden. Das chronische Tier-Experiment aber hat längst gelehrt, daß solche Vergiftungen *gewöhnlich* ganz unauffällig verlaufen, und zwar sogar unter dem Bilde von Spontanerkrankungen, denen die nicht behandelten Tiere des betreffenden Tierstammes beim Älterwerden von selber erliegen, alte Ratten z. B. unter dem Bilde der Nephritis oder Nephrose; die Wirkung des Giftes besteht dann *gewöhnlich* darin, daß diese Veränderungen an Häufigkeit und Intensität zunehmen.

Aber die Beurteilung dieser Dinge in Kreisen sogar der ärztlichen Sachverständigen wird nicht selten mehr von Interessen, Voreingenommenheiten und Gefühlen beherrscht als durch die nüchterne sachliche Betrachtung. So hört man sogar aus diesen Reihen Stimmen, daß Chemikalien in der Nahrung gar nicht so schlimm sind, daß z. B. noch niemals irgendein Farbstoff oder ein anderer chemischer Zusatz zu Lebensmitteln erwiesenermaßen beim Menschen zu Krebs geführt hat. Das mag sein, aber eine solche Meinung geht an dem eigentlichen Problem vorbei; es müßte nämlich ergänzend gesagt werden, daß man überhaupt nur in allerseltensten Fällen die Ursachen der Krebserkrankung kennt, deren rasche Zunahme jeden fühlenden Menschen mit Sorge erfüllt. Die heutige Wissenschaft lehrt, daß es weniger, wie man früher glaubte, innere oder gar vererbbare Anlagen sind, die zu Krebs führen, sondern daß äußere Ursachen am Werke sind, darunter die sogenannten carcinogenen Substanzen. Daher die Anstrengungen der heutigen Wissenschaft, diese carcinogenen Stoffe als solche zu entlarven und aus der Nahrung auszuschalten in der Erwartung, daß dadurch künftig die Zahl der Krebserkrankungen zurückgehen wird. Dieses große Experiment unserer Zeit muß gemacht werden; es muß als gewissenlos gelten, carcinogene Stoffe absichtlich den Lebensmitteln zuzusetzen; es darf uns mit Hoffnung erfüllen, wenn unsere Krebsforscher diesem Problem ihre ganze Tatkraft widmen.

Denn wir haben allen Grund anzunehmen, daß ein Stoff, der z. B. an der Ratte Krebs oder eine andere gefährliche Neubildung erzeugt, gewöhnlich auch beim Menschen ähnlich wirken wird; von den Ärzten, die diese Ansicht verwerfen, wird vergessen, daß diese gesamte Forschungsrichtung nicht vom Tierexperiment, sondern von dem Krebs des Menschen ausgeht. Sie entstand nämlich ursprünglich aus der Beobachtung, daß Kontakt mit Teer oder mit Ruß beim Menschen zu Krebs führt, und es war ein gewaltiger Fortschritt, als man dann auch beim Tier durch Pinseln mit Teer Krebs erzeugen konnte. Das gleiche wiederholte sich bei den Anilinderivaten wie β-Naphthylamin, die beim Menschen zu Blasenkrebs führen; auch mit diesen Stoffen gelang es dann nachträglich, beim Tier künstlich Krebs zu erzeugen. Beim Menschen ist der Strahlenkrebs bekannt; dieser ließ sich nachträglich auch beim Tier erzeugen. Auf Grund solcher und ähnlicher Erfahrungen hat man die Ansicht entwickelt, daß umgekehrt alles, was beim Tier Krebs erzeugt, auch für den Menschen verdächtig ist, obwohl man den zwingenden Beweis für die mehr als 1000 carcinogenen Stoffe, die heute bekannt sind, hoffentlich nie wird führen können.

Im Gegenteil ist für bestimmte carcinogene Stoffe mit Sicherheit der Nachweis geführt worden, daß die carcinogene Wirkung ausschließlich bei bestimmten Säugetieren vorkommt, bei anderen nicht. Hierzu gehört z. B. das Buttergelb, das nur bei kleinen Nagern carcinogen ist, bei anderen Tierarten und beim Menschen nicht. Dieses Beispiel von Buttergelb wird häufig als Gegenargument angeführt. In Wirklichkeit ist es unmöglich, auf jede carcinogene Substanz soviel Arbeitszeit, Mühe, Tiermaterial, Geldmittel in aller Welt zu verwenden, wie das beim Buttergelb nötig war, wenn man nur die einzige Absicht verfolgt, damit ein Lebensmittel bunt zu färben. Die grundsätzliche Einstellung gegenüber allen carcinogenen Stoffen wird durch solche Gegenargumente nicht betroffen. Wenn also solche Stimmen in der Öffentlichkeit laut werden, die verkünden, daß carcinogene Stoffe für den Menschen harmlos sind, so sollte man zuerst nachforschen, wes Geistes Kind der Betreffende ist.

Die meisten Krankheitsfälle, die hier zur Diskussion stehen, können fast immer in verschiedener Weise erklärt werden. In den USA war man vor einiger Zeit zu einem neuen Fettextraktionsmittel für Sojabohnen, nämlich zu Trichloräthylen übergegangen. Die extrahierten Bohnen wurden an Milchvieh verfüttert; dieses Vieh erkrankte an schweren Blutveränderungen. Zwei Menschen, die die Milch solcher Kühe getrunken hatten, erkrankten unter ähnlichen Symptomen; einer davon, ein Mädchen von 13 Jahren, starb an aplastischer Anämie. Auf eine solche kurze Kette von Ursache und Wirkung werden die ärztlichen Sachverständigen in völlig verschiedener Weise reagieren.

Die einen werden sagen, daß es sich hier um ein rein zufälliges Zusammentreffen handele und daß die Erkrankung der beiden Menschen auf eine sehr bekannte Spontanerkrankung zurückzuführen sei, die mit der Milch der vergifteten Kühe überhaupt nichts zu tun habe. — Die anderen aber werden sich der Unsicherheit der Situation bewußt sein, werden sich erinnern, wieviel ähnliche Überraschungen es in vergangener Zeit bereits gegeben hat, und sie werden schließen, daß sie eine Verantwortung für die Weiterverwendung dieses Extraktionsverfahrens nicht auf sich nehmen würden. Aus einer solchen weiseren Auffassung der Dinge hat damals der betroffene Lebensmittelfabrikant gehandelt, als er unter nicht unerheblichen wirtschaftlichen Verlusten den Gebrauch von Trichloräthylen sofort aufgab, als ihm diese Vorgänge bekannt wurden; und er hatte recht; denn in Frankreich wurde wenig später das gleiche Extraktionsmittel benutzt, um aus Kaffeebohnen das Coffein zu extrahieren; dieser extrahierte Kaffee erwies sich ebenfalls als giftig für den Menschen. Solche Vorgänge müssen in den breitesten Schichten bekannt werden; wenn nämlich Sachverständige, die es eigentlich verstehen müßten, in leichtfertiger Weise von chemischen Stoffen in der Nahrung sprechen, so verwundert es nicht, wenn der Laie, und dazu gehört auch der Industrielle, sich berechtigt fühlt, auf gut Glück irgendein neues technisches Verfahren bei Lebensmitteln durchzuführen in der sicheren Erwartung, daß alles schon gut gehen wird. Diese könnten sogar auf die Idee kommen, daß Tierexperimente zur Prüfung der betreffenden Substanz auf Ungiftigkeit überhaupt überflüssig wären. ,,Solche Menschen werden nicht offen heraussagen, daß sie den Konsumenten als Versuchskaninchen benutzen wollen, weil es billiger ist, aber das ist, was sie wirklich meinen.''

Noch ein weiteres Beispiel ist hier zu erwähnen: 30 Jahre lang ist Mehl mit Stickstofftrichlorid nach dem sogenannten Agene-Verfahren gebleicht worden, bis EDWARD MELLANBY Hunde mit solchem Mehl fütterte und feststellte, daß infolge dieser Behandlung ein schweres Gehirngift im Mehl entsteht. Wie werden die Sachverständigen auf diese schreckenerregende Feststellung reagieren? Der eine wird sagen, daß keine Erfahrungen dafür vorliegen, daß so behandeltes Mehl bei den Millionen und Abermillionen von Menschen, die solches Mehl regelmäßig genossen haben, ,,nachgewiesenermaßen ähnliche Erscheinungen wie am Hunde ausgelöst hat''.

Wenn der Autor dieses Buches von einem Gericht gefragt würde, ob er Stoffe kennt, die im Hinblick auf Gehirnwirkung beim Menschen ähnlich wirken wie beim Hund, so würde er antworten: Hunderte und Tausende! Wenn er weiter gefragt würde, ob er Stoffe kennt, die beim Hunde bestimmte Gehirnwirkungen entfalten, beim Menschen aber nicht, so würde er antworten, daß er solche Stoffe nicht kennt, daß so etwas aber — mit Recht oder Unrecht — vom Methioninsulfoximin angenommen wird, dem Gifte nämlich, welches durch Einwirkung von Stickstofftrichlorid auf das Methionin im Mehl entsteht. — Wenn jemand behaupten sollte — der Autor macht hier eine extreme Annahme —, daß die Urheber irgendeiner schrecklichen Tat offensichtlich Methionin-sulfoximin im Gehirn gehabt haben und wenn er für diese Behauptung anführt, daß zu jener Zeit breite Massen der Bevölkerung mit diesem Gehirngift gefüttert worden sind, so ist eine solche Behauptung niemals zu erweisen; aber sogar der Sachverständige ist sich häufig nicht bewußt, daß es ebenso unmöglich ist, diese Behauptung mit wissenschaftlichen Tatsachen zu widerlegen; nur mit Argumenten des Glaubens, nicht mit solchen des Verstandes läßt sich diese Frage erörtern; so unsicher ist die gesamte Situation.

II. Naturprodukte und Chemikalien

Nun gibt es noch andere Methoden, diese Dinge zu bagatellisieren, wobei mit diesem Wort keine Absicht unterstellt werden soll; es könnte auch eine Form der Selbsttäuschung vorliegen. Zu dieser Art der Bagatellisierung gehört die Gleichstellung der Naturstoffe, die die „Chemikerin Natur" herstellt, mit den Chemikalien, die der Mensch aus den Bausteinen der gleichen Natur herstellt; diese Gleichstellung wird damit begründet, daß in beiden Fällen sehr harmlose, aber auch sehr wenig harmlose Produkte entstehen können.

In einem viel gelesenen Buch (ROSIN, I. und EASTMAN, M. „The road to abundance"), in welchem uns das goldene Zeitalter einer durch Chemokratie beherrschten Gesellschaft geschildert wird, findet sich die natürliche Nahrung dargestellt als ein „armseliges Gemisch von Chemikalien, mit einem großen Gehalt an unverdaulichen Stoffen und einer Menge für die Gesundheit schädlicher Komponenten". Dem sekundiert ein einflußreicher europäischer Chemiker, der am Beispiel der Butter seiner Überzeugung Ausdruck gibt, daß diese „naturgemäß" aus Chemikalien besteht, die sich dem Wesen nach durch nichts von den Chemikalien unterscheiden sollen, welche die chemische Industrie fabriziert. Er setzt weiter auseinander, daß bei der Herstellung der Butter eine ganze Reihe von technischen Eingriffen in das ursprüngliche Produkt der lebenden Natur stattfinden muß; er schließt daraus in einer sonderbaren Verwirrung, daß man umgekehrt die in einer Fabrik hergestellten chemischen Verbindungen ebenfalls für Lebensmittel zulassen müsse, weil diese nämlich ebenfalls wie die Butter ein Produkt der gleichen menschlichen Aktivität darstellen, die unserer Natur inhärent und darum nicht zu verurteilen ist.

Hierzu wäre zu sagen, daß zunächst einmal über die gesundheitlichen Folgen solcher technischen Eingriffe in das Naturprodukt gesprochen werden muß. Die Schwierigkeiten beginnen schon bei der Milch; der Verfasser dieser Zeilen ist ein großer Freund der Milch, befürwortet eine Steigerung des Konsums gesunder Milch besonders bei Kindern, aber er kann als Arzt nicht darüber hinwegsehen, daß z. B. ein erheblicher Unterschied ist zwischen der Milch von Kühen, die in der freien Natur leben und daher das eigentliche Naturprodukt liefern, und der Milch von Tieren, die aus technischen Gründen in Ställen gehalten werden; die erstere Milch ist Vitamin D_3-haltig und schützt das wachsende Kind gegen Rachitis; die letztere enthält kein Vitamin D_3 und schützt nicht. Schon hier entsteht für den Arzt das große Problem, ob es nicht nötig ist, das Produkt der unnatürlichen Stallfütterung dem eigentlichen Naturprodukt anzugleichen, und zwar dadurch, daß man entweder das Stall-Vieh bestrahlt oder dadurch, daß Vitamin D_3 wie in andern Ländern der Stallmilch zugesetzt wird. Sofern in bestimmten Gegenden Rachitis häufig ist und nur dann, befürwortet der Autor einen solchen Zusatz, und zwar unter der Voraussetzung, daß die zugesetzten Mengen nicht größer sind, als dem Gehalt des eigentlichen Naturproduktes entspricht. Aus wesentlichen Gründen sind wir keine Freunde einer unmittelbaren Bestrahlung der Milch.

Die nächste Stufe bei diesem Beispiel eines technischen Eingriffes in ein Naturprodukt ist die Herstellung von Butter aus Milch. Wohl kein Ernährungsforscher ist sich darüber im unklaren, daß pasteurisierte Milch gesunder ist als Butter; Milch ist nämlich eine nahezu vollwertige Nahrung, die Butter nicht; die Butter hat weiterhin einen hohen Cholesterin-Gehalt, dessen gesundheitliche Bedeutung viel diskutiert wird. Die Butter kann ranzig werden mit allen bekannten Folgen in medizinischer Hinsicht; in anderen Ländern ist man bereits dazu übergegangen, der Butter zur Haltbarmachung Chemikalien zuzusetzen.

Das technische Produkt Butter wie die übrigen tierischen Fette des Handels unterscheiden sich von den entsprechenden pflanzlichen Produkten dadurch, daß sie leichter ranzig werden. Pflanzliche Öle, hydrierte Öle und Fette sind über genügend lange Zeit haltbar, hauptsächlich durch ihren Gehalt an Tocopherolen und anderen natürlichen, vielfach noch unbekannten Antioxydantien. Ranzigwerden der tierischen Fette, auch der Butter, ist nicht selten unter der wirtschaftlichen und technischen Notwendigkeit der Vorratshaltung; diese Ranzigkeit betrifft dann auch das Handelsprodukt, welches unter Verwendung solcher tierischen Fette hergestellt wird.

Ranziges Tierfett hat unangenehmen Geschmack und Geruch; es ist aber auch minderwertig, weil beim Ranzigwerden wertvolle Inhaltstoffe wie die Vitamine A, D, E, K, außerdem Carotinoide und essentielle Fettsäuren zerstört werden, weil außerdem Zersetzungsprodukte darin enthalten sein können, die toxische Eigenschaften besitzen. Die Zerstörung oder Neubildung erfolgt durch die entstehenden Peroxyde, und die Peroxyd-Zahl eines Fettes liefert einen groben Anhaltspunkt für deren Haltbarkeit. Peroxyde können sich herleiten entweder aus dem Einfluß von Mikroorganismen — wobei der Wassergehalt der Fette eine dominierende Rolle spielt — oder aus dem Einfluß des Luftsauerstoffs unter der Erscheinung der Autoxydation. Durch höhere Temperatur, durch Einwirkung von Licht jeder Wellenlänge, insbesondere des kurzwelligen Lichtes, durch Einfluß von Katalysatoren, wie Spuren von Kupfer, Eisen, Kobalt und Mangan, wird die Autoxydation beschleunigt. Die primär gebildeten Peroxyde können dann zu einer Vielzahl von Zersetzungen und von Oxydations-Produkten führen, darunter auch zu jenen Stoffen, die den typischen Geruch und Geschmack der „Ranzigkeit" haben.

Daneben zeichnet sich ein solches ranziges Fett bei chronischer Fütterung an Versuchstiere durch vielfältige toxische Symptome aus, die wohl zum größten Teil auf die Zerstörung der Vitamine zurückzuführen sind; jedoch ließ sich letzthin im ranzigen Fett auch ein flüchtiges schädliches Produkt nachweisen, das sich im Vakuum bei 230° entfernen ließ (GROOT u. KLEIN-OBBING, 1953). Durch solche Erfahrungen veranlaßt, ist man in anderen Ländern bereits dazu übergegangen, der Butter Chemikalien aus der Reihe der Antioxydantien zur Haltbarmachung zuzusetzen. — Trotz alledem hat der Verfasser dieser Zeilen keine wesentlichen Bedenken gegen Butter, sofern diese gemäß den in unserem Lande geltenden Vorschriften zum Verkauf angeboten wird und sofern man jene Kranken ausnimmt, die nach heutiger ärztlicher Ansicht besser auf Butter verzichten. Es besteht aber kein Zweifel, daß der biologische Wert des Naturproduktes durch die technischen Eingriffe bei der Herstellung von Butter wesentlich vermindert wurde.

Diese menschliche Aktivität zieht folgerichtig immer weitere Kreise; die Milch wird auch zu Kondensmilch, z. B. für die Säuglingsernährung, verarbeitet; darin ist ein großer technischer Fortschritt zu sehen, ähnlich wie bei der Herstellung von Butter. Doch müssen auch auf diesem Gebiet von Zeit zu Zeit sehr bittere Erfahrungen gesammelt werden: In den USA traten vor einigen Jahren an vielen Stellen des Landes explosionsartig Krämpfe bei Kindern auf; ein einziger Arzt in Pennsylvania sah 50 solcher Kinder; die Beziehung zur Kondensmilch wurde schnell festgestellt (J. R. WILSON). In Fütterungs-Versuchen an Schimpansen hatte man gesehen, daß Ernährung mit Vitamin B_6-armem Futter nach einigen Monaten ebenfalls epileptiforme Krämpfe auftreten. Ein Kinderarzt in New York erinnerte sich zum Glück seiner kleinen Patienten an die Schimpansen-Versuche; er gab ihnen Vitamin B_6 und die Krämpfe verschwanden. Bei weiterem Nachforschen stellte sich heraus, daß die erkrankten Kinder Kondensmilch einer bestimmten Fabrik erhalten hatten; diese wurde analysiert, und es zeigte sich, daß sie im Gegensatz zu anderer Kondensmilch arm an Vitamin B_6 war. — Mit diesen wenigen Beispielen, die auf die Zweigesichtigkeit technischer Eingriffe in das ursprüngliche Naturprodukt hinweisen, wollen wir uns beschränken.

Die Tendenz aber vieler Veröffentlichungen auf diesem Gebiete ist offensichtlich die, den Weg zu öffnen für immer stärkere Eingriffe der Chemie in die Produkte der lebenden Natur. Diese Diskriminierung der biologischen Eigenschaften unserer Lebensmittel, die nicht selten mit dem versteckten Vorwurf des Aberglaubens an die Adresse Andersdenkender verbunden ist, sollte klar als solche erkannt werden, auch in ihren etwaigen sehr materiellen Zielen. „Das Denken der Physik" — und das der Chemie (der Autor) — „ergreift und umfaßt sehr viel. Aber es ergreift nicht jene gewaltigen Reiche, die Wirklichkeiten anderer Art sind, aber Wirklichkeiten im vollgültigen Sinne des Wortes. Die Biologie ist davon ein Beispiel" (F. DESSAUER).

In Wirklichkeit nämlich lehrt die Physiologie seit hundert Jahren und ist von dieser Lehre niemals abgewichen, daß zwischen dem Menschen und seiner Nahrung sehr enge Beziehungen bestehen; chemischer Ausdruck dieser Beziehungen sind die Fermentsysteme, die die Natur im Laufe von Hunderttausenden, vielleicht Millionen von Jahren im lebenden Organismus zur Entwicklung gebracht hat, und die uns mit der Erbmasse übergeben werden, um die ebenfalls von der lebenden Natur gelieferten Nahrungsmittel aufzuschließen oder um Giftstoffe, die im lebenden Körper entstehen — z. B. in den Drüsen mit innerer Sekretion oder durch die Tätigkeit der Darmbakterien —, zweckmäßig zu verarbeiten. Jeder wahrhafte Forscher steht in ehrfürchtiger Bewunderung vor dieser Glanzleistung der lebenden Natur, in deren Schoß auch die Menschheit sich entwickelt hat. Es kann natürlich keine Rede davon sein, daß der Körper für die vielen, vom Chemiker hergestellten körperfremden Stoffe die entsprechenden Fermentsysteme von heute auf morgen entwickeln könnte.

In Wirklichkeit hat Sir WILLIAM ROBERTS (1897) recht, wenn er schreibt: „Die allgemeinen Ernährungssitten des Menschengeschlechts sind nicht auf gut Glück entstanden; sie sind auch nicht erfunden worden, um den Gaumen zu reizen oder um einen unnützen oder verdorbenen Appetit zu befriedigen. Diese Ernährungssitten müssen ursprünglich betrachtet werden als das Resultat tiefwurzelnder Instinkte, die zusammenhängen mit bestimmten Bedürfnissen der menschlichen Natur; sie sind die Früchte einer gewaltigen Erfahrung, die angehäuft wurde durch zahllose Millionen von Menschen in der Folge der Generationen."

In Wirklichkeit hat auch J. L. MURSELL (1925) recht, der in einem Aufsatz über den Vergleich und die Geschichte der verschiedenen Diätformen der Völker zum Ergebnis kommt: „Wenn wir finden, daß weit voneinander getrennt lebende Rassen mit auffallenden Unterschieden in Geschmacksrichtung und Vorlieben, im Angebot an Eßbarem, im Wohnort, trotz alledem in adäquater Weise ihr biologisches Bedürfnis befriedigen, so läßt sich der Eindruck nicht vermeiden, daß wir vor einem überaus mächtigen, sich selbst regulierenden Mechanismus stehen, der, sofern bestimmte äußere Bedingungen gegeben sind, dazu zwingt, das vorhandene Eßbare in bestimmtem Mengenverhältnis zu sich zu nehmen." Auch S. LEPKOVSKY (1948) hat recht, wenn er aus aller Welt die Tatsachen zusammenträgt, die darauf hindeuten, mit welcher Sicherheit sich diese Instinkte bei Mensch und Tier auch unter schwierigsten äußeren Umständen bei der Auswahl der Nahrungsmittel durchsetzten.

In Wirklichkeit ist bis weit in die Kreise der Technik hinein bekannt, daß „Lebensmittel ein sinnvoll geordnetes System von Stoffen der organisierten Natur darstellen" (DIEMAIR). „Je mehr unsere Lebensmittel gegenüber dem natürlichen Zustande verändert werden, um so gefährlicher sind sie" (ALEXANDER), und von einer solchen Auffassung aus ist es nicht mehr weit, wenn man liest: „In Wirklichkeit verzehrt der Mensch nicht Eiweiß, Fett, Mineralsalze, Spurenstoffe, Vitamine und andere Substanzen, sondern er lebt von Organen, von organischen Gebilden, welche die Natur geschaffen hat. — Dieses fremde Leben in seiner Gesamtheit nehmen wir in unserem Körper auf, es unterhält und fördert das Leben des menschlichen Organismus; es ist einleuchtend, daß dies um so besser geschieht, je weniger das Nahrungsmittel durch den Menschen verändert wird" (HEUPKE). Und wem ein solcher Gedanke übertrieben erscheint, der möge einmal in der Geschichte der Wissenschaft blättern, dann wird er erkennen, daß der Optimismus der heutigen Chemokraten unseren Nachfahren in ein paar hundert Jahren überaus kindlich, kümmerlich, einseitig, rudimentär erscheinen wird.

In Wirklichkeit nämlich sind der menschlichen Natur und sind ihrem Wahrnehmungsvermögen unübersteigbare Schranken gesetzt. So hat der Pharmakologe RUDOLF MAGNUS unsere Sinnesorgane, denen wir alle unsere Erfahrungen zu verdanken haben, als „Tyrannen" bezeichnet, welche uns einzwängen in einen ganz bestimmten Kreis von Vorstellungen von der Außenwelt, aus dem wir nicht herauskönnen. „Die Wirklichkeit ist also unendlich viel größer und reicher, als wir je erfahren könnten". Die einfache Tatsache, über die so viele unserer Physiker mit einer Handbewegung hinweggehen, daß nämlich die nervöse Erregung des Sehnerven zu einer Lichtempfindung führt, ist nach dem unverdächtigen Zeugnis von MAGNUS ein Wunder und ein unlösbares Rätsel. „Die wirkliche Welt geht unermeßlich über das Wahrnehmbare und Nachweisbare hinaus" (W. HELLPACH).

In Wirklichkeit ist auch der menschliche Geist nicht so verläßlich, wie diese phantasiebegabten Chemokraten uns glauben machen wollen. Es soll hier nicht von den stadtbekannten zweifelhaften menschlichen Qualitäten gesprochen werden;

„Tugenden sind zu jeder Zeit selten, Mängel gemein" (Goethe). Auf dem engeren Gebiete der Naturwissenschaften aber können auch geringfügige Schwächen des Menschengeistes gewaltige Folgen haben.

„Man kann sich daher nicht genug in acht nehmen, aus Versuchen nicht zu geschwind zu folgern; denn beim Übergang von der Erfahrung zum Urteil, von der Erkenntnis zur Anwendung ist es, wo dem Menschen gleichsam wie an einem Passe alle seine inneren Feinde auflauern; Einbildungskraft, Ungeduld, Vorschnelligkeit, Selbstzufriedenheit, Steifheit, Gedankenform, vorgefaßte Meinung, Bequemlichkeit, Leichtsinn, Veränderlichkeit und wie die ganze Schar mit ihrem Gefolge heißen mag; alle liegen hier im Hinterhalt und überwältigen unversehens sowohl den handelnden Weltmann als auch den stillen, vor allen Leidenschaften gesichert scheinenden Beobachter" (Goethe, Der Versuch als Vermittler zwischen Objekt und Subjekt). Auf die einzelne chemische Manipulation bei der Herstellung von Lebensmitteln angewandt, bedeutet dies, daß keine großen Tugenden verletzt zu sein brauchen, um bedenkliche Folgen herbeizuführen; der gefährliche Machtkampf der Wirtschaft braucht nicht hineinzuspielen; der Urheber der Manipulation kann durchaus die edlen Eigenschaften des Naturforschers mit sich bringen: Wahrheitsliebe, wissenschaftliche Exaktheit, Redlichkeit und Reinheit des Strebens; es genügen vielmehr solche von Goethe definierten kleinen Schwächen, um die Erklärung zu geben für die groben Fehlentscheidungen des menschlichen Geistes auf dem Gebiete der Lebensmittelchemie, illustriert durch die Liste der unbestrittenen Gifte, die noch vor kurzem den Lebensmitteln zugesetzt worden sind (Tab. 7).

Tabelle 7

Monochloressigsäure
Monobrom-essigsäure und ihre Abkömmlinge
Verschiedene quaternäre Ammoniumverbindungen
Verschiedene Antibiotica
Verschiedene Lebensmittelfarbstoffe, darunter die carcinogenen
Cumarin,
Dulcin
Neuere künstliche Süßstoffe
Höhere aliphatische Kohlenwasserstoffe
Verschiedene Glykole (z. B. für Lösung ätherischer Öle)
Nitrate und Nitrite
Phenylnaphthylamin (in Kaugummi als Antioxydans)
Polyoxyäthylen und seine Abkömmlinge
Sorbitan in Form von Estern
DDT.

Darunter finden sich Stoffe, deren Machenschaften erst mit den langwierigen und kostspieligen Detektiv-Methoden der heutigen Wissenschaften aufgedeckt werden konnten; auch Stoffe, die man in einem öffentlichen Schauprozeß vorführen sollte, um ihre unterirdische Wühltätigkeit besser bekannt zu machen.

Man soll sich keinen Illusionen hingeben über den Ernst der Situation. Die Verwendung der meisten dieser Gifte im Lebensmittel ist von den Regierungen als zulässig erklärt worden, ohne daß vorher verläßliche Prüfungen auf Giftigkeit stattgefunden hätten. Von den 1000 Stoffen im regelmäßigen Lebensmittel-Konsum sind nur sehr wenige, für die solch verläßliche Prüfungen vorgelegt werden können. Viele der obigen Stoffe haben zu dramatischen Auseinandersetzungen geführt.

So ist die notorisch giftige Monochloressigsäure dem Apfelsaft und anderen Fruchtsäften zur Konservierung zugesetzt worden. Monochloressigsäure wird in der deutschen Literatur als eine Grundsubstanz der Kampfstoffe aufgeführt. Das hielt indessen den Sachverständigenausschuß eines ausländischen Ministeriums nicht davon ab, die weitere Zulassung dieses Giftes für diesen bestimmten Zweck zu verlangen. Der Pharmakologe dieses Ausschusses mußte erst dem Ministerium seinen Austritt aus dem Ausschuß mitteilen, der belgische Pharmakologe Bacq mußte erst nachweisen, daß das Gift in denjenigen Mengen, in denen es den Fruchtsäften zugesetzt wird, Herzstörungen bei den Versuchshunden auslöst, um ein Verbot dieser Substanz in die Wege zu leiten. Bis dahin aber waren arglose und hilflose Menschen, die solche Fruchtsäfte gekauft hatten im guten Glauben, daß dies für ihre Gesundheit besonders nützlich wäre, aufs schmählichste getäuscht worden.

Wäre es bei einem solchen harten Zusammentreffen der Meinungen für den beteiligten Pharmakologen nicht einfacher, den goldenen Mittelweg oder den Weg des geringsten Widerstandes zu beschreiten, anstatt die Kommission zu verlassen? Ist es wirklich nachgewiesen, daß auch beim Menschen nach Genuß von so vergiftetem Apfelsaft Herzstörungen auftreten? Sollte man nicht vielleicht die Industrie veranlassen, die Menge des Giftes zu vermindern? Sollte man nicht einfach ein geeignetes Gegenmittel zusetzen? Wären solche vermittelnden Vorschläge nicht zweckmäßiger als hart zu bleiben, wie dieser charakterfeste Mann es getan hat, der einen Weg gewählt hat, der nichts mit sich bringt als Schreiberei, Scherererei und Feindschaft, hingegen keinen Zuwachs an wissenschaftlichem Ansehen, keine besseren Arbeitsmöglichkeiten, dagegen den geheimen Vorwurf der Unverträglichkeit? Dieser Mann hat klar erkannt, daß jeder goldene Mittelweg ein Aufgeben wissenschaftlicher Prinzipien bedeutet hätte; jeder Verantwortungsbewußte muß ihm dankbar sein für diese seine beispielhafte Haltung.

Nicht immer gibt es so dramatische Zuspitzungen bei der Auseinandersetzung über Giftstoffe, die den Lebensmitteln zugesetzt werden. Es gibt weitsichtige Männer der Industrie, die die Zeichen der Zeit erkennen und danach handeln. Als in den USA der Nachweis geführt worden war, daß Cumarin im Tierexperiment ein schweres Lebergift darstellt — es war bemerkenswerterweise ein Cumarinhersteller, dem wir diese Beobachtung verdanken — hat die cumarinverarbeitende Lebensmittelindustrie, haben insbesondere die Schokoladenfabriken ohne weiteren Druck durch die Öffentlichkeit von sich aus die Verwendung von Cumarin aufgegeben. Sie haben dadurch von sich aus dieser ganzen Diskussion die Spitze abgebrochen.

III. Die Frage der sehr kleinen Mengen

Von der Lebensmittelindustrie wird immer wieder als Entschuldigung angeführt, daß die Mengen von chemischen Substanzen, die dem Lebensmittel zugesetzt werden, fast immer äußerst gering sind, verglichen mit denjenigen, die bei der ärztlichen Behandlung von Krankheiten verordnet werden; man hat sogar von einer „diätetischen Standarddosis" gesprochen und für diese vindiziert, daß sie als gänzlich harmlos anzusehen ist und für alle Substanzen Geltung hat, für die auch eine therapeutische Dosis festgelegt ist.

In Wirklichkeit hat H. W. Wiley, einer der Väter der Lebensmittelgesetzgebung und einer der Ersten, der sich in den USA der Frage der Lebensmittelzusätze annahm, sich bereits vor einem halben Jahrhundert (1905) gegen diese Ansicht zur Wehr gesetzt. Er erklärte damals: „Es kann keine Entschuldigung geben, so scheint es mir, um den Gebrauch einer schädlichen Substanz, wenn auch in sehr kleinen Mengen, zu rechtfertigen. Der Charakter eines solchen Vergehens besteht nicht so sehr in der Menge der Substanz, die benutzt wird, als vielmehr in deren schädlicher Natur . . . Arzneistoffe und Lebensmittel stehen auf einer völlig verschiedenen Ebene. Lebensmittel sind eine Notwendigkeit, vor allem in Zeiten der

Gesundheit, und Arzneistoffe sind eine Notwendigkeit — sofern dies überhaupt der Fall ist — nur in Zeiten der Krankheit ... Ich kann mir nicht vorstellen, daß es irgendeinen Hersteller von Lebensmitteln mit so verhärtetem Gewissen gibt, daß es ihm möglich wäre, einem Lebensmittel Dinge zuzusetzen, von denen er mit Sicherheit weiß, daß sie der Gesundheit des Konsumenten schaden werden. Vielleicht ist er sich auch im klaren darüber, daß die Stoffe, die er benutzt, zu den Reizstoffen oder zu den Giften gehören; wenn er trotzdem solche Dinge benutzt, so rechtfertigt er sich selber mit dem Argument, daß es ja nur ganz kleine Mengen sind, die er zusetzt. Er vergißt, daß hundert weitere Lebensmittelfabrikanten gleichzeitig mit ihm die verschiedenen Arten von schädlichen Substanzen benutzen und sich dabei in jedem Fall mit diesem gleichen Argument entschuldigen. Der Konsument indessen ist das Opfer all dieser Argumente, indem er nämlich in seiner Nahrung nicht eine, sondern viele Substanzen zu sich nimmt, die anerkannterweise schädliche Wirkungen besitzen, obwohl jede einzelne dieser Substanzen vielleicht nur in ganz kleinen Mengen vorkommt. Die Summe nämlich dieser kleinen Quantitäten wird zu einer Einheit, die betrachtet werden muß als eine schwere Drohung für die Gesundheit des Konsumenten."

IV. Die Diskriminierung der natürlichen Nahrung

Diskriminierung der natürlichen Nahrung in der Absicht, den Absatz von Chemikalien zu fördern oder die Anwendung solcher Stoffe in Lebensmitteln zu entschuldigen, wird weiterhin häufig versucht durch den Hinweis, daß die lebende Natur, der wir diese natürliche Nahrung entnehmen, gleichzeitig ein großer Giftproduzent ist, solche Gifte sogar schneller, in größerer Mannigfaltigkeit, in größeren Mengen und oft auch billiger produziert als der Chemiker. Man rechnet uns vor, daß mehr als 400 giftige Species von Pflanzen bekannt sind, darunter solche mit natürlichen Giften von höchster Wirkungsintensität.

In Wirklichkeit hat diese Ubiquität der natürlichen Gifte in vergangenen Epochen unzweifelhaft zu großen Katastrophen geführt, bis die Tierwelt und bis auch der Mensch es langsam lernten, Giftpflanzen von Nahrungspflanzen zu unterscheiden. Das Menschengeschlecht ist im Gebrauch von Nahrungspflanzen und in der Vermeidung von Giftpflanzen im Besitz einer Jahrtausende alten Erfahrung; hier sind erst durch die neueste Entwicklung gefährliche Breschen gerissen worden. Was die Tierwelt angeht, so entwickelten sich hier die Instinkte, die die Tiere dazu trieb, das Richtige zu tun. Diese Instinkte gehen weit hinaus über jedes wissenschaftliche Begreifen, und doch sind sie die Grundlage für das Phänomen der Selbsterhaltung durch Ernährung. Das Walten dieser Instinkte, durch welche die Existenz der Tierwelt wesentlich mitgesichert wird, bietet aber niemals wirklich verläßlichen Schutz; wir kennen z. B. die Schäden, die heute noch in den Viehherden angerichtet werden, dadurch daß bestimmte Futterpflanzen auf Fluor-, Selen- oder Molybdän-haltigem Boden sich entwickeln und hierbei diese kumulativ wirkenden Gifte in sich aufspeichern; wir kennen die gefährliche Wirkung der Fluoressigsäure in der südafrikanischen Futterpflanze Dichapelatum cymosum (MARAIS), und die Verheerungen in den dortigen Schafherden; gefürchtet ist die amerikanische Schlangenwurzel (Snake root), die durch ihren Trematolgehalt die Weidetiere oft tödlich vergiftet, wobei das Trematol auch in die Milch übergeht. Wir kennen in unserem Lande Viehvergiftungen durch Pflanzen, die Atropin, Herzglykoside, Colchicin, Cicutoxin u. a. enthalten.

Aber solche mehr örtlichen Zwischenfälle sind ein Kinderspiel verglichen mit den Katastrophen, die sich heute unter unseren Augen abspielen, ohne daß wir in unserer menschlichen Überheblichkeit und Kurzsichtigkeit gern daran denken — nämlich die Ausrottung nicht nur der bösen Fliegen und sonstigen „Ungeziefers", sondern von allem, was sich in Wäldern und Gewässern bewegt — der farbenprächtigen Falter, der blauglitzernden Libellen, der lustigen Käfer, der fleißigen Bienen, der befiederten Sänger und auch der höheren Tiere, weil nämlich der Instinkt dieser Lebewesen den modernen „Pflanzenschutzmitteln" gegenüber notwendigerweise versagen muß, ebenso wie die Sicherung des Menschen durch das kostbare Gut der Menschheitserfahrung durch solche Eingriffe in die lebende Natur zerschlagen werden kann.

In Wirklichkeit ist jenes KANTsche „gewagte Abenteuer der Vernunft", wonach die gesamte Natur als ein großer Organismus aufzufassen ist, der Tier- und Pflanzenreich als seine Kinder hervorbringt, keineswegs eine abgetane, abgeschmackte oder überholte Sache. GOETHE bekennt sich ausdrücklich zu dieser KANTschen Auffassung von der großen Mutter Natur und er erweitert sie dahin, daß die Gesamtheit des organischen Lebens sich gegenseitig bedingt und durchdringt. Diese Auffassung ist unwiderlegbar; gerade aus der Chemie — die uns immer neue Beweise geliefert hat für den gemeinsamen Bauplan, den die ganze belebende Natur durchzieht, — sind ihr überzeugende Argumente zugeflossen; sie wird in alle Zukunft ihre Geltung besitzen.

An dieser Stelle sollte sich der Leser klar werden, inwieweit diese Idee von der großen Mutter Natur mit der Erfahrung übereinstimmt. Der Streit der Gemüter kommt besonders heftig zum Ausdruck auf dem Gebiete der Schädlingsbekämpfung; wenn dem einen häufig nichts anderes einfällt als Ausrottung und Zerstörung mit chemischen Mitteln, so kann dem die GOETHEsche Auffassung entgegengehalten werden, daß die Natur selber es ist, die jedem jegliches Leben beschränkt, was der Sinn eines Lehrgedichtes ist, welches auch von RUDOLF MAGNUS angeführt wird, und welches diese bewundernswerte Leistung der Natur behandelt:

> . . . Zwiefach bestimmte
> Sie das höchste Gesetz; beschränkte jedes Leben
> Gab ihm gemessenes Bedürfnis, und ungemessene Gaben
> Leicht zu finden, streute sie aus, und ruhig begünstigt
> Sie das muntere Bemühen der vielfach bedürftigen Kinder;
> Unerzogen schwärmten sie fort nach ihrer Bestimmung.
> Zweck sein Selbst ist jegliches Tier, vollkommen entspringt es
> Aus dem Schoß der Natur und zeugt vollkommene Kinder.

Der Mensch in seiner Unvernunft ist es nämlich nicht selten, der die Schranken der Natur niederreißt, so daß das einzelne Lebewesen sich maßlos und ungehemmt auszubreiten vermag. Insektenplagen (durch Milben, Aphiden, Schildläuse u. a.) sind angefacht worden durch Anwendung fast aller Insecticide, und zwar durch Ausrottung der natürlichen Feinde dieser Schädlinge. Diese Erscheinung ist so allgemein, daß von Jahr zu Jahr mehr Spritzungen erforderlich sind, auch Einsatz immer neuer Insecticide. Man wird an eine Hydra erinnert, der immer neue Köpfe wachsen, wenn man den ersten abgeschlagen hat (SOLOMON).

Während andere Staaten über besteingerichtete Laboratorien verfügen, die sich mit dieser biologischen Insekten-Kontrolle zur Steigerung der Lebensmittel-Produktion beschäftigen und Großes bereits geleistet haben, ist diese Forschungsrichtung in unserem Lande nur im Schlepptau anderer Nationen lebensfähig. Hierzulande beschäftigen sich solche Anstalten hauptsächlich mit dem Versprühen von Insecticiden, die dann in unkontrollierter Menge in unsere Lebensmittel hineingeraten. Dabei könnte man die riesenhaften Quantitäten an hochgefährlichen Insecticiden zum Teil entbehren, sobald man sich der biologischen Methoden bedienen würde.

Es ist seit langem bekannt, daß schlecht und falsch genährte Pflanzen (Überdüngung mit Chemikalien, Fehlen von Spurenelementen, Giftwirkungen vom Boden her) nicht selten einen besonders starken Befall an Schädlingen aufweisen; unter diesen Umständen werden Tabakblätter vom Pilz Alternaria longipes, Getreide und Bananen von ähnlichen Pilzinfektionen befallen und diese Infektionen verschwinden bei richtiger Ernährung der Pflanze z. B. mit Kompost. — Es ist weiter von hohem praktischen Interesse, daß die S. José-Schildlaus in ihrer Heimat Kalifornien durch eine Schlupfwespe in Schach gehalten wird; vernichtet man die Schlupfwespen, so breitet sich die Schildlaus aus. Wenn man die Vogelwelt ausrottet, kommen die Insektenplagen[1]; dann nimmt sich der Heu- und Sauerwurm einen tüchtigen Teil der Weinernte. So könnte man die ganze lebende Natur im Geist durchwandern um festzustellen, wie eins das andere in Schach hält.

Man züchtet *Erzwespen* der Gattung Aphytis (Bekämpfung der kalifornischen roten Schildlaus), *Fliegen* (Bekämpfung bestimmter Holzwürmer im Zuckerrohr), *Marienkäfer* (z. B. zur Bekämpfung von Pseudococcus citri auf Gardenien), *australische Marienkäfer*, Cryptolaemus montrouzieri (ebenfalls zur Bekämpfung von Pseudococcus-Arten), *Erzwespen* der Gattung Encarsia (gegen Trialeurodes-Arten) und insbesonders setzt man künstliche *Virusinfektionen* (Bekämpfung der Heufalter-Raupen auf Luzerne, der Blattwespen Gilpinia hercyniae und Neodiprion sertifer von Fichte und Kiefer). Mit Hilfe der aus Europa importierten Virusseuchen sind die beiden erwähnten Blattwespen-Arten aus der Liste der bedeutenden Forstschädlinge in Nordamerika verschwunden.

Demgegenüber können bei Anwendung insecticider Mittel nicht nur resistente Formen auftreten; es kann darüber hinaus eine Provokation latent vorhandener Krankheiten erfolgen, wie beim Seidenspinner Bombix mori (VAGO 1952). Bisher indifferente Insekten-Arten können künstlich zu Schädlingen gemacht werden (SOLOMON 1953). Vorher gesunde Pflanzen können durch Behandlung mit Insecticiden weniger widerstandsfähig werden gegenüber sogenannten Sekundärschädlingen. Es gibt Beispiele, daß eine solche biologische Bekämpfung der Schädlinge im Vergleich mit hochwirksamen Insecticiden weit überlegen sein kann (DOUTT 1951).

Daß eine einzige, äußerst schwache Arbeitskolonne von Entomologen, die sich in der Bundesrepublik derzeit mit „biologischer Schädlingsbekämpfung" beschäftigt, im Angesicht der überwältigenden Fülle der Probleme mit der Forschung zunächst an Punkten ansetzt, die besonders aussichtsreich scheinen, und zwar zuungunsten vordringlicher Probleme, ist verständlich. Unter vordring-

---

[1] In der deutschen Ostzone ist eine weise Verordnung vom 29. 10. 1953 ergangen, mit welcher alle Gehölze, Gebüsche, Baumgruppen und Hecken innerhalb der Feldflur zur Steigerung der Hektar-Erträge unter Landschaftsschutz gestellt werden.

lichen Problemen aber ist zu verstehen jede Art von Schädlingsbekämpfung, die mit den Lebensmitteln des Menschen zusammenhängt. Insbesondere muß die systematische Vergiftung des Mutterbodens, auf dem unsere Lebensmittel gezogen werden, so bald als möglich aufhören.

Erst die Zukunft wird zeigen, ob man mit Schädlingsbekämpfungsmitteln auf lange Sicht mehr Nahrungsmittel erzeugt, ob nicht die Plagen in Zukunft immer heftiger werden, bis sie vielleicht auf Chemikalien überhaupt nicht mehr ansprechen und dann vielleicht kein anderer Weg übrig bleibt, als der einer höheren Vernunft. Es gibt nicht wenige Sachverständige, die der Ansicht sind, daß man auf lange Sicht gesehen mit den altbewährten biologischen Methoden auf vielen Gebieten mehr erreichen wird.

V. Giftstoffe in den Nahrungspflanzen des Menschen

Chemokraten werden besonders angelockt durch den Gedanken, daß sich sogar in den üblichen Nahrungspflanzen des Menschen Giftstoffe finden, und sie vergessen nie zu erwähnen, daß z. B. in Rhabarberblättern die für den Menschen tödliche Dosis von Oxalsäure enthalten sein kann; daß solche giftigen Oxalate sogar im Spinat und anderen Nahrungspflanzen vorkommen; daß der Kohl Kropferzeugende Faktoren, darunter 1,5-Vinyl-2-Thiooxazolidin enthält; daß Bohnen in ungekochtem Zustand z. B. für strikte Rohköstler lebensgefährlich sind durch hochgiftige Toxalbumine, die erst durch Kochen zerstört werden; daß Saubohnen (Vicia faba) in südlichen Ländern durch ihren Gehalt an ähnlichen Toxalbuminen zu gefährlichen Vergiftungen führen können (Fabismus); daß in der Buchecker sich Fagin, ein toxisches Saponin findet, das Doppelsehen und andere neurologische Störungen zur Folge haben kann; daß die Bittermandel Blausäure in solchen Mengen enthält, daß 50 Kerne als die tödliche Dosis für den Menschen zu gelten haben; daß Blausäure auch in anderen Kernen von Prunaceen u. a. vorkommt; daß Heidelbeeren Hydrochinon, Preiselbeeren 0,1 % Benzoesäure enthalten und daß eine solche Liste sich nach Belieben erweitern ließe. Diese Chemokraten frohlocken darüber, daß die lebende Natur so töricht und unzuverlässig arbeitet, weil das ihren eigenen Absichten zu Hilfe kommt.

In Wirklichkeit fehlt für viele dieser gifttragenden Pflanzen der Beweis, daß sie in früheren, nicht zu kurzen Zeiträumen als regelmäßiges Nahrungsmittel Verwendung fanden, denn nur unter solchen Umständen können neue spezifische Fermentsysteme überhaupt gebildet oder vorhandene Fermentsysteme entsprechend verstärkt werden — wie z. B. die pflanzenfressenden Kaninchen in ihrem Blute ein atropinspaltendes Ferment enthalten, welches dem Menschen fehlt. Dabei läßt sich nur vermuten, daß die Ausbildung neuer Fermentsysteme sehr viele Generationen erfordern muß. Gewisse Anhaltspunkte hierfür liefern uns die Erfahrungen an pathogenen Kleinlebewesen, die innerhalb von Wochen und Monaten vererbbare neue Fermentsysteme, z. B. gegen Sulfonamide, Penicillin und Streptomycin aufbauen können und die dadurch resistent gegen solche Gifte werden; immerhin sind Hunderte von Generationen dieser Kleinlebewesen hierzu notwendig. Solche Versuche an Kleinlebewesen haben weiter erwiesen, daß ein Resistenzerwerb unter Umständen gegen ein einzelnes Gift sehr leicht stattfindet, daß hingegen keine Resistenz auftritt, wenn das Kleinlebewesen gleichzeitig der Wirkung mehrerer Gifte ausgesetzt wird. Es läßt sich vielleicht

vermuten, daß die Unmasse neuer chemischer Stoffe, deren Einwirkung der
Mensch in der heutigen Umwelt ausgesetzt wird, geradezu daran hindert, daß
die entfernte Möglichkeit einer Neubildung von vererbbaren Fermentsystemen
überhaupt in Kraft treten kann.

Es ist weiterhin zu bedenken, daß die uns in der Erbmasse mitgegebenen
Fermentsysteme keineswegs vollständig sind oder gar wirksam wären gegen alle
chemischen Stoffe in natürlichen Nahrungsmitteln, die ursprünglich nur mehr
zufällig oder in kleinen Mengen oder als Notnahrung konsumiert wurden. Daher
liegt die biologische Erklärung für solche in der Nahrung vorkommenden Giftstoffe nahe am Wege, und es ist nicht notwendig, chemisch-philosophische Um-
schau zu halten, um die Kurzsichtigkeit der Natur zu beweisen mit der sehr
materiellen Tendenz, den Weg zu öffnen für weitere Eingriffe der Chemie in die
Lebensmittel, die diese Natur uns liefert.

VI. Über den Abbau chemischer Stoffe durch die körpereigenen Fermente

Nun geht eine überaus wichtige, moderne Forschungsrichtung dahin, den Nachweis zu führen, daß bestimmte chemische Stoffe, die aus der chemischen Fabrik
stammen, gleichfalls von diesem Fermentsystem des Körpers beherrscht werden
können. Der wichtige Nachweis (BRODIE u. AXELROD 1955), daß in der Mikro-
somenfraktion ein Fermentsystem gefunden wird, welches imstande ist, die verschiedensten Eingriffe an körperfremden Substanzen durchzuführen, hat hier ein
neues Tor des Verständnisses geöffnet. Der Nachweis einer solchen fermentativen
Spaltung von körperfremden Substanzen ist für jeden Sachverständigen Anlaß,
mit freundlicheren Augen auf solche Stoffe zu blicken. Wenn aber solche Angaben
benutzt werden, um zu bagatellisieren, so sei zunächst darauf hingewiesen, daß
in Wirklichkeit es nicht so sehr die etwaige fermentative Spaltung ist, die über
die Giftigkeit entscheidet, sondern die Geschwindigkeit, mit der die Substanz,
gespalten oder ungespalten, den menschlichen Körper durchwandert. Blausäure
z. B. wird im Organismus mit ziemlicher Geschwindigkeit chemisch umgesetzt
und doch nicht geschwind genug, um zu verhindern, daß sie ein gefährliches Gift
ist. Es sei weiter auf die Schweflige Säure hingewiesen, die mittels körpereigener
Fermente überaus rasch zu Schwefelsäure oxydiert wird und so in die körpereigenen Sulfate übergeht; das hindert nicht daran, daß die Schweflige Säure als
der große Vitaminzerstörer in unseren Lebensmitteln anzusehen ist. Es ist auch
längst bekannt, daß Arzneistoffe, die von dem Ferment von BRODIE u. AXELROD
gespalten werden, trotzdem schwerste Giftwirkungen entfalten können.

VII. Über die Entstehung von körpereigenen Stoffen beim fermentativen Abbau von Chemikalien

Eine weitere viel gepflegte Forschungsrichtung geht dahin, den Nachweis zu
führen, daß die betreffende Substanz oder ihre Umsetzungsprodukte identisch
sind mit körpereigenen Stoffen; die Gewissenslast wird dem Sachverständigen
beträchtlich leichter gemacht, wenn ein solcher Nachweis geführt werden kann.
Zum Zweck der Bagatellisierung hingegen ist auch dieses Argument nicht geeignet; Kochsalz ist für jeden Menschen lebensnotwendig, und doch weiß auch
der Laie gewöhnlich, daß Kochsalz bei bestimmten Krankheiten überaus gefähr-

liche Folgen haben kann. Es ist weiterhin für jeden Sachverständigen eine Binsenwahrheit, daß die einzelnen chemischen Bestandteile, aus denen die natürliche Nahrung zusammengesetzt ist, eine ganz andere Wirkung entfalten können, wenn sie aus dem natürlichen Verband herausgerissen und als chemische Substanzen gegeben werden; unter diesen Umständen werden sogar bestimmte Aminosäuren giftig, obwohl sie in jedem Eiweißkörper vorkommen. Es ist notwendig, eine Bresche in dieses kunstvolle Gebäude der Bagatellisierung zu schlagen.

VIII. Über die Grenzen der Leistungsfähigkeit der Gesundheitsämter

Eine weit verbreitete Methode der Selbsttäuschung besteht darin, daß man die Gesundheitsämter heraufbeschwört, die nach dieser Meinung sicherlich keine gefährlichen Stoffe im Lebensmittel dulden würden. In Wirklichkeit kann dieses Argument nur auf jemanden Eindruck machen, der ohne Kenntnis der Dinge ist. Wenn ein Mensch tödlich verunglückt, ertrinkt, vom Blitz getroffen wird oder an einer schweren Krankheit zugrunde geht, so darf man vom Arzt verlangen, daß er dies erkennt. Wenn indessen jemand von heute auf morgen an einer kriminellen Vergiftung zugrunde geht, und zwar gewöhnlich unter Erscheinungen, die ganz ähnlich aussehen wie ein Schlaganfall, eine Blutung, eine Herzkrankheit, eine schwere Infektionskrankheit u. a., so besagt die Statistik, daß der Arzt nur in 10% der Fälle die Diagnose der kriminellen Vergiftung zu stellen imstande ist, daß vielmehr in 90% der Fälle die Aufklärung durch die Polizei und Gerichtsbehörden erfolgt. Hat der Arzt gar ein Vergiftungsbild vor sich, welches an nicht erklärliche Krankheiten, an Zivilisationskrankheiten, Alterskrankheiten u. a. erinnert, oder führt das betroffende Gift zur gefährlichen Verschlimmerung solcher Krankheiten, so ist der Arzt überhaupt nur in Ausnahmefällen in der Lage, die Zusammenhänge zu erkennen. Ebenso müssen die Gesundheitsbehörden gewöhnlich versagen, wenn sie in dieser Sache angesprochen werden. Die derzeitige Gesetzgebung verhindert geradezu, daß der Arzt oder das Gesundheitsamt solche Zusammenhänge erkennt, weil sie jedermann im Dunkeln darüber läßt, um welche chemischen Stoffe es sich denn eigentlich handelt.

Wir stehen hier vor der grotesken Situation, daß weder der Konsument, noch der Arzt, noch die Behörden des Staates überhaupt wissen, was zugemischt wird und zu welchem Lebensmittel man es zumischt. Man kennt nicht einmal die genaue Zahl der chemischen Substanzen, die in unserem regelmäßigen Lebensmittelkonsum gefunden werden können; in allerletzter Zeit hat ein deutscher Sachverständiger erklärt, es handle sich um 100 verschiedene chemische Stoffe; seitdem ist von anderer Seite eine Liste von über 1000 Stoffen zusammengestellt worden. In Deutschland werden heute allein 100 oder 200 verschiedene Gewürz- und Aromamittel in chemischen Fabriken hergestellt. Sehen die verantwortlichen Behörden des Staates gar nicht die Gefahr, die dadurch entsteht, daß in unserem Lande nicht einmal der Sachverständige die Wahrheit kennt? Die obigen so verschiedenen Schätzungszahlen sind eigentlich ohne jedes Fundament; dieses könnte erst gegeben werden durch eine gesetzliche Anmeldepflicht für solche Stoffe. Mir ist nicht verständlich, welche Interessen einer solchen sofort anzuordnenden Meldepflicht entgegenstehen. Ohne diese Meldepflicht läßt sich die Gefahr überhaupt nicht abschätzen. Die derzeitige gesetzliche Situation hindert auch den wohlmeinenden und verantwortungsbewußten Hersteller von Lebensmitteln daran zu erkennen, daß es unter Umständen gefährlich ist, die betreffende chemische Substanz dem Lebensmittel zuzumischen.

IX. Kritik des wissenschaftlichen Gutachtens

Die allergefährlichste Art der Bagatellisierung indessen ist vielfach das wissenschaftliche Gutachten, denn vornehmlich durch Vorlage wissenschaftlicher Gutachten ist die derzeitige gefährliche Situation entstanden. Ich mache hier keinem Gutachter, der guten Willens war, irgendeinen Vorwurf, im Gegenteil, ich selber erkläre mich mitschuldig an der Entstehung der jetzigen Situation, denn auch ich habe solche Gutachten abgegeben. Ich darf aber zu meiner Entschuldigung anführen, daß beim derzeitigen Stand der Wissenschaft man sich in der ganzen Welt darauf beschränkte, die vereinzelte Substanz zu untersuchen; daß eine Wissenschaft von der toxikologischen Gesamtsituation und von der Einordnung der Toxicität des einzelnen Stoffes in diese toxikologische Gesamtsituation noch nicht vorhanden war, daß nicht einmal Methoden existierten, mit deren Hilfe die toxische Gesamtsituation unter wissenschaftliche Kontrolle gebracht werden könnte. Die Idee aber, daß man durch die derzeit übliche Untersuchung der pharmakologischen und toxikologischen Eigenschaften einer bestimmten chemischen Substanz, die einem Lebensmittel zugesetzt wird, eine vollständige Übersicht über die zu erwartenden Giftwirkungen dieser Substanz erhalten könnte, ist eine Selbsttäuschung und ist wissenschaftlich gesehen unhaltbar.

Ein solcher Gutachter sieht nur Zerstreutes und Zerstückeltes, blickt nicht auf das Ganze; bestenfalls gibt er einen kleineren oder größeren Ausschnitt aus dem, was zur Urteilsbildung wissensnotwendig wäre. Fast regelmäßig fehlen in solchen Gutachten Angaben, wie sich das Gift bei Mangelernährung verhält, z. B. bei Mangel an Proteinen, Vitaminen, Mineralsalzen oder bei überreichlichem Angebot z. B. von Kohlenhydraten, und eine solche Kenntnis wäre notwendig, da viele Hunderte von Millionen Menschen nicht zureichend oder einseitig ernährt werden, und die Giftempfindlichkeit solcher Menschen wäre nur auf der Grundlage der möglicherweise erhöhten Anfälligkeit gegen Gifte zu beurteilen. Welches Gutachten enthält Angaben über die Wirkung des Stoffes auf die innersekretorischen Drüsen, insbesondere auf die so reaktionsfähige Hypophyse? Man hört gewöhnlich nichts über die möglichen Antigenwirkungen der Stoffe und damit über ihren etwaigen Zusammenhang mit allergischen Krankheiten, nichts über Beziehungen zu den Immunreaktionen; das ist im übrigen auch gar nicht zu verwundern, denn erst seit allerletzter Zeit weiß man Genaueres über das Properdin, das Euglobulin nämlich, welches die unspezifische Immunität beherrscht, und eben erst beginnt man, die Reaktionen von Properdin mit anderen chemischen Substanzen zu studieren. Die Eigenschaft chemischer Stoffe, akute lebensgefährliche Infektionen zu provozieren, ist bisher durch das Tierexperiment nicht zu kontrollieren oder gar vorauszusagen. Wir kennen chemische Stoffe, die zu Myelinverlusten im Zentralnervensystem führen, wie bestimmte organische Phosphorverbindungen (BARNES u. DENZ); wo hört man im Gutachten von solchen Untersuchungen? Beziehungen zur Krebsentstehung und zu Mißbildungen werden selten untersucht; es gibt nur ganz wenige derartige Gutachten, die die mögliche Potenzierung durch andere chemische Substanzen überhaupt berücksichtigen; überhaupt nichts hört man über die Beziehungen zur Thrombosebereitschaft, zur Leukämie und anderen Blutkrankheiten, zu den Zivilisations- und Alterskrankheiten. Nichts spricht dagegen, daß es möglich ist, die Gesundheit eines Kindes Stück für Stück zu zerstören, oder, um mit moderner Ausdrucksweise zu sprechen, eine chemische Läsion nach der anderen zu setzen, bis das Kind seine Widerstandskraft und seine Seuchenfestigkeit einbüßt, um dann einer interkurrenten Erkrankung zum Opfer zu fallen. Wer soll zuletzt noch imstande sein, eine solche gesetzmäßige Kettenreaktion so zu beweisen, daß ein Gericht dem folgen kann? Es kann der wesentliche Teil des gesamten Wirkungsbildes eines bestimmten chemischen Stoffes sein, der durch die heutigen Untersuchungsmethoden herausgeschnitten wird, und je vollständiger die Methoden, desto größer ist die Sicherheit, daß der Untersucher wesentliche Eigenschaften der Substanz nicht übersieht; es kann aber auch ein ganz kleiner und vielleicht ganz unwesentlicher Ausschnitt aus diesem Gesamt-Wirkungsbild sein, der mit Hilfe der gleichen gewissenhaften Methoden bei einer zweiten Substanz erfaßt wird. Das Gesamtbild wird man nie erkennen können. — Seit dem Jahre 1914 haben sich die Methoden der tierexperimentellen Forschung sehr in die Breite und zum Teil auch in die Tiefe entwickelt. Aber man darf nicht vergessen, daß es Männer von höchstem Ansehen in der Welt waren, die damals im Reichsgesundheitsrat zusammentraten, um über die schädliche Wirkung von Konservierungsmitteln in der Nahrung Beschluß zu fassen. Es sollte eine Warnung an alle sein, daß die meisten Äußerungen dieser Sachverständigen, soweit diese die Toxikologie dieser Stoffe betrafen, nach unseren heutigen Kenntnissen unzutreffend oder zur Urteilsbildung ungenügend waren. Kaum war im Jahre 1954 in einer überaus gewissenhaften Arbeit, welche die modernsten Untersuchungsmethoden benutzte, die ,,völlige Harmlosigkeit" der Polyoxyäthylen-Verbindungen als Zusatz zum Brot festgestellt worden (W. D. GRAHAM u. a.), als aus den USA die Nachricht kam, daß diese Substanz und ihre Abkömmlinge auf Grund unzureichender Befunde bereits wieder suspendiert wäre. Wir dürfen hoffnungsfreudiger in die Zukunft blicken, denn dieser Vorfall lehrt, daß man überall den Ernst der Situation einzusehen beginnt und sich Mühe gibt, nicht nur wie bisher nach günstigen Eigenschaften der chemischen Stoffe zu suchen, sondern alle experimentellen Möglichkeiten zu benutzen, um etwaige Nebenwirkungen und toxischen Wirkungen der chemischen Substanzen zu erkennen. Es ist ja erstaunlich, daß man in vergangener Zeit der Toxikologie der Arzneimittel überall in der Welt größte Beachtung geschenkt hat, obwohl diese ja nur beim Kranken angewandt werden, und obwohl ein Kranker auch nicht gezwungen wird, ein Medikament, das er nicht verträgt, einzunehmen, und obwohl zuletzt der Arzt die volle Verantwortung für die Anwendung trägt. Demgegenüber sind die chemischen Zusätze zu Lebensmitteln durch die toxikologische Forschung stiefmütterlich behandelt worden, obwohl die Tagesdosen, die von solchen Stoffen konsumiert werden, unter ungünstigen Bedingungen größer sind als die der üblichen Arzneistoffe; obwohl es Laien sind, die mit solchen nicht unbedenklichen Stoffen hantieren, und obwohl der Konsument, der ja in unserem Lande in Unkenntnis über chemische Stoffe in Lebensmitteln gehalten wird, solche Stoffe unter Umständen dauernd aufnehmen muß, ob er will oder nicht, auch wenn er überempfindlich gegen diese Stoffe ist. Wenn chemische Stoffe weiterhin in solchen Mengen und auf Grund solcher Gutachten, welche überhaupt nicht Rücksicht nehmen auf die vielen wohlfundierten und grundsätzlichen wissenschaftlichen Bedenken, in die Lebensmittel hineingeschleust werden, dann wird die Menschheit, soweit sie von solchen übermütigen Praktiken betroffen wird, möglicherweise nach einiger Zeit in die größten Schwierigkeiten geraten. Vielleicht werden dann die Völker, die an den überkommenen Ernährungssitten festhalten, oder die bewußt oder unbewußt die ewigen Gesetze der Natur befolgen, am Ende die Welt erben. —

Auf Grund solcher Gutachten ist wohl auch die Meinung hervorragender Gremien der Lebensmittel-Technik entstanden, die in einem Bericht vom November 1954 autoritativ äußern: ,,Many of the substances used are innocuous.'' Jeder Gutachter sollte daher eingehend prüfen, wie groß die Unsicherheiten sind, die im Gutachten offen gelassen werden; dies ist die große Mahnung in der sich immer mehr verschärfenden toxikologischen Gesamtsituation. Das allerschlimmste, was der naturwissenschaftlichen Medizin passieren könnte, wäre dies, daß sie eine weisere Auffassung von der menschlichen Existenz als Monopol der Naturheilkunde überlassen würde. — ,,Wächst aber die Gefahr, so wächst das Rettende auch'' (HÖLDERLIN).

X. Übertriebene Ansichten zum Verbot chemischer Stoffe in Lebensmitteln

Im Kampf gegen eine Regelung des Zusatzes chemischer Substanzen zu Lebensmitteln wird nicht nur von solchen Methoden der Bagatellisierung Gebrauch gemacht; es werden auch die Folgen, die durch Verbote entstehen könnten, in übertriebener Weise geschildert. Geschichtlich gesehen hat man lange Zeit geglaubt, man könne Milch, Bier und zum Teil Wein nicht ohne Konservierungsmittel in den Handel bringen. Es ist damals angegeben worden, daß gewaltige Industriezweige vernichtet würden, daß wichtige Volksnahrungsmittel stark verteuert würden, wenn man den Zusatz von Konservierungsmitteln verbieten würde. Wenig oder nichts davon ist mit der Einführung der wohlfundierten Milch-, Bier- und Weingesetzgebung eingetreten. Im Gegenteil, es hat sich längst erwiesen, daß, zusammenhängend mit dem Verbot dieser chemischen Zusätze zu Milch, Bier und zum Teil zum Weine, eine imponierende Entwicklung der technischen Verfahren der Gewinnung und Verarbeitung, des Vertriebs, der Aufbewahrung dieser Produkte stattgefunden hat, die mit großem Vorteil für die Volkswirtschaft verbunden war. *Heute zweifelt niemand mehr, daß es die Pflicht des Staates ist, dem Konsumenten eine einwandfreie Ernährung zu garantieren, falls er dies wünscht.*

Konservierungsmittel und andere Lebensmittel-Zusätze sind überaus verführerische Stoffe, durch die vertuscht werden kann, wenn der Nahrungsmittel-Fabrikant oder der Händler es an der wünschenswerten Sorgfalt und Reinlichkeit bei der Herstellung und Aufbewahrung seiner Produkte fehlen läßt; sie können den Augenschein der ursprünglichen Beschaffenheit der Ware aufrecht erhalten, obwohl bereits tiefgehende Zersetzungen eingetreten sind; sie können daher eine bessere Beschaffenheit der Ware vortäuschen und den Konsumenten irreführen. Der Hersteller kann eine zu hohe Meinung haben von der Wirksamkeit insbesondere der Konservierungsmittel, die ja nur gegen bestimmte Keime wirken, gegen andere, auch höchst gefährliche Keime gar nicht; dieser Hersteller kann dadurch andere sichere Verfahren vernachlässigen und dadurch unter Umständen Schaden anrichten. Die Geschichte der Konservierungsmittel hat gelehrt, daß man häufig zu Beginn ohne Konservierungsmittel nicht auszukommen glaubte, daß dann aber — durch verbesserte Erntemethoden, Veränderung des technischen Verfahrens, erhöhte Sauberkeit, andere Verpackungsarten, verbesserte hygienische Bedingungen der Betriebe und der Verkaufsstätten, erhöhte Geschwindigkeit des Umsatzes — Produkte zu erhalten waren, die einen Zusatz von Konservierungsmitteln nicht mehr nötig hatten. Welcher Nahrungsmittel-Fabrikant wird nicht bei gewissenhafter Prüfung der Meinung sein, daß hier die wahren Aufgaben der Lebensmitteltechnik und des Lebensmittelhandels liegen und daß ein Zusatz von Konservierungsmitteln von diesen wahren Aufgaben ablenken muß; ganz ähnlich ist es bei den übrigen Lebensmittel-Zusätzen. Deswegen liegt es auch im wohlverstandenen Interesse der Lebensmittelindustrie, daß der Zusatz von chemischen Stoffen zu Lebensmitteln soweit als möglich abgebaut wird.

Jeder, der an der täglichen Nahrung interessiert ist und nicht nur seinen Hunger, seine Gelüste oder gar seine Gier stillen will, sollte die Sirenenklänge der Bagatellisierung, deren gröbste Töne hier in 10 Hauptkapiteln analysiert wurden, als solche erkennen; es ist nicht so, daß der Vorwurf der Rückschrittlichkeit und des Aberglaubens den treffen könnte, der sich dem Furor der Technik widersetzt. Das Gegenteil ist der Fall; die Methoden der Bagatellisierung nämlich gründen sich auf die ungenügende Kenntnis der Dinge, oder auf tausendfach widerlegten Aberglauben, oder auf dünkelhafte Selbstgenügsamkeit und immer auf ein völliges Manko an biologischem Denkvermögen. Derjenige aber wird am Ende recht behalten, der die biologische Wahrheit auf seiner Seite hat, und der mit uns die Forderung erhebt, daß dieses große Experiment unserer Tage unter wissenschaftliche Kontrolle gebracht werden muß.

Erst in einer fernen Zukunft, sobald nämlich die wichtigsten Gifte in der Nahrung als solche erkannt und ausgemerzt sind, wird das Wort von Oser Geltung haben: „Ein gewisses Risiko, vielleicht nur klein oder ungewiß, wird immer existieren; aber was wir hoffen tun zu können ist dies, das Risiko möglichst zu verkleinern... Das Risiko, das wir auf uns nehmen, sollte abgewogen werden gegen die möglichen diätetischen und wirtschaftlichen Vorteile, wobei nicht die Interessen des Erzeugers oder Verarbeiters, sondern der menschlichen Gesellschaft als Ganzes maßgebend sein sollen. Wenn der Gebrauch von Chemikalien in Lebensmitteln zu mehr Lebensmitteln und zu besseren Lebensmitteln führen kann, um die Ernährungsprobleme der menschlichen Gesellschaft zu erleichtern, laßt uns mit allen Mitteln einen solchen Gebrauch ermutigen, auch wenn wir in Rechnung stellen müssen, daß unbekannte oder nicht-definierbare Risiken damit verbunden sein können, aber in ununterbrochener wachsamer Bemühung, diese auszuschalten.“

F. Zur Lebensmittel-Gesetzgebung

Die 6. Versammlung der Weltgesundheitsorganisation hat zum Beschluß erhoben, „daß der in den letzten Jahrzehnten zunehmende Gebrauch der verschiedenen Chemikalien in der Lebensmittelindustrie ein neues Problem der Volksgesundheit darstellt, welches zweckmäßigerweise untersucht werden müsse". Es herrscht in diesen Kreisen auch Einigkeit darüber, daß es Aufgabe der Weltgesundheitsorganisation ist, für einen stärkeren gesetzlichen Schutz des Konsumenten in allen Ländern der Welt einzutreten. Um die Grundlagen für eine solche Gesetzgebung zu schaffen, wird über die Prinzipien der Zulassung von Chemikalien im regelmäßigen Lebensmittelkonsum verhandelt; in dieser Hinsicht gibt es indessen nur sehr wenige Formulierungen, die unterschiedslos von den Völkern akzeptiert werden. Recht muß sich nämlich aufbauen auf bestimmten Grundbegriffen und Fakten, über die man sich schlüssig geworden ist, bei gleichzeitiger Berücksichtigung der verfassungsmäßigen Grundrechte des Einzelnen und der Wohlfahrt der Gemeinschaft; auf dem Gebiet der Lebensmittel-Zusätze hingegen herrscht Uneinigkeit über diese wissenschaftlichen Grundbegriffe, Fakten und Methoden der Wissensfindung, durch welche eine solche Situation unter wissenschaftliche Kontrolle gebracht werden könnte; nahezu in allen Ländern der Welt läßt sich ein Überwiegen technischer Interessen gegenüber den Bedürfnissen der Volksgesundheit konstatieren; fast überall ist die Taktik des Totschweigens wesentlicher Tatbestände, die Tendenz zur Bagatellisierung ernster Situationen zu erkennen bis weit hinein in die Kreise der wissenschaftlichen Medizin. In diesem von Wissensnöten und Unsicherheit jeder Art getrübten Medium, in dieser Atmosphäre des Halbdunkels kann der wirtschaftliche Egoismus fast ungehemmt seine Ziele verfolgen. Da die wissenschaftlichen Grundbegriffe und Fakten auf diesem Gebiete so schwer umstritten sind, lassen sich auch die Fragen der Grundrechte des Einzelnen und der Wohlfahrt der Gesamtheit nur sehr ungenügend beantworten. Unter solchen Umständen ist daher fast jedes Land seinen eigenen Weg gegangen, um einen besseren Schutz des Konsumenten zu erreichen. Im Prinzip aber existieren nur wenige verschiedene Möglichkeiten zur rechtlichen Regelung dieses Problems.

1. Die primitivste und unwirksamste Form der Gesetzgebung ist die, daß der Staat eine Liste verbotener Substanzen anführt, wie das mit dem Deutschen Farbengesetz von 1887 geschah. Solche Listen gehen vorüber an der großen Schwierigkeit der Erkennung toxischer Wirkungen beim Menschen, wozu ja unter Umständen ein Jahrhundert nötig ist; sie lassen außer acht die Tendenz der Lebensmittelindustrie, immer neue chemische Stoffe zu benutzen mit der Begründung oder unter dem Vorwand, daß ein solcher technischer Fortschritt von Vorteil für den Konsumenten wäre; ja, solche Listen bedeuten geradezu das Signal zur Einschleusung von Dutzenden und Hunderten von gesundheitlich unbekannten Stoffen, die schaden oder töten könnten; sie verbieten praktisch jede Kontrolle durch die Gesundheitsbehörden, sie verhindern die Kontrolle der technischen Notwendigkeit solcher Stoffe durch die Kontrollorgane des Staates, sie verhindern die wissenschaftliche Erforschung der Situation; sie führen ins Chaos.

2. In einer Reihe von Staaten hat der Gesetzgeber bestimmt, daß keine schädlichen oder giftigen Stoffe dem Lebensmittel zugesetzt werden dürfen; in diesen

Ländern wird demnach den Gesundheitsämtern auferlegt, den Nachweis zu führen, daß eine bestimmte Substanz schädlich oder giftig sein kann, was gelegentlich sehr einfach, gewöhnlich überaus schwierig ist. Diese Methode der gesetzlichen Regelung als solche ist überaus unsicher und fast wirkungslos; ein Schutz des Konsumenten wird dadurch nicht ermöglicht. Das Deutsche Lebensmittel-Gesetz vom 5. Juli 1927, in seiner jetzt gültigen Fassung vom 17. Januar 1936, ist auf dieser niedrigen Stufe stehengeblieben; nur für die Konservierungsmittel waren damals andere Regelungen geplant, die indessen nie Gesetzeskraft erlangt haben. Da ein solches System jedem Sachverständigen als unverläßlich bekannt ist, hat man in anderen Ländern frühzeitig an weitere Sicherungsmaßnahmen gedacht: So z. B. hat man verfügt, daß unter schädlichen und giftigen Stoffen auch solche verstanden werden, die ungenügend untersucht wurden; man ist auch dazu übergegangen, so hohe Anforderungen an die chemische, biochemische, physiologische, pharmakologische und toxikologische Prüfung der neuen Substanzen zu stellen, daß dadurch allein schon der eine oder andere abgeschreckt wird, die betreffende Substanz zu benutzen.

Die zweite, ungleich wichtigere Erweiterung dieses Systems besteht darin, daß für bestimmte allgemein gebräuchliche Lebensmittel Begriffsbestimmungen geschaffen werden; im Prinzip ist dies auch im Deutschen Lebensmittel-Gesetz verankert, und zwar im weisen § 5 Abs. 5, durch welchen die zuständigen Minister beauftragt werden, solche Begriffsbestimmungen für einzelne Lebensmittel aufzustellen; dieser Auftrag an die zuständigen Minister ist aber niemals in die Tat umgesetzt worden; in den USA wird etwa die Hälfte des Lebensmittelkonsums in Form von sogenannten Food Standards in den Verkehr gebracht; es gibt dort für diejenigen Konsumenten, die sich gegen chemische Zusatzstoffe im Lebensmittel sträuben, den einfachen Ausweg, abzulehnen, was nicht unter einen Food Standard fällt. Hat indessen dieser Konsument nichts dagegen, wenn Dutzende oder Hunderte von chemischen Stoffen in seiner Nahrung vorkommen, so kann er beliebigen Gebrauch von nicht-standardisierten Lebensmitteln machen; aber auch hier ist die Sicherung eingeschaltet, daß eine *Deklarierung* des chemischen Zusatzes zu erfolgen hat. Unter der Voraussetzung, daß ein immer größerer Teil des lebensnotwendigen Lebensmittelkonsums der gesetzlichen Standardisierung unterworfen wird, daß weiterhin bei der gesetzlichen Zulassung eines neuen chemischen Stoffes nur strikte und vollständige Beweise für die gesundheitliche Unbedenklichkeit akzeptiert werden, daß weiterhin der Deklarierungszwang nach Möglichkeit verbreitert wird, kann ein solches System weitgehende Sicherheit für den Konsumenten schaffen.

3. In gewissen Ländern arbeitet der Gesetzgeber mit Listen erlaubter oder tolerierter Lebensmittel-Zusätze; gewöhnlich wird die Erlaubnis zur Anwendung dieser Stoffe auf bestimmte, namentlich angeführte Lebensmittel beschränkt. Es ist dies das System, welches in Deutschland für die Konservierungsmittel vorgesehen war; alle übrigen 1000 Zusätze waren bisher nicht gesetzlich geregelt, oder es lag eine Scheinregelung vor wie bei den Lebensmittelfarben. In Frankreich ist dieses System positiver Listen systematisch ausgebaut worden und seine praktische Durchführbarkeit hat als erwiesen zu gelten.

Ein solches System erlaubt den Behörden, die Kontrolle der bestimmten Stoffe auf chemische Reinheit, auf technische Notwendigkeit, auf etwaige Veränderung des Nährwertes der Lebensmittel sowie auf gesundheitliche Unbedenklichkeit. Ein derartiger relativ kleiner Kreis von Stoffen kann fortwährend unter wissenschaftlicher Kontrolle gehalten werden; sofern die medizinische Beurteilung sich ändert — wie das häufig der Fall ist — oder sofern die technische Notwendigkeit entfällt — weil nämlich neue moderne Herstellungsverfahren bekannt werden —, ist eine Revision dieser gesetzlichen Bestimmungen sehr leicht möglich. Zwar wird auch die Gesundheitsbehörde sich nicht selten täuschen über die Unbedenklichkeit der Stoffe; zugelassene Stoffe mögen später als giftig erkannt werden; das Risiko ist indessen weitaus geringer, als wenn man zunächst alle Chemikalien unbesehen oder nach völlig unzulänglicher Prüfung technisch anwenden darf, wie das derzeit in Deutschland der Fall ist.

Sofern solche Listen so eng als möglich gehalten werden, sofern Begriffsbestimmungen für die Hauptlebensmittel hinzutreten — wie das im Deutschen Lebensmittel-Gesetz bereits vorgesehen —, sofern der Deklarierungszwang für alle chemischen Zusätze eingeführt wird, kann ein solches gesetzliches System sicherer und auch billiger arbeiten als das vorige.

In bestimmten Kreisen besteht die Tendenz, dem österreichischen Beispiel zu folgen und einen Codex alimentarius zu schaffen; vielleicht würde dieses am vollständigsten der Forderung entsprechen, daß Begriffsbestimmungen für das Lebensmittel geschaffen werden müssen; das große Vorbild, wie solche Begriffsbestimmungen zustande kommen sollten, erblicken wir in den Food Standards der USA, obgleich einige dieser Standards für uns wohl nicht annehmbar sind. Sofern ein solcher Kodex erweitert wird durch allgemeine gesetzliche Bestimmungen, wie sie hier dargestellt wurden, könnte er Gutes leisten; es kommt alles auf den Geist und auf die Gesinnung an, aus denen heraus Begriffsbestimmungen geschaffen werden.

Da man die derzeit übliche und unkontrollierbare Verwendung der chemischen Zusatzstoffe im Interesse der Volksgesundheit nicht mit Gleichmut hinnehmen kann, hat die Weltgesundheits-Organisation sich vorgenommen:

1. durch Sammlung von Informationen und Beweismaterial über die chemischen Zusätze und deren Auswirkungen,

2. durch Formulierung bestimmter allgemeiner Prinzipien (chemische Reinheit der verwendeten Stoffe, Testierung der Stoffe im Tierversuch, Beschränkung der Zahl der zugelassenen Zusätze, Beschränkung auf einen bestimmten Kreis von Lebensmitteln, Angabe von Grenzzahlen, Deklarierungszwang) sowie

3. durch Sammlung und Vergleichung der gesetzlichen Bestimmungen in aller Welt den einzelnen Ländern bei der notwendig gewordenen Gesetzgebung behilflich zu sein und in ferner Zukunft eine Koordinierung dieser gesetzlichen Bestimmungen zu erreichen; daß internationale Vereinbarungen hierüber nicht entbehrt werden können im Interesse eines Austausches der Güter im Verkehr, ist ein weiterer Ausgangspunkt für die Bestrebungen der Weltgesundheits-Organisation.

Solche allgemeine Prinzipien sind bereits durch verschiedene zuständige Gremien veröffentlicht worden. Auf einer Tagung westeuropäischer Wissenschaftler zur Prophylaxe des Krebses bei der Deutschen Forschungsgemeinschaft in Bad Godesberg am 1. Mai 1954 sind die folgenden Beschlüsse gefaßt worden:

1. Grundprinzipien: Lebensmittel dürfen grundsätzlich keine nahrungsfremden Zusätze erhalten und nicht künstlich gefärbt werden, sofern nicht der Gesetzgeber ausdrücklich anders bestimmt.

2. Für die Zulassung nahrungsfremder Zusätze werden folgende Voraussetzungen gefordert:

a) Die Zusätze müssen nachweislich unschädlich für die menschliche Gesundheit sein;

b) für ihre Anwendung muß ein wirkliches Bedürfnis bestehen;

c) der Verbraucher darf über den wahren Wert des Lebensmittels nicht getäuscht werden;

d) die zugesetzte Menge muß so gering wie möglich sein.

Zu etwa gleicher Zeit wurden ähnliche Grundsätze von der Food and Nutrition Board des National Research Council Washington veröffentlicht, die wie folgt lauten:

1. Jeder Entscheidung über die Zulassung eines absichtlichen Lebensmittel-Zusatzes sollte zugrunde liegen die Sicherheit,

a) daß der Zusatz gesundheitlich unbedenklich ist,

b) daß er dem Wohle des Konsumenten dient.

2. Ergebnisse von kritisch aufgebauten Versuchen über das physiologische, pharmakologische und biochemische Verhalten des vorgeschlagenen Zusatzes bei verschiedenen Tierarten können als Grundlage dienen für die Beurteilung der gesundheitlichen Unbedenklichkeit eines Lebensmittel-Zusatzes, welcher in bestimmter Menge mit der Nahrung verzehrt werden soll; es ist hingegen unmöglich, zu garantieren, daß diese bestimmte Menge des Zusatzes für alle Menschen unter allen Lebensbedingungen vollständig unbedenklich ist.

3. Nahrungsmittel-Zusätze sollten fortwährend der Kontrolle auf etwaige schädliche Nebenwirkungen unter besonderer Berücksichtigung langanhaltender Zufuhr und wechselnder Versuchsbedingungen unterworfen werden; sie sollten neu bewertet werden, wenn immer der Fortschritt des Wissens dies erforderlich macht.

4. Die Sicherheit eines chemischen Zusatzes sollte ausgedrückt werden, bezogen auf die Minimalmenge, die eine physiologische Reaktion auslöst, unter Berücksichtigung der Breite der Anwendung in der Nahrung und der Mengen an Substanz, die bei den voraussehbaren Formen der Anwendung zum Verzehr kommen können. Keine Substanz sollte einem Lebensmittel zugesetzt werden, wenn mit einiger Wahrscheinlichkeit die Maximalmenge, die mit der täglichen Nahrung eingeführt werden kann, schädliche Abweichungen von der normalen physiologischen Funktion zur Folge hat.

Nachdem der Schutz des Konsumenten vor gesundheitlich bedenklichen Lebensmittel-Zusätzen überall in der Welt an die Spitze der Rangordnung der widerstreitenden Interessen gestellt worden ist, wäre ergänzend zu sagen, daß in jeder künftigen Gesetzgebung nächstdem der wirtschaftliche Schutz des Konsumenten zu berücksichtigen wäre; hier handelt es sich um den Schutz gegen Verfälschungen, Vortäuschen einer besseren Beschaffenheit, gegen falsche Deklarationen, irreführende Beschriftung und Werbung. Jedes solches Gesetz wäre aber unvollständig, wenn nicht in dritter Linie ein Schutz des Produzenten vorgesehen würde, z. B. gegen unlautere Konkurrenz und gegen übertriebene Eingriffe des Staates.

Zusammenfassung

Fassen wir nunmehr die Gründe zusammen, die für eine stärkere gesetzliche Beschränkung der Lebensmittel-Zusätze sprechen, sowie die Schritte, die ergriffen werden müßten, um die jetzige Situation unter wirksame Kontrolle zu bringen, so wäre nach Ansicht des Autors das folgende zu sagen:

1. Die derzeitige Situation in Deutschland ist charakterisiert durch die fast grenzenlose Freiheit, beliebige chemische Stoffe aus sogenannten technischen Gründen den Lebensmitteln zuzumischen. Die Natur dieser Stoffe wird den Sachverständigen gewöhnlich verschwiegen, eine Beurteilung ihrer gesundheitlichen Unbedenklichkeit daher unmöglich gemacht; solche unbekannten Stoffe könnten schaden oder töten. Der Hersteller seinerseits wird in Auswirkung dieses auf weiten Gebieten der Lebensmittelproduktion gesetzlosen Zustandes in Unkenntnis gehalten über die möglichen schädlichen Folgen der angewandten Verfahren.

Die sofortige gesetzliche Anmeldepflicht für alle Lebensmittel-Zusätze ist einzuführen.

2. Die wissenschaftliche Beurteilung der einzelnen chemischen Substanz, die einem Lebensmittel zugesetzt werden soll, ist unter Umständen raschem Wechsel unterworfen; in jedem Jahr werden neue Methoden der Erkennung der Nebenwirkung bekannt und damit werden neue Forderungen an die pharmakologische Kontrolle dieser bestimmten Substanz gestellt. — Die Erkennung toxischer Nebenwirkungen beim Menschen ist überaus schwierig, weil die gleiche Nebenwirkung gewöhnlich aus anderen Gründen oder als Spontanerkrankung auftreten kann. Die Zulassung einer neuen Substanz kann daher nur auf Grund von Gutachten erfolgen, welche das biochemische, physiologische, pharmakologische und toxikologische Verhalten dieser Substanz gleichzeitig berücksichtigen, und zwar auf Grund von kontrollierbaren Experimenten, die beim derzeitigen Stande der Wissenschaft als verläßlich angesehen werden dürfen. Von solchen Gutachten sollte man gewiß sein, daß sie die Anerkennung der Sachverständigen in der Welt finden werden.

Die Neuzulassung einer chemischen Substanz im Lebensmittelkonsum sollte nur dann diskutiert werden, wenn der Beweis der gesundheitlichen Unbedenklichkeit vor dem Forum der internationalen Wissenschaft erbracht ist.

3. Da keine Methode des Tierexperiments und keine Erfahrung am Menschen die Garantie geben kann, daß die betreffende Substanz unter allen Umständen harmlos ist, da vielmehr immer damit zu rechnen ist, daß diese Substanz bestimmte Menschen oder unter bestimmten Umständen schädigen kann, so muß für alle Zukunft das Schwergewicht der Entscheidung zunächst und in erster Linie auf dem Nachweis der technischen Notwendigkeit liegen; dieser Nachweis ist dem Gesetzgeber in glaubwürdiger und nachkontrollierbarer Weise zu erbringen; erst wenn man beide Seiten der neuen Substanz kennt, kann der technische Vorteil abgewogen werden gegen das etwaige gesundheitliche Risiko der neuen Substanz.

Der Nachweis der technischen Notwendigkeit ist den Behörden zu erbringen.

4. Bei einer Kombination mehrerer chemischer Stoffe, die im gleichen Lebensmittel oder in verschiedenen Lebensmitteln zum Verzehr kommen, können neue Gefahren auftreten, die auf eine Addition oder gar eine Potenzierung der Wirkung der einzelnen Stoffe in der Kombination zurückzuführen sind. Die Wirkung einer einzelnen Substanz kann durch zweite oder dritte Stoffe auf das Vielfache gesteigert werden. Je mehr Stoffe im Lebensmittelkonsum zugelassen werden, um so unübersichtlicher werden diese Kombinationswirkungen. Jede Substanz, die neu im Lebensmittel eingeführt wird, kann die wissenschaftlichen und praktischen

Erfahrungen, die für die bereits früher verwendeten Zusatzstoffe in gesundheitlicher Hinsicht gesammelt wurden, zunichte machen; das Problem der gesundheitlichen Unbedenklichkeit aller bereits in den Lebensmitteln vorhandenen Zusätze wird durch Einführung einer neuen Substanz wieder aufgerollt. Da diese Zusatzstoffe nicht selten in chemischer Hinsicht sehr reaktionsfähige Körper sind, ist die weitere Gefahr der chemischen Umsetzung der neuen Substanz mit den bereits vorhandenen Zusatzstoffen und damit die mögliche Bildung von neuen Giften auf Grund solcher unübersehbarer chemischer Reaktionen zu berücksichtigen.

Die Liste der gesetzlich zugelassenen Lebensmittel-Zusätze muß so eng wie möglich gehalten werden.

5. Die Abneigung breiter Schichten der Bevölkerung gegen chemische Lebensmittel-Zusätze ist wohlbegründet; solche Menschen haben das Recht auf staatlichen Schutz.

Der schnellste und wirksamste Weg für den Gesetzgeber, um diesen Schutz zu erreichen, besteht in der Schaffung von Begriffsbestimmungen für unsere Hauptlebensmittel, wie sie im Deutschen Lebensmittel-Gesetz seit langem vorgesehen sind.

6. Unser Volk ist mündig, und der Produzent von Lebensmitteln hat nicht das Recht, Tatbestände zu verschweigen, die für die Beurteilung der Lebensmittel durch den Käufer wichtig sein könnten. Das gesamte Lebensmittel-Recht wird vom Prinzip beherrscht, daß Lebensmittel, deren Herstellung nicht den natürlichen Verlauf genommen hat, besonders gekennzeichnet werden müssen. Ein besonderes Unrecht ist darin zu erblicken, wenn Lebensmittel, mit denen der Käufer wie auch die medizinische Wissenschaft einen bestimmten Begriff verbindet, oder die der Arzt gar unter diesem Begriff seinen Kranken empfiehlt, undeklariert mit chemischen Stoffen versetzt werden.

Die prinzipielle Deklarierungspflicht für chemische Zusatzstoffe zu Lebensmitteln ist gesetzlich festzulegen.

7. Die derzeitige Organisation der deutschen Forschung ist vorzüglich geeignet, um immer neue chemische Stoffe in den Lebensmittelkonsum hineinzuschleusen; sie ist aber — wenn man die Lebensmittelfarben ausnimmt — außerstande, diese fortwährende Einschleusung chemischer Substanzen zu verhindern oder wenigstens einzudämmen. Die letzte Entwicklung in anderen Ländern geht dahin, daß für die Neueinführung eines chemischen Stoffes als Lebensmittel-Zusatz experimentelle Garantien gefordert werden, die zur Zeit kein deutsches wissenschaftliches oder staatliches Institut liefern kann. — Der Aufschwung der Technik, insbesonders der chemischen Industrie, ist die Ursache dieser Zunahme der chemischen Gefahren für den Menschen. Der heutige Staat ist durch seine Steuereinnahmen Nutznießer dieser Entwicklung; dann aber ist er auch mitverantwortlich für die entstehenden Gefahren. „Die Gesundheit und vielleicht das Überleben des Volkes und der Nationen kann nicht nur von Männern der Wissenschaft abhängen, die sich auf dem Gebiete der Atomphysik betätigen, sondern auch von anderen, die mit Virusinfektionen, Toxinen, Radioisotopen, Spurenelementen und der lebenden Zelle arbeiten. Es ist vorauszusehen, daß Entdeckungen auf diesen Gebieten auch die künftige Gesetzgebung beeinflussen werden" (B. L. OSER). Es entsteht aus allen diesen Gründen die Frage, inwieweit die Verantwortlichen im Staat die Pflicht haben, aus den erwähnten Steuereinkommen Mittel abzu-

zweigen, um zuständige Institute, die zur Zeit selbst bei angestrengtester Arbeit die ihnen zufallenden Aufgaben im Dienste der Volksgesundheit nicht erfüllen können, für diese besonderen Zwecke auszurüsten.

Die gesetzgebenden Körperschaften müssen sich der bedrohlichen Situation auf diesem Gebiete der wissenschaftlichen Forschung bewußt werden.

8. Erst die Zukunft wird zeigen, ob mit solchen oder ähnlichen Maßnahmen ein Abgleiten in das Chaos verhindert werden kann; die heute noch unaufgeklärte Katastrophe von *Pont-Saint-Esprit* vom 15. u. 16. August 1951, bei der nach Genuß von „teuflischem" Brotmehl mehr als 230 Menschen schwer vergiftet wurden, wovon 5 unter Konvulsionen starben und weitere sich in Verwirrung der Sinne zum Fenster hinausstürzten, bedeutet eine Mahnung an alle. Sofern sich weitere Katastrophen durch die vorgeschlagenen Maßnahmen nicht aufhalten lassen, wird eine noch engere Angleichung der menschlichen Satzungen an das strenge Gesetz der Natur auf dem Gebiete der Ernährung unausweichlich sein. Nur aus der Kenntnis und der Anerkennung dieser ewigen Gewalten läßt sich die Lösung unserer Probleme erwarten.

Literatur

ABRAMSON, E.: Chemicals in Foods and Their Control by the Health Authorities. Gegenwartsprobleme der Ernährungsforschung. Symposium Basel 1952.

ANNEGERS, J. H.: Failure of Tween 80 to alter fecal fat excretion in bile fistula dogs. Proc. Soc. Exper. Biol. a. Med. **81**, 277 (1952).

AXELROD, J.: The enzymatic deamination of amphetamin. J. of Biol. Chem. **214**, 753 (1955).

BAMES, E.: Gefärbte Lebensmittel. Volkswohlfahrt 9, 985, 1011 (1928).

BARNES, J. M.: The toxicological aspects of food adulteration. Brit. J. Nutrit. 5, 377 (1951).

— and F. A. DENZ: Experimental demyelination with organic phosphorus compounds. J. of Path. 65, 597 (1953).

— — Experimental methods used in determining chronic toxicity. Pharmac. Rev. **6**, 191 (1954).

BARTENSTEIN, F.: Intentional Food additives legislation. Food, Drug, Cosmetic Act J. 9, 608 (1954).

BASSERMANN-JORDAN, F.: Geschichte des Weinbaus, Bd. 1—3. 1923.

BAUER, K. H.: Das Krebsproblem. Heidelberg (1949).

BEECHAM, L. M.: Recent Developments in the field of Food. Food Drug Cosmetic Act J. 9, 197 (1954).

BEHRENS, B., u. K. SEELKOPF: Zur Pharmakologie der Metaphosphorsäure. Arch. exper. Path. u. Pharmakol. **169**, 238 (1933).

BENK, E.: Über Antioxydantien als Frischhaltungsmittel für Fette. Dtsch. Lebensmittel-Rdsch. **49**, 35 (1953).

BENTLEY, H. R., E. E. McDERMOTT and J. K. WHITEHEAD: Action of nitrogen trichloride on Proteins: a synthesis of the toxic factor from Methionine. Nature (Lond.) **165**, 735 (1950).

BERENBLUM, I.: Co-Carcinogenesis. Brit. Med. Bull. 4, 343 (1947).

BINDEWALD, A.: Rohkonservierung der Frauenmilch mit Streptomycin oder Citronensäure. Münch. med. Wschr. **77**, 1015 (1952).

BOYLAND, E.: Mutagens. Pharmacol. Rev. 6, 345 (1954).

BRAUNSCHWEIG, H.: Das nüwe Distilier Buoch der rechte Kunst zu Distilieren. Straßburg: Grüninger 1528.

COURSIN, D. B.: Convulsive seizures in infants with Pyridoxine-deficient Diet. J. Amer. Med. Assoc. **154**, 406 (1954).

CREMER, H. D.: Über den Einfluß der Verarbeitung und Konservierung auf Bekömmlichkeit und Nährwert der Nahrungsmittel. Z. Lebensmittelunters. **92**, 407 (1951).

CREMER, H.: Biologische Versuche mit den Estern der p-Oxybenzoesäure. Z. Lebensmittelunters. **70**, 136 (1935).

DALMAN, GUSTAV: Arbeit und Sitte in Palästina, Bd. 1—6. 1928—1939.

DEUEL, H. J., R. ALFIN-SLATER, C. S. WEIL and H. F. SMYTH: Harmlessness of sorbic acid as a dietary component. Food. Res. 19, 1—12 (1954).

DIEMAIR, W.: Die Haltbarmachung von Lebensmitteln. Stuttgart 1941.

— Die Lebensmittel und ihre Konservierung. In: Die Grundlagen unserer Ernährung. Stuttgart: Kröner 1955.

DOWNS, E. F.: Cyanosis of infants caused by high nitrate concentration in rural water-supplies. Bull. Org. mond. Santé 3, 165 (1950).

DRILL, V. A.: Pharmacology and Medicine. New York 1954.

DRUCKREY, H.: Die Pharmakologie der krebserzeugenden Substanzen. Strahlenther. 83, Heft 4 (1950).

— Ätiologische Forschung als Grundlage einer Prophylaxe des Krebses. Oncologia (Basel) 7, 155 (1954).

— Schädliche und unschädliche Farbstoffe für Lebensmittel. Z. Krebsforschg. 60, 344—360 (1955).

— Harmfull and harmless dyes for Foods. Voeding 16, 667 (1955).

DRUMMOND, J. C.: Lane Medical Lecture. Stanford University Press 1934.

DUNN, CH. W.: The Food and Drug law in the United States. Food Drug Cosmetic Law J. X, 637 (1955).

EICHHOLTZ, FRITZ: Sauerkraut und ähnliche Gärerzeugnisse. Braunschweig: Vieweg 1941.

— Lehrbuch der Pharmakologie im Rahmen einer allgemeinen Krankheitslehre, VIII. Aufl. 1955.

— Zum Lebensmittelgesetz. In: Die Grundlagen unserer Ernährung. Stuttgart: Kröner 1955.

— Die wichtigsten Vergiftungen, ihre Symptome und Behandlung. Medizinal-Kalender 601 bis 661 (1956).

— Die gesundheitliche Bedeutung der chemischen Konservierung von Lebensmitteln. Öff. Gesdh.dienst 16, 185 (1954).

EICHHOLTZ, F., u. R. WIGAND: Über die Wirkung von Darmdesinfektionsmitteln. Arch. exper. Path. u. Pharmakol. 159, 81 (1931).

Federal Register vom 20. 10. 1954: Herausgegeben vom Department of Health, Education and Welfare, Washington.

FLECKENSTEIN, A.: Der Kalium-Natrium-Austausch als Energieprinzip in Muskel und Nerv. Berlin-Göttingen-Heidelberg: Springer 1955.

FLEISCH, A.: Ernährungsprobleme in Mangelzeiten. Basel: Schwabe (1947).

FINCKE, H.: Über die Färbung von Zuckerwaren in früherer Zeit. Zucker- und Süßwaren-wirtschaft 8, Heft 17 u. 18 (1955).

Food Standard Committee: Report on Colouring matters. London: Her Majesty's office 1954.

FRANZ, J.: Möglichkeiten, Grenzen und Aufgaben der biologischen Schädlingsbekämpfung in Deutschland. Anzeiger f. Schädlingskunde 27, 97—102 (1954).

FRAZER, A. C.: Synthetic chemicals and the Food Industry. J. Sci. Food Agric. 2, 1 (1951).

— Die pharmakologische Bedeutung von chemischen Nahrungsmittelzusätzen. Endeavour 12, 43 (1953).

FRÖHNER, E., u. R. VÖLKER: Lehrbuch der Toxikologie für Tierärzte, 6. Aufl. Stuttgart: Enke 1950.

FÜHNER, H.: Synergismus der Arzneimittel. Med. Welt 17, 675 (1943).

GESCHICKTER, CH. F.: Hearings 83. Congress on Contribution of Atomic Energy to Medicine 145. Washington 1954.

GESSNER, O.: Die Gift- und Arzneipflanzen von Mitteleuropa, 2. Aufl. Heidelberg: Winter 1953.

GILLIS, M. B., L. C. NORRIS and G. F. HEUSER: Studies on the biological value of inorganic phosphates. J. Nutrit. 52, 115 (1954).

GOSSELIN, R. E., A. ROTHSTEIN, G. J. MILLER and H. L. BERKE: Hydrolysis and excretion of Polymeric Phosphate. J. Pharmacol. a. Exper. Ther. 106, 188 (1952).

GRAHAM, W. D., H. TEED and H. C. GRICE: Chronic toxicity of bread additives to rats. J. of Pharmacy a. Pharmacol. 6, 534 (1954).

GUNTHER, F. A., and R. C. BLINN: Analysis of Insecticides and Acaricides. Interscience Publishers New York 1955.

HARSHBARGER, K. E.: Report of a study on the toxicity of several food preserving agents. Science (Lancaster, Pa.) **25**, 169 (1942).

HART, F. L.: History of Food Adulteration. Food Drug Cosmetic Law J. **10**, 325 (1955).

HARTWELL, J. L.: Survey of compounds which have been tested for carcinogenic activity. Federat. Security Agency, Publication Nr. 149. 2. Edition 1951.

HARVEY, J. L.: Problems — New and Old —. Food Drug Cosmetic Act J. **10**, 184 (1955).

— Chemicals in Food. Food Drug Cosmetic Law J. **10**, 441 (1955).

HAUSCHILD, F.: Vergiftungen mit Düngekalk (Kalkstickstoff). Dtsch. Gesundheitswesen 8, 642 (1953).

Hearings before the House Select Committee to investigate the use of chemicals in foods and cosmetics (Delawney Committee), House of Representatives, 81. Congress, 2. Session, United States Government Printing Office, Washington, D. C., P. 69 (1951).

HERBER, L.: Lebensgefährliche „Lebensmittel". In OHLY, G., u. L. HERBER. Krailling: Müller (1955).

HEUPKE, W.: Wie sollen wir leben? In: Die Grundlagen unserer Ernährung. Stuttgart: Kröner 1955.

HÖGL, O., u. F. WENGER: Antioxydantien in Fetten und Ölen. Mitt. Lebensmittelunters. **45**, 335 (1954).

IVÁNOVICS, G.: Das Salicylat-Ion als spezifischer Hemmungsstoff der Biosynthese der Pantothensäure. Z. physiol. Chem. **276**, 33—55 (1942).

JACOB, H. E.: Six Thousand Years of Bread. New York 1944.

JACOBS, M. B.: The Chemistry and Technology of Food and Food Products, 3 Bd., 2. Aufl. 1951.

JOHNSON, A. L., R. B. SCOTT and L. H. NEWMAN: Tween 20 and fecal fat in premature infants. Amer J. Dis. Childr. **80**, 545 (1950).

JUKES, TH. H., and W. L. WILLIAMS: Nutritional effects of Antibiotics. Pharmacol. Rev. **5**, 381 (1953).

KERP, W.: Nahrungsmittelchemie in Vorträgen. 1914.

KLEINFELD V. A. und DUNN Ch. W.: Federal Food, Drug and Cosmetic Act. 1938—1952. 3 Bände. Commerce Clearing House, Inc. Chicago.

LA DU, B. N., L. GAUDETTE, N. TROUSOF, and B. B. BRODIE: Enzymatic dealkylation of aminopyrin and other alkylamines. J. of Biol. Chem. **214**, 741 (1955).

LANG, R., L. SCHACHINGER, O. KARGES, F. K. BLUMENBERG, G. ROSSMÜLLER and I. SCHMUTTE: Der Stoffwechsel der Polyphosphate. Biochem. Z. **327**, 118 (1955).

LARRICK, G. P.: Our unfinished business. Food Drug Cosmetic Law J. **10**, 166 (1955).

— Chemical Additives and the Federal Food, Drug, and Cosmetic Act. Food Drug Cosmetic Act J. **10**, 432 (1955).

LAUG, E. P., A. A. NELSON, O. G. FITZHUGH and F. M. KUNZE: Liver cell alteration and DDT storage in the fat of the rat induced by dietary levels of 1—50 ppm DDT. J. Pharmacol. a. Exper. Ther. **98**, 268 (1950).

LEHMAN, A. J.: Chemicals in Food. Part II. Insecticides. Assoc. of Food a. Drug Officials **15**, 122 (1951).

— Chemicals in Food. Part II. Pesticides Section II. Dermal toxicity. Assoc. of Food a. Drug Officials **16**, 3 (1952).

LEPKOVSKY, S.: The physiological basis of voluntary food intake. Advances in Food Res. **1**, 105 (1948).

LITCHFIELD, J. T., and F. WILCOXON: A simplified method of evaluating dose-effect experiments. J. Pharmacol. a. Exper. Ther. **96**, 99 (1949).

LUCAS, D. R.: Some Effects of Sodium Benzoate. J. Amer. Med. Assoc., March 5, Vol LIV, 759—766 (1910).

MAGNUS, RUDOLF: Goethe als Naturforscher. Leipzig 1906.

MARQUARDT, P.: Konkurrenzphänomene als Grundlage pharmakologischer Wirkung. Pharmazie, 4. Jahrg., 249—261 (Juni 1949).

MARZELL, H.: Die heimische Pflanzenwelt im Volksbrauch und Volksglauben. Wissenschaft und Bildung 117 (1922).

— Unsere Heilpflanzen, ihre Geschichte und ihre Stellung in der Volkskunde. Ethnobotanische Streifzüge. Freiburg 1922.

MELLANBY, Sir E.: The chemical manipulation of food. Brit. Med. J. 863 (1951).

MERRES u. TURNAU: Über das Färben von Lebensmitteln in früherer Zeit. R. Ges. Blatt 1932, 837.

METZGER, W. I., L. T. WRIGHT and J. C. DI LORENZO: Effect of Esters of Parahydroxybenzoic Acid on Candida and Yeast-Like Fungi. J. Amer. Med. Assoc. May 22 (1954).

MIERZINSKI, ST.: Handbuch der Farben-Fabrikation. Wien-Pest-Leipzig 1898.

MILLER, A. L.: Chemicals in Food. Food Drug Cosmetic Law J. 10, 104 (1955).

MILLER, A. R.: Food additives and the Federal Meat Inspection Act. Food Drug Cosmetic Act J. 10, 762 (1955).

MOSSEL, D. A. A.: Die Haltbarmachung von Lebensmitteln auf chemischem Wege mit besonderer Berücksichtigung toxikologischer Fragen. Z. Lebensmittelunters. 102, 254 (1955).

MOXON, A. L., and M. RHIAN: Selenium poisoning. Physiologic. Rev. 23, 305 (1943).

MÜLLER, ARNO: Die physiologischen und pharmakologischen Wirkungen der ätherischen Öle, Riechstoffe und verwandten Produkte. Heidelberg 1941.

MURSELL, J. L.: Contributions to the psychology of nutrition, hunger and appetite. Psychologic. Rev. 32, 317 (1925).

O'HARA BILL (H. R. 9166): 1954.

OSER, B. L.: Gauging the toxicity of Chemicals in Food. News 29, 2808 (1951).

— The interdependence of law and science. Food Drug Cosmetic Act J. 9, 355 (1954).

PATTERSON, W. I., and A. J. LEHMAN: Pesticides: Some chemical considerations and toxicological interpretations. Assoc. Food a. Drug Officials 17, 3 (1953).

— — Pesticides. Association of Food and Drug Officials in the United States 17, 1 (1953).

RAPOPORT, J. A.: Reaction of free amino groups in gene-proteins; zit. nach E. BOYLAND: Mutagens. 1947.

REDING, R.: Ligue pour la prévention du cancer et la défense de la santé publique contre la pollution de l'air et des aliments. 176. Av. Winston Churchill-Bruxelles (1956).

REICH, ED.: Die Nahrungs- und Genußmittelkunde historisch, naturwissenschaftlich und hygienisch begründet, 2 Bd. 1860.

ROBERTS, SIR WILLIAM: Digestion and Diets, 2. Aufl. London 1897.

ROSIN, J., and M. EASTMAN: The road to abundance. New York: 1953.

ROST, E.: Gifte (und sonstige gesundheitlich bedenkliche Stoffe). Handbuch der Lebensmittelchemie I, 1067—1142. 1933.

— Konservierungsmittel, künstliche Farbstoffe und sonstige besondere Zusatzstoffe und Bestandteile. Handbuch der Lebensmittelchemie I, 993—1066. 1933.

ROTHLIN E. und FANCHAMPS A.: Quelques développements récents de la pharmacologie de l'ergot de seigle. Revue de Patholog. génér. et comp. 55, 1427—1505 (1955).

SABALITSCHKA, TH., u. R. NEUFELD-CRZELLITZER: Zum Verhalten der p-Oxybenzoesäureester im menschlichen Körper. Arzneimittel-Forsch. 4, 575 (1954).

SABALITSCHKA, TH., H. MARX u. U. SCHOLZ: Zur Wirkung der p-Oxybenzoesäurealkylester auf den Soorerreger Candida albicans (Robin) Berkhout. Arzneimittel-Forsch. 5, 259 (1955).

SCHELHORN, M. VON: Wirksamkeit und Wirkungsbereich chemischer Konservierungsmittel für Lebensmittel. Z. Unters. Lebensmitt. 92, 256 (1951).

— Untersuchungen über Konservierungsmittel. X. Dtsch. Lebensmittel-Rdsch. 50, 267 (1954).

„Schlußsätze" des 14. Internationalen Kongreß für Hygiene Berlin 1907. Z. Unters. Lebensmitt. 5, 333 (1907).

SETÄLÄ, K., H. SETÄLÄ and P. HOLSTI: A new and physicochemically well-defined group of tumor-promoting (co-carcinogenic) agents for mouse skin. Science (Lancaster, Pa.) 120, 1057 (1954).

SHAFER, C. B., C. P. CARPENTER, F. H. CRITCHFIELD, J. H. NAIR and F. R. FRANKE: A toxicological study of some Polypropylene (Polyoxypropylen) Glycols. Arch. Industr. Hygiene occup. Med. 3, 448 (1951).

SINCLAIR, H. M.: Deficiency of essential fatty Acids and Atherosclerosis, etc. Letters to the Editor. The Lancet, 7. April 1956, S. 381.

SMYTH, CH. J., ST. LEVEY and A. G. LASICHAK: The relationship of glutaminic and aspartic acids to the production of nausea and vomiting in man. Amer. J. Med. Sci. 214, 281—285 (1947).

SOKOL, H.: Recent developments in the preservation of pharmaceuticals. Drug standards 20, 89 (1952).

SOLOMON, M. E.: Insect Population Balance and Chemical Control of Pests. Pest outbreaks induced by spraying. Chemistry a. Industry **1953**, 1143.

SOUCI, S. W.: Nahrung durch Chemie. In: Die Grundlagen unserer Ernährung. Stuttgart: Kröner 1955.

Specifications of Food adjuncts approved for 1955 by the Swedish Board of Commerce Assembly. Vienna Conference on Food Additives.

STADTMAN, Earl R.: Nonenzymatic Browning of Fruit Products. Advances in Food Research I, 325 (1948).

STEPP, W., J. KÜHNAU u. H. SCHROEDER: Die Vitamine und ihre klinische Anwendung, 2 Bd., 7. Aufl. Stuttgart: Enke 1952.

STEYN, D. G.: The processing of food and the contamination of food and beverages by chemicals. Lantern. Sonderabdruck. (1953—54).

STRICHARTZ, R.: Allergy and Food Products Liability. Food Drug Cosmetic Act J. **10**, 408 (1955).

TAYLOR, G.: The Society of Public Analysts and other Analytical Chemists. Food Drug Cosmetic Act J. **9**, 133 (1954).

TELEKY, L.: Gewerbliche Vergiftungen. Berlin-Göttingen-Heidelberg: Springer 1955.

TOLLENAAR,F. D.: Einige Gedanken über Chemie und Natur. Naarden Nachrichten vom 17. 3. 1955.

TRUHAUT, R.: Les dangers de cancérisation, résultant de la présence de substances étrangères dans les aliments. Arzneimittel-Forsch. 5. Jahrg., Heft 11, Nov. 1955.

TSCHIRCH, A.: Über das Färben von Nahrungs- und Genußmitteln mit natürlichen und künstlichen Farbstoffen. Schweiz. Wschr. Chem. u. Pharmaz. **29**, 344—353 (1891).

TZANCK, A.: In: C. ALBAHARY: Maladies Médicamenteuses. Paris: Masson 1953.

UMBREIT, W. W.: Mechanisms of antibacterial action. Pharmacol. Rev. **5**, 275 (1953).

VAN GENDEREN, H.: Verontreiniging van land- en tuinbouwproducten met bestrijdingsmittelen. Conserva II. **1954**, 232.

VAN WINKLE, W., S. M. HARDY, G. R. HAZEL, D. C. HINES, H. S. NEWCOMER, E. A. SHARP and W. N. SISK: The clinical toxicity of thiouracil. A Survey of 5745 cases. J. Amer. Med. Assoc. **130**, 343 (1946).

VELBRINGER, H.: Über die unterschiedliche Wirkung der neuzeitlichen Insektizide DDT, Gamexan und E 605. Pharmazie **4**, 165 (1949). In memoriam HELMUT VELBRINGER. Pharmazie **4**, 193 (1949).

VIRTANEN, A. I.: The Basic of Natural Foodstuffs for Nutrition. Gegenwartsprobleme der Ernährungsforschung. Symposium Basel 1952.

WELCH, H.: The use of Antibiotics on crop plants. Food Drug Cosmetic Law J. **9**, 245 (1954).

WYSS, O.: Microbial inhibition by food preservatives. Adv. Food Res. **1**, 373 (1951).

WEICHARDT, H.: Zur Toxikologie der modernen Kontaktinsektizide und ihre gerichtsmedizinische Bedeutung. Arch. Toxikol. **15**, 118 (1954).

WERNER, HANS: Lebensmittelrecht und Lebensmittelüberwachung. In: Die „Grundlagen unserer Ernährung. Stuttgart: Kröner 1955.

WILDE, JULIUS: Die Pflanzennamen im Sprachschatz der Pfälzer, ihre Herkunft, Entwicklung und Anwendung. 1923.

WILSON, J. R.: Influence of the Council on Foods and Nutrition. Food Drug Cosmetic Act J. **10**, 140 (1955).

WINTERFELD, K., u. K. ZERWICK: Kalkstickstoff-Vergiftung, berufliche Vergiftungsfälle. 4, B37, C12 (1933).

WURZSCHMITT, B.: Verwendung von Chemikalien in der Lebensmittelindustrie unter dem Gesichtspunkt der Krebsbekämpfung. Strahlenther. **96**, Heft 2, 250 (1955).

Sachverzeichnis

und

Belgische Liste von Lebensmittel-Zusätzen[1]

Zur besonderen Beachtung:

Die *kursiv* gesetzten Stichworte (mit Seitenzahlen) stellen das Sachverzeichnis dar.
Die Stichworte der Belgischen Liste sind durch folgende in ( ) stehende Abkürzungen ergänzt:

Acid. = Säuerndes und neutralisierendes Mittel
Agric. = Produkte für Agricultur
Antiox. = Antioxydantien (für Fette u. Öle)
Antis. = Antiseptica
Arom. = Aromatische Stoffe, Ätherische Öle, Parfüms
Color. = Färbende, bleichende usw. Stoffe

Gust. = Geschmacksstoffe und Würzstoffe
Insect. = Insecticide
Poll. = Als Verschmutzung
Stabil. = Überzüge, Einfetten Packmaterial
Text. = Konsistenz-verändernde Mittel (Eindicker, Verbesserer, Emulsions-bildende Stoffe)

Acacatechin (Antiox.)
Acaricide 131
Acetylcholin 90
Acetanilid 34
Acrylnitril (Agric.) für Begasung
Actamer 2,2′-thio-bis(4,6-Dichlorphenol) (Antis.) in Seifen
Adipinsäure (Acid.)
Äthan (als chlorierte Produkte)
Ätherische Öle synthetisch (Gust. Arom.)
Ätherische Öle 20
Äthoxose = Methyl- u. Äthylcellulose (Text.)
Äthylendiamin-tetraessigsäure und Salze (Stabil.) Weine
Äthylalkohol 90
Äthylenglykol 31
Äthylenoxyd 57, 91
Äthylhexyl-phosphat (Poll.) Eindickungsmittel
Äthylvanillin (Arom.)
Aferin = Inosit-Tetraphosphat-Calciumsalz (Color. Stabil.) Entfernung von Eisen aus Wein
Alaun (Acid)
Aldehyde verschiedene (Arom.)
Aldocet = acetyliertes Monoglycerid. Ersatz f. Fette und Wachse
Alginate (verschiedene, besonders von Propylenglykol) (Stabil. Text.) Bier, Eiskrem und Meringen
Alginsäure (Text.) Eiskrem, Marmeladen, Kosmetica
Aliphatische Amine (als Bactericide benutzt, auch in Seifen) Text.

Alkalien (Acid. Stabil. Text. Color.) (Milch, Kakao, usw.)
Alkohol 20, 35, 89
Alkoholische Getränke 27, 89
Alkohol und Ester (Arom. Antis. Stabil. Text.)
Alkylphosphate 133, 137
Allergie 26
Alléthrine (Insect.)
Altox = Ester von Polyoxyäthylen-Sorbitol (Text.)
Aluminiumsalze 25
Amaranth 11
Ameisensäure
Ameisensäure 21, 101, 109, 111
Ammoniumchlorid (Gust.)
Ammoniumverbindungen 22
Amylester verschiedene (Arom.)
Amynol (Am. IV) (Antis.)
Anco X (Antiox.) Anti-Schaummittel für Öle
Anilin 26, 89
Anisol (Arom.)
Anorganische Säuren 101
Antabus = Tetraäthylthiuramdisulfid (Antiox.)
Antabus 90
Anthol = Monobromacetat von Alkylen oder Glykolen (Antis.)
Antibiotica 85, 125
Antibiotin = organisches Quecksilber-Präparat; ähnliche Produkte werden unter dem Namen Cereosin, Fongicidin u. a. verkauft. (Antis.)

---

[1] siehe auch Seite 16